神经外科重症护理技术及实践案例

主　审　任天剑　向明芳
主　编　徐珊玲　唐　媛　董　伟
副主编　李小雪　魏小凡　段淑娟　刘　鑫

科学出版社

北京

内 容 简 介

本书共分3章,第1章为神经外科重症护理概述。第2章系统阐述了神经外科重症护理技术,包括护理评估技术、监测技术、康复期技术,详细介绍了各类专科评分量表和各类专科监测仪器的使用。第3章为实践案例,通过多个真实且具有代表性的病例,介绍了上述技术在临床护理实践中的应用及相关知识拓展。本书旨在为神经外科重症护理人员提供全面、实用的技术指导和标准化临床实践参考,以提高其护理水平,改善患者的治疗效果和预后。

本书适用于护理人员阅读,尤其适用于神经外科、重症医学科护理人员参考使用。

图书在版编目(CIP)数据

神经外科重症护理技术及实践案例/徐珊玲,唐媛,董伟主编.--北京:科学出版社,2024.10.--ISBN 978-7-03-079821-3

Ⅰ.R473.6

中国国家版本馆 CIP 数据核字第 2024LC2405 号

责任编辑:程晓红 / 责任校对:张 娟
责任印制:师艳茹 / 封面设计:吴朝洪

科 学 出 版 社 出版

北京东黄城根北街 16 号
邮政编码:100717
http://www.sciencep.com

三河市春园印刷有限公司印刷
科学出版社发行 各地新华书店经销

*

2024 年 10 月第 一 版 开本:787×1092 1/16
2024 年 10 月第一次印刷 印张:18 1/2
字数:435 000

定价:136.00 元
(如有印装质量问题,我社负责调换)

编委名单

主　审　任天剑　向明芳

主　编　徐珊玲　唐　媛　董　伟

副主编　李小雪　魏小凡　段淑娟　刘　鑫

编　委　（按姓氏笔画排序）

马卫朝（四川省肿瘤医院）

王　娟（四川省肿瘤医院）

王　瑞（四川省肿瘤医院）

王　勤（四川省肿瘤医院）

王进辉（四川省肿瘤医院）

牛小娟（四川省肿瘤医院）

邓　玲（四川省肿瘤医院）

龙　平（四川省肿瘤医院）

叶　倩（四川省肿瘤医院）

代　露（四川省肿瘤医院）

刘　鑫（四川省肿瘤医院）

汤佳玲（四川省肿瘤医院）

李　凤（四川省肿瘤医院）

李　珂（四川省肿瘤医院）

李　瑞（四川省肿瘤医院）

李小雪（四川省肿瘤医院）

李玲玉（四川省肿瘤医院）

李焦明（四川省肿瘤医院）

杨　燕（四川省肿瘤医院）

杨镇源（四川省肿瘤医院）

吴　昕（四川省肿瘤医院）

何玉容（四川省肿瘤医院）

余　微（四川省肿瘤医院）

张　莉（四川省肿瘤医院）

张晓燕（四川省肿瘤医院）

邵玉玲（四川省肿瘤医院）

罗　雯（四川省肿瘤医院）

赵晓霞（四川省肿瘤医院）

钟佳洋（四川省肿瘤医院）

段淑娟（四川省肿瘤医院）

段密密（四川省肿瘤医院）

姜　勇（四川省肿瘤医院）

晋　李（四川省肿瘤医院）

顾继丹（四川省肿瘤医院）

徐珊玲（四川省肿瘤医院）

高米乐（四川省肿瘤医院）

唐　媛（四川省肿瘤医院）

黄　婷（四川省肿瘤医院）

黄　磊（四川省肿瘤医院）

龚　辉（四川省肿瘤医院）

彭文平（四川省肿瘤医院）

董　伟（四川省肿瘤医院）

蒋欣鑫（四川省肿瘤医院）

舒　晴（四川省肿瘤医院）

曾　倩（四川省肿瘤医院）

曾永康（四川省肿瘤医院）

温蒙佳（四川省肿瘤医院）

魏小凡（四川省肿瘤医院）

序

在现代医学快速发展的背景下，神经外科重症护理作为一个重要的专业领域，日益受到关注与重视。神经系统疾病的复杂性和多样性，使得患者在重症监护中的护理面临诸多挑战。为了有效应对这些挑战，护理人员不仅需要扎实的理论基础，更需要丰富的实践经验。

《神经外科重症护理技术及实践案例》一书，正是为满足这一需求而编写。书中系统介绍了神经重症护理的基本理论、关键技术和临床案例，旨在为护理专业人员提供全面的指导和参考。通过详尽的技术解析和实际案例分享，使读者能够深入理解神经重症患者的护理需求，掌握相应的护理技巧，提高临床实践能力。

书中精选了多例典型神经重症护理案例，涵盖了从初始评估、护理计划制订到护理干预与效果评价的全过程。这些经验将有助于护理人员在实际工作中做出更为科学、合理的决策。同时，书中还包含了最新的研究成果和护理技术进展，帮助读者跟上专业发展的步伐。

本书不仅适用于神经外科、重症监护室护理人员，也为医学生、实习护士及对神经重症护理感兴趣的专业人士提供了重要参考。愿每位读者在阅读过程中都能获得启发和指导，在理论与实践之间架起桥梁，更好地应对临床中的复杂挑战。

最后，祝愿本书能为神经外科重症护理的进步与发展贡献一份力量，也为每一位患者的康复之路增添更多的希望。

中国抗癌协会神经肿瘤整合护理专业委员会主任委员

2024年9月

前　　言

神经外科重症护理的历史起源可以追溯到20世纪初期，至今已经历了多个发展阶段。据统计，截至2021年全国共有3000多家三级医院成立了2000多个神经重症监护病房。这些神经重症监护病房不仅具备了完善的硬件设施，还配备了先进的监测设备和专业护理团队，能够提供高质量的护理服务，这也为神经重症护理学的发展提供了坚实的基础。神经外科重症护理学作为神经外科学、重症医学和重症护理学的交叉学科，专注于神经外科手术患者或严重神经系统疾病患者的护理和管理。这个领域结合了神经科学、外科护理和重症监护的知识和技能，患者具有高风险、恢复慢、预后差、遗留并发症多等特点。护理人员需要不断提高专业水平，加强多学科合作，以实现个体化评估与管理，应用监测技术和人工智能，提供更加精准的护理方案，为神经外科重症患者提供更优质的护理服务。

本书内容涵盖神经外科重症护理技术发展、护理评估技术、监测技术、康复期技术及实践案例，实践案例中涉及神经外科常见并发症的相关理论知识，系统全面地阐述了神经外科重症护理相关的护理技术实操和相关理论知识。本书层次清晰、系统全面，各章重点突出，重视临床实际操作，将部分复杂的神经外科专科技术通过图、表的方式呈现，并将神经外科专科评估技术、监测技术、康复期技术融入临床实际案例中，内容循序渐进，让读者更加易于理解。此外，书中还将一些新技术通过知识拓展的方式加以呈现，增加了本书的深度、广度。

本书的编写与审定得到了中国抗癌协会神经肿瘤整合护理专业委员会、肿瘤重症整合护理专业委员会及全国多位护理专家的鼎力支持，同时获得了四川省医学会Q23013项目资助，在此一并表示感谢。本书在编写过程中参考了大量相关文献，各位编写人员秉持科学、严谨的态度，悉心整理，精心编著，付出了大量心血。受编者水平所限，虽经多次筛选、审校，书中仍不免存在不足之处，恳请各界同仁批评指正。

四川省肿瘤医院重症医学科主任　徐珊玲

2024年9月

目　　录

第1章

神经外科重症护理概述

一、神经外科重症护理的历史起源

护理学是以自然科学和社会科学的理论为基础，主要研究如何维护、促进和恢复人类健康的一门综合性应用学科。外科护理学作为护理学的重要组成部分，主要研究如何对外科患者进行整体护理，从而促进外科患者早期快速恢复。神经科学是21世纪的一门新兴学科，神经外科重症患者具有高风险、恢复慢、预后差、遗留并发症多等特点。神经外科重症护理学作为神经外科学、重症医学和重症护理学的交叉学科，专注于神经外科手术患者或严重神经系统疾病患者的护理和管理。这个领域结合了神经科学、外科护理和重症监护的知识和技能，旨在为患者提供高质量的护理服务，促进患者的康复，并提高生存率。

神经外科重症护理的历史起源可以追溯到20世纪初期，经历了多个发展阶段。在20世纪20年代和30年代，术后病房的建立为神经重症护理奠定了基础。随后，在20世纪40年代和50年代的小儿麻痹症流行期间，呼吸支持技术的发展进一步推动了这一领域的进步。到了20世纪60年代和70年代，心脏和血流动力学护理的进展为神经重症护理提供了新的技术手段。20世纪80年代和90年代，卒中单元的设立标志着神经重症护理的专业化和系统化。

在20世纪80年代和90年代，神经外科重症护理作为一个独立的领域正式出现，融合了重症护理医学和急性神经治疗的精髓。这一时期，神经重症护理在美国和欧洲得到了迅速发展，特别是在德国，1984年成立的德国神经重症及急诊医学会（DGNI）为这一领域的发展做出了重要贡献。如今，神经重症护理已成为一个官方认可的专业，强调跨学科团队合作、循证医学指导下规范和个性化护理方法，为神经急症的管理带来了革命性变化。神经重症护理学的核心在于对颅内压、脑血流、脑电活动等临床生理指标的监测，以及对系统性异常和神经系统疾病并发症的管理。此外，它还涉及术后护理、神经肌肉呼吸衰竭的管理，以及重度脑卒中和脑死亡等严重神经系统疾病的治疗。随着技术的进步，神经重症护理学还包括治疗性低温、高级神经监测（如连续脑电图、脑氧合和脑微透析）等独特的专业知识。近年来，神经重症护理学的研究和实践也显示了其在提高患者生存率、改善功能结果和缩短住院时间方面的显著效果。特别是在处理创伤性脑损伤和出血性脑卒中患者时，由神经重症专家管理的神经重症监护单元能够显著改善患者的预后。

此外，人文关怀理念的融入也是神经重症护理学的一个重要方面。研究表明，将人文关怀理念融合到神经重症常规护理中，可以有效提高患者的体验舒适度，改善焦虑状况，促进患者的康复。

二、我国神经外科重症护理的发展

20世纪80年代，我国开始重视重症医学的发展，逐步建立了神经重症监护病房（neuro intensive care unit，NICU）。神经重症护理作为重症监护的一个分支，逐渐受到关注。进入21世纪，随着神经科学和神经外科的发展，神经重症护理逐渐成为一个独立的护理学科。目前国内神经重症医学正处于快速发展的阶段，越来越多的医疗机构设立了专门的神经重症监护病房（NICU）。先进的医疗设备和技术使得对中枢神经系统疾病和创伤的诊断和治疗更加精准、有效。护理人员队伍也在不断壮大，护理人员接受专业培训，以应对复杂的病情管理。

根据2023年的研究，我国的神经重症监护病房（NICU）已经能够处理大量严重神经系统疾病患者，平均死亡率为4.1%。这表明我国在神经重症护理方面已经有了相当大的发展。

三、我国神经外科重症护理的现状

据统计，截至2021年全国共有3000多家三级医院成立了2000多个神经重症监护病房（NICU）。这些NICU不仅具备完善的硬件设施，还配备了先进的监测设备和专业护理团队，能够为患者提供高质量的护理服务，这也为神经重症护理学的发展提供了坚实的基础。目前随着护理学的发展，神经外科重症护理呈现出以下特点。

（一）护理团队专业化

国内的神经外科重症护理团队不断壮大并逐步专业化。护理人员需要具备扎实的基础医学知识和高度专业的技术技能。他们不仅需要掌握神经系统解剖、生理及病理知识，还需要熟练运用各类评估技术、监测设备和应急救治技术。大多数大型医院均设置了神经重症监护病房（NICU），这些病房配备了专业的护理人员，他们经过严格的培训和实际操作中的锻炼，对各种神经重症患者的护理有着丰富的经验。基于循证医学护理改善了重症患者的预后。神经重症护理正逐步发展成为一个独立的护理专业分支。

（二）多学科团队合作

神经外科重症护理并不是单一科室的工作，而是一个多学科团队合作的综合体。除了神经科医师和专业护士外，还包括神经外科、呼吸科、心脏科、感染科、营养科、康复科等各类专家的联合作战。多学科团队定期进行病例讨论，制订个性化治疗和护理方案，以确保每个患者都能得到最优质的综合治疗。这种综合性治疗方法大大提高了患者的生存率和生活质量。这一领域融合了神经外科、重症医学和护理学知识，要求护理人员具备多学科背景。

（三）护理教育与培训的强化

随着医疗技术的发展，全国各地的医学院校和培训机构纷纷开设了神经重症护理的专业课程和培训项目。护理人员通过系统的学习和培训，强化对疾病的认识和对护理技能的掌握。此外，护理人员还积极参与国际交流与合作，学习借鉴发达国家在神经重症护理方面的先进经验和技术，不断提升自身的专业水平。

（四）临床研究和科研

我国在神经外科重症护理的临床研究和科研领域也取得了显著的进展。许多医院和研究机构致力于探索新型治疗方法和护理技术，开展多项科研项目。研究成果在全国性乃至国际性的医学期刊上发表，为神经外科重症护理的发展提供了坚实的理论基础。同时，各类学术会议和研讨会的举行，也为护理人员提供了宝贵的学习和交流机会。

（五）面临的挑战与机遇

尽管取得了显著进展，但我国的神经外科重症护理发展仍面临一些挑战。例如，护理人员的数量仍不能完全满足临床需求，特别是基层医疗单位。护理人员压力大、工作强度高，职业倦怠现象较为严重。与此同时，社会对神经重症护理的认知度和认可度仍有待提高，患者及其家属对于护理工作的配合和理解也需要进一步加强。

1. 人才短缺　高素质的肿瘤神经重症外科护理专业人才仍然不足。
2. 地区差异　发达地区和欠发达地区在护理水平和资源配置上存在差距。
3. 标准化问题　全国范围内的护理标准和规范还需进一步完善。

然而，这些挑战同时也是机遇。随着国家对医疗卫生事业的重视和投入的增加，医疗资源配置将更加合理，护理人员的培训和继续教育也将得到更多支持。社会公众对于健康的认知水平逐渐提升，神经重症护理的发展前景将更加广阔。未来，随着人工智能、大数据等技术的融入，神经重症护理的效率和质量将进一步提高，更多的新技术、新方法将应用于临床实践，使得神经重症患者获得更好的生存质量和康复效果。

四、神经外科重症护理的未来发展方向

未来，我国神经外科重症护理将继续朝着专业化、精准化和国际化方向发展。第一，多学科协作仍是关键。随着脑科学的发展，神经外科重症护理将更加依赖于跨学科的合作，以实现个体化评估与管理。第二，循证护理将成为主流，进一步提升护理质量和患者预后。第三，康复服务的普及和创新也将是未来发展的重要方向。通过引入先进的康复技术和设备，提高康复服务的可及性和覆盖面，使更多患者受益。第四，随着医学科技的进步，神经电生理监测技术将得到更广泛的应用，提升监护水平，实时反映脑功能状态和意识状态的变化。针对当前存在的问题，如缺乏主题创新、设计合理及实施规范的临床研究等，需要进一步加强多学科专家的合作，共同探讨并解决这些问题。最后，随着人口老龄化和高危因子的持续存在，对卒中等神经系统疾病的专科护理需求将进一步增加。

我国神经外科重症护理在过去几十年里经历了从无到有、从弱到强的过程。未来，

在多学科协作、循证护理、康复服务普及及技术创新等方面的努力下，我国神经外科重症护理将迎来更加光明的发展前景。结合基因检测等技术，为患者提供更加个性化的精准护理方案。探索人工智能和大数据在护理中的应用，为患者提供智能化的护理方案。总的来说，我国的神经外科重症护理学正处于快速发展阶段，虽然面临一些挑战，但也有很多机遇。通过不断提高护理人员的专业水平，加强多学科合作，应用新技术，这一领域有望在未来取得更大的进步，为神经外科重症患者提供更优质的护理服务。

第2章

神经外科重症护理技术

第一节 神经外科重症护理评估技术

一、生命体征

生命体征是体温、脉搏、呼吸及血压的总称，受大脑的控制，是机体在活动时的一种客观反映，是衡量身心情况的可靠指标。生命体征在一定范围内相对稳定，变化很小且相互存在内在联系。在神经外科重症护理中，由于重型颅脑损伤及开颅手术等原因，患者病情复杂多变，多导致其呼吸、血压、血氧饱和度、循环、体温的紊乱，而生命体征可反映现存或疑似神经系统病变患者的重要信息。如患者血压低、脉搏相对较弱，提示该患者可能存在周围循环衰竭；脉搏相对较慢，并且呼吸频率偏慢、呼吸幅度变大、血压升高等，提示该患者可能出现了颅内压增高。生命体征的稳定是患者顺利康复的基本条件，及时发现异常情况并处理，对巩固治疗效果、提高疾病治愈率、降低并发症及病死率有着十分重要的意义。

（一）体温

体温（body temperature）分为体核温度和体表温度。体核温度（core temperature），指机体深部组织（如胸腔、腹腔或盆腔）的温度，相对稳定且高于体表温度。体表温度（surface temperature）是皮肤、皮下组织及脂肪的温度，可受环境温度和衣着情况的影响且低于体核温度。临床上测得的温度为体表温度。

基础体温（basal body temperature，BBT）指人体在（持续）较长时间（6～8h）的睡眠后醒来，尚未进行任何活动之前所测量到的体温。

1.正常体温　临床上常以口腔、直肠、腋窝等处的温度来代表体温，其中直肠温度最接近人体深部温度，正常体温范围见表2-1。

表2-1　成人体温平均值及正常范围

部位	平均温度	正常范围
腋温	36.5℃	36.0～37.0℃
口温	37.0℃	36.3～37.2℃
肛温	37.5℃	36.5～37.7℃

2. 体温升高　当腋下温度超过37℃或口腔温度超过37.2℃，一昼夜体温波动在1℃以上可称为发热。发热一般分为4级：低热，37.3～38℃；中等热，38.1～39℃；高热，39.1～41℃；超高热，大于41℃。

（1）中枢性体温升高：多见于下丘脑、脑干及上颈髓病变或损害，使体温调节功能受到影响，患者出现散热功能障碍，因而出现高热，常同时伴有意识障碍、尿崩及上消化道出血等症状，体温骤升，持续数小时、数日。这种高热治疗起来比较困难，单纯使用退热药临床效果不理想，采用物理降温及冬眠疗法能降低高热对脑组织的损害，保护血脑屏障，减轻脑水肿，从而降低病死率及减轻致残率，改善预后。

（2）周围性体温升高：多见于感染引起的炎症，如果患者术后出现发热，血常规检查示白细胞计数升高，则提示为感染性高热，除了常规降温外还要采用抗生素治疗，才能有效控制发热。

3. 体温降低　体温过低一般分为4级。轻度：32.1～35℃；中度：30.0～32℃；重度：< 30.0℃，瞳孔散大，对光反射消失；致死温度为23.0～25.0℃，多见于全身麻醉后早期、下丘脑损伤或濒临死亡的患者，可采取保暖措施。

4. 测量体温的常用方法

（1）体温计的种类：水银体温计（可分为口表、肛表、腋表3种）；电子体温计；红外线体温计。

（2）测温前准备：若有运动、进食、冷热饮、冷热敷、洗澡、坐浴、灌肠等，应休息30min后再测量。

（3）测量方法：以水银体温计为例，测量体温方法见表2-2。

表2-2　测量体温的常用方法

	口温	腋温	肛温
部位	舌下热窝	腋窝正中	肛门
方法	将体温计放于舌下热窝，嘱患者紧闭口，用鼻呼吸	擦干汗液，体温计紧贴皮肤，屈臂过胸，夹紧	润滑肛表水银端，插入肛门3～4cm；婴幼儿可取仰卧位，护士一手握住患儿双踝，提起双腿，另一手将已经润滑的肛表插入肛门（婴儿1.25cm，幼儿2.5cm），并握住肛表用手掌根部和手指将双臀轻轻捏拢，固定
时间	3min	10min	3min
要点与说明	舌下热窝为口腔中温度最高的部位，在舌系带两侧，左右各一，由舌动脉供血；避免体温计被咬碎	腋下有汗会导致散热增加，影响体温的准确性；测量方法安全，用于婴儿或其他无法测口温者；对于不能配合者，应协助完成；需较长时间，才能使腋下人工体腔内的温度接近机体内部的温度	测量方法准确但不方便，用于婴儿、幼儿、昏迷、精神异常者；插入时应避免擦伤或损伤肛门及直肠黏膜

5.注意事项

（1）测量体温前应清点体温计数量，检查有无破损。定期检查体温计的准确性。

（2）婴幼儿、精神异常、昏迷、口腔疾病、口鼻手术、张口呼吸者禁忌口温测量。腋下有创伤、手术、炎症，腋下出汗较多者，肩关节受伤或消瘦夹不紧体温计者禁忌腋温测量。直肠或肛门手术、腹泻禁忌肛温测量；心肌梗死患者不宜测肛温，以免刺激肛门引起迷走神经反射，导致心动过缓。

（3）婴幼儿、危重患者、躁动患者、精神异常患者，应设专人守护，防止意外。

（4）婴幼儿除了肛门、腋窝可作为测量体温的部位外，还可使用奶嘴式电子体温计或红外线耳温枪进行体温测量。

（5）测口温时，若患者不慎咬破体温计，首先应及时清除玻璃碎屑，以免损伤唇、舌、口腔、食管、胃肠道黏膜，再口服蛋清或牛奶，以延缓汞的吸收。若病情允许，可食用粗纤维食物，加速汞的排出。

（6）发现体温与病情不符合时，要查找原因，予以复测。

（7）水银泄漏时，室内人员应转移到室外，打开门窗通风，关闭室内所有热源。对于漏出的水银处理，可根据洒落地面的水银面积，剪取几段适宜长度的宽透明胶带，把胶带贴在洒落有水银的地面上，用手按压胶带，使水银粘在胶带上，然后把粘有水银的胶带折叠，水银面叠在内面。也可采用湿润的棉签将洒落在地面上的水银聚集在一起，用除去针头的空针将水银抽吸到空针内。有条件者取适量的硫黄粉将泄漏的水银珠覆盖，使其形成硫化汞固体，用纸卷成筒将硫化汞固体收集进瓶子或袋子内密封，减少水银蒸气的散发。最后将收集水银的胶带、注射器、体温计碎片放入密封的容器里，容器外最后注明"废弃水银"标识，再放入化学性废弃物桶内。

（二）脉搏

动脉脉搏，简称脉搏，是指在每个心动周期中，由于心脏的收缩和舒张，动脉内的压力和容积也发生周期性的变化，导致动脉血管壁产生有节律的搏动。每分钟脉搏搏动的次数称为脉率。

1.正常脉搏　正常成人在安静状态下的脉率为60～100次/分。脉率的正常范围与平均脉率见表2-3。

表2-3　脉率的正常范围与平均脉率

年龄	性别	正常范围（次/分）	平均脉率（次/分）
出生至1个月		70～170	120
1～12个月		80～160	120
1～3岁		80～120	100
3～6岁		75～115	100
6～12岁		70～110	90
12～14岁	男	65～105	85
	女	70～110	90

续表

年龄	性别	正常范围（次/分）	平均脉率（次/分）
14～16岁	男	60～100	80
	女	65～105	85
16～18岁	男	55～95	75
	女	60～100	80
18～65岁		60～100	72
65岁以上		70～100	75

2.异常脉搏 异常脉搏是指脉率不在正常范围内的脉搏，可分为脉率异常、节律异常、强弱异常、动脉壁异常（表2-4）。

表2-4 异常脉搏

异常脉搏		表现	常见疾病	补充说明
脉率异常	心动过速（速脉）	成人脉率超过100次/分	发热、甲状腺功能亢进、心力衰竭、血容量不足等	体温每升高1℃，成人脉率约增加10次/分，儿童增加15次/分
	心动过缓（缓脉）	成人脉率低于60次/分	颅内压增高、房室传导阻滞、甲状腺功能减退、血钾过高等	脉率低于40次/分时，需注意有无完全性房室传导阻滞
节律异常	间歇脉	在一系列正常规则的脉搏中，出现一次提前而较弱的脉搏，其后有一较正常延长的间歇。产生机制是心脏异位起搏点过早发生冲动而引起心脏搏动提前出现	各种器质性心脏病；正常人在过度疲劳、精神兴奋、体位改变时偶有间歇脉	
	脉搏短绌	在同一单位时间内脉率少于心率，其特点是心律完全不规则、心率快慢不一、心音强弱不等。产生机制是心肌收缩力强弱不等，有些心排血量少的搏动可发生心音，但不能引起周围血管搏动，引起脉率低于心率	心房颤动	绌脉越多，心律失常越严重；病情好转，绌脉可以消失
强弱异常	洪脉	心排血量增加，周围动脉阻力较小，动脉充盈度和脉压较大时，则脉搏强而大	高热、甲状腺功能亢进、主动脉瓣关闭不全等	
	细脉（丝脉）	当心排血量减少，周围动脉阻力较大，动脉充盈度降低时，则脉搏弱而小，扪之如细丝	心功能不全、大出血、休克、主动脉瓣狭窄等	

续表

异常脉搏	表现	常见疾病	补充说明
交替脉	节律正常，而强弱交替出现的脉搏。由于心室收缩强弱交替出现而引起，是心肌损害的一种表现	高血压心脏病、急性心肌梗死。主动脉瓣关闭不全等	
水冲脉	脉搏骤起骤降，急促而有力。由于收缩压偏高，舒张压偏低使脉压增大所致	主动脉瓣关闭不全、甲状腺功能亢进、严重贫血等	触诊时，如将患者手臂抬高过头，护士紧握其手腕掌面桡动脉处，可感到急促有力的冲击
奇脉	吸气时脉搏明显减弱或消失。产生机制主要与左心室搏出量减少有关	心包积液、缩窄性心包炎	心脏压塞的重要体征之一
动脉壁异常	早期动脉硬化，表现为动脉壁变硬，失去弹性，呈条索状，严重时动脉迂曲甚至有结节		

3.测量脉搏的注意事项

（1）勿用拇指诊脉，拇指小动脉的搏动较强，易与患者的脉搏相混淆。

（2）测量婴幼儿的脉搏应在测量体温和血压之前，避免婴幼儿哭闹引起脉率增加。

（三）血压

1.正常血压　血压是颅内压变化的重要指标。测量血压，一般以肱动脉为标准。正常成人安静状态下的血压范围比较稳定，其正常范围为收缩压90～139mmHg，舒张压60～89mmHg，脉压30～40mmHg。

2.异常血压

（1）血压过高：多见于原发性高血压、颅内高压导致的高血压，以及脑血管疾病患者因血管痉挛所致的血压升高。我国高血压分类标准见表2-5。

表2-5　我国高血压分类标准（2018版）

分级	收缩压/mmHg	舒张压/mmHg
正常血压	＜120和	＜80
正常高值	120～139和（或）	80～89
高血压	≥140和（或）	≥90
1级高血压（轻度）	140～159和（或）	90～99
2级高血压（中度）	160～179和（或）	100～109
3级高血压（重度）	≥180和（或）	≥110
单纯收缩期高血压	≥140和	＜90

注：当收缩压和舒张压分属于不同级别时，以较高的分级为准

（2）血压过低：血压 < 90/60mmHg。多见于容量不足、脱水过度，感染或过敏性休克所致的有效循环血量不足，以及心血管调节中枢受损导致的血压下降。血压过低，可能导致患者出现大脑缺血缺氧，不利于脑细胞和神经功能的恢复。

（3）脉压异常：脉压增大常见于主动脉硬化、主动脉瓣关闭不全、甲状腺功能亢进等；脉压减少常见于心包积液、缩窄性心包炎、末梢循环衰竭。

3.测量血压注意事项

（1）定期检测、校对血压计。测量前，检查血压计：玻璃管无裂损，刻度清晰，加压气球和橡胶管无老化、不漏气，袖带宽窄合适，水银充足、无断裂；检查听诊器：橡胶管无老化、衔接紧密，听诊器传导正常。

（2）对于持续观察血压者，应做到"四定"，即定时间、定部位、定体位、定血压计，有助于测定的准确性和对照的可比性。

（3）发现血压听不清或异常，应重测。重测时，听诊器放置部位为肱动脉搏动最明显处，待水银柱降至"0"点，稍等片刻后再测量。必要时，双侧对照。

（4）注意测压装置（血压计、听诊器）、测量者、受检者、测量环境等因素引起血压测量的误差，以保证测量血压的准确性。

（5）血压测量的要求：推荐使用经过验证的上臂式医用电子血压计；使用标准规格的袖带（气囊长22～26cm，宽12cm），肥胖者或臂围大者（> 32cm）应使用大规格气囊袖带；首诊时应测量两上臂血压，以血压读数较高的一侧作为测量的上臂；测量血压时，应相隔1～2min重复测量，取2次读数的平均值记录。如果收缩压或舒张压的2次读数相差5mmHg以上，应再次测量，取3次读数的平均值记录。

（四）呼吸

1.呼吸频率

（1）正常呼吸频率：正常成年人安静状态下呼吸频率为16～20次/分，节律规则，呼吸运动均匀无声且不费力。男性及儿童以腹式呼吸为主，女性以胸式呼吸为主。

（2）频率加快（> 30次/分）：多见于脑缺氧、颅内压增高或低氧血症、脑脊液酸中毒、高热、中枢神经源性呼吸加快。

1）脑缺氧：脑缺氧会直接影响呼吸中枢的功能，导致呼吸节律和频率的改变。当脑组织缺氧时，机体会通过加快呼吸频率来尝试增加氧气的摄入，以缓解脑缺氧的状态。

2）颅内压增高：颅内压增高使脑组织受压，这种压力的增加会压迫到延髓等关键区域，进而影响呼吸中枢的功能，导致呼吸频率增快。

3）低氧血症：低氧血症时，血液中的氧含量降低，这会刺激颈动脉体和主动脉体的化学感受器，化学感受器在感受到低氧信号后，会向呼吸中枢发出冲动，促使呼吸中枢兴奋并增加呼吸的频率和深度，以吸入更多的氧气并排出体内二氧化碳。

4）脑脊液酸中毒：脑脊液酸中毒会直接影响脑脊液中的化学成分，促使呼吸中枢兴奋，导致呼吸加深加快。

5）高热：中枢性高热使体温调节中枢受损，机体可能无法有效散热，导致体温持续升高。体温升高时，为了维持体温平衡，机体会通过增加呼吸频率来加快散热；感染性发热会触发机体的免疫反应，产生大量炎症介质，这些介质不仅会引起发热，还可能刺激呼吸中枢，导致呼吸频率增快。

6）中枢神经源性呼吸加快：呼吸频率增快，达到30～40次/分，呼吸幅度深大，节律规则的病理性呼吸方式。病变常位于间脑、中脑下部及脑桥上2/3，相当于中脑导水管及第四脑室腹侧网状结构处。

（3）频率减慢（＜10次/分）：多见于病变累及呼吸中枢、颈髓部位手术、库欣反应。

1）颈髓部位手术：颈髓部位的手术本身就存在损伤脊髓的风险。如果手术过程中不慎损伤了脊髓，就可能导致神经功能障碍，包括呼吸肌无力等，进而引起呼吸变慢。

2）库欣反应：颅内压增高代偿期时，随着颅内压不断上升，脑血流量减少，脑组织处于严重缺氧状态，为了维持必需的脑血流量，一方面脑血管扩张，另一方面机体通过自主神经系统调节，使全身周围血管收缩、血压升高、心率减慢、心搏出量增加，同时呼吸减慢加深，以提高血氧饱和度。

2.呼吸紊乱与相应的脑损伤　不同的脑损伤可呈现不同的呼吸紊乱形式，具体见表2-6。

表2-6　呼吸紊乱与相应的脑损伤

呼吸紊乱形式	脑损伤
潮式呼吸	多见于重症脑缺氧、双侧大脑半球病变、间脑病变
叹息样呼吸	多见于脑桥上部被盖部损害
点头样呼吸	多见于濒死状态
间停呼吸	多见于脑炎、颅内压增高、剧烈疼痛时
叹气样呼吸	多见于癔症、焦虑症

二、精神状态

精神状态评估是神经功能评估的重要组成部分，在《泰伯医学词典》中，精神状态的定义是个体的行为、外表、对各种刺激的反应、言语、记忆和判断力等所体现出的精神功能状态。

（一）蒙特利尔认知评估量表

1.概述　蒙特利尔认知评估量表（Montreal cognitive assessment，MoCA）现已有英语、法语、西班牙语等16种语言版本，我国已发布了MoCA中文版量表。完成MoCA测试约需要10min。本量表总分30分，分别从交替连线测验、视空间与执行功能等11项检查内容对人的8个认知领域进行评估。得分越高认知功能越好。量表见表2-7。

2.使用注意事项

（1）文化背景差异：MoCA的使用可能受到文化背景差异的影响，因此在不同文化背景下使用时需进行适当调整。

表2-7 蒙特利尔认知评估量表（MoCA）

姓名：_____ 性别：_____ 年龄：_____ 教育程度：_____ 评估日期：_____

视空间与执行功能		得分
复制立方体 画钟表（11点过10分）（3分） [ ] [ ] 轮廓[ ]数字[ ]指针[ ]		__/5

命名	 [ ] [ ] [ ]	__/3

记忆	读出下列词语，而后请患者重复上述过程，重复2次，5min后回忆		面孔	天鹅绒	教堂	菊花	红色	不计分
		第一次						
		第二次						

注意	读出下列数字，请患者重复（每秒1个）。	顺背[ ] 21854	__/2
		倒背[ ] 742	

读出下列数字，每当数字出现1时，患者敲打一下桌面，错误数大于或等于2不给分
[ ] 52139411806215194511141905112   __/1

100连续减7   [ ] 93   [ ] 86   [ ] 79   [ ] 72   [ ] 65
4～5个正确得3分，2～3个正确得2分，1个正确得1分，全部错误得0分   __/3

语言	重复："我只知道今天张亮是帮过忙的人"[ ] "当狗在房间里的时候，猫总是躲在沙发下面"[ ]	__/2
	流畅性：在1min内尽可能多地说出动物的名字。[ ]_____（N≥11名称）	__/1

抽象	词语相似性：香蕉—橘子＝水果 [ ]火车—自行车 [ ]手表—尺子	__/2

延迟回忆	回忆时不能提示	面孔[ ]	天鹅绒[ ]	教堂[ ]	菊花[ ]	红色[ ]	仅根据非提示回忆记分	
选项	类别提示							
	多选提示							__/5

定向	[ ]日期 [ ]月份 [ ]年代 [ ]星期几 [ ]地点 [ ]城市	__/6

正常≥26/30	总分	__/30

（2）检查者经验：检查者使用MoCA的技巧和经验也会影响评分结果，因此需要对检查者进行专业培训。

（3）检查环境：检查环境应安静、舒适，避免对受试者造成干扰。

（4）受试者情绪及精神状态：受试者的情绪及精神状态也可能影响评分结果，因此需要在受试者情绪稳定时进行测试。

3.评分结果

（1）≥26分正常。

（2）18～26分：轻度认知功能障碍。

（3）10～17分：中度认知功能障碍。

（4）<10分：重度认知功能障碍。

（二）日常生活活动能力评估表

1.概述　Barthel指数评定量表（Barthel index，BI）是目前常用的基础日常活动能力量表，具体包括10项内容，每个项目根据是否需要帮助及帮助的程度分为0分、5分、10分、15分4个等级，总分为100分。得分越高，独立能力越强。颅脑损伤、脑出血、硬膜下血肿、脑积水、脑血管畸形均为临床常见的神经外科疾病，临床调查发现，上述神经外科疾病患者常会发生日常生活能力下降和运动功能障碍。因此对神经外科患者进行Barthel指数评估尤为重要。量表内容表见2-8。

表2-8　Barthel指数量表

序号	项目	完全独立	需部分帮助	需极大帮助	完全依赖
1	进食	10	5	0	-
2	洗澡	5	0	-	-
3	修饰	5	0	-	-
4	穿衣	10	5	0	-
5	控制大便	10	5	0	-
6	控制小便	10	5	0	-
7	如厕	10	5	0	-
8	床椅转移	15	10	5	0
9	平地行走	15	10	5	0
10	上下楼梯	10	5	0	-
总分					

2.评估结果

（1）100分：表示日常生活活动能力良好，不需要依赖他人。

（2）>60分：表示有轻度功能障碍，但日常生活基本自理。

（3）41～60分：表示有中度功能障碍，日常生活需要一定的帮助。

（4）21～40分：表示有重度功能障碍，日常生活明显需要依赖他人。

（5）<20分：为完全残疾，日常生活完全依赖他人。

（三）简易精神状态检查

1.概述　简明精神状态量表（mini-mental state examination，MMSE）是使用最广泛的认知障碍筛选工具之一，主要用于整体认知功能的简单评定和痴呆的筛查。该量表由20个问题共30项组成，得分越低，则认知功能越差。该量表的测验成绩与文化水平密切相关，使用该量表时应予以注意。量表见表2-9。

表2-9　简易智能精神状态检查量表（中文版）

姓名：_____　　性别：_____　　年龄：_____　　文化程度：_____

评定时间：_____　　　　　　　　既往病史：_____

项目			记录	评分	
定向力 （10分）		星期几		0	1
		几号		0	1
		几月		0	1
		什么季节		0	1
		哪一年		0	1
		省市		0	1
		区县		0	1
		街道或乡		0	1
		什么地方		0	1
		第几层楼		0	1
记忆力 （3分）		皮球		0	1
		国旗		0	1
		树木		0	1
注意力和计算力 （5分）		100-7		0	1
		-7		0	1
		-7		0	1
		-7		0	1
		-7		0	1
回忆能力 （3分）		皮球		0	1
		国旗		0	1
		树木		0	1
语言能力 （9分）	命名能力	手表		0	1
		铅笔		0	1
	复述能力	四十四只石狮子		0	1
	三步命令	右手拿纸		0	1
		两手对折		0	1
		放在大腿上		0	1
	阅读能力			0	1
	书写能力			0	1
	结构能力			0	1
总分					

2. 评分结果

（1）正常界值划分标准

1）文盲：＞17分。

2）小学：＞20分。

3）初中及以上：＞24分。

（2）认知功能障碍程度区分：根据MMSE量表的评分结果，可以初步判断被测试者的认知功能障碍程度。

1）分数＜27分：认知功能障碍。

2）21～26分：轻度认知功能障碍。

3）10～20分：中度认知功能障碍。

4）0～9分，重度认知功能障碍。

3. 使用注意事项

（1）专业人员操作：量表的评定一般需由受过培训的专业人员完成，以保证其客观性。

（2）考虑患者的背景：在评估时，需充分考虑被测试者的文化水平、年龄、语言等因素，以免出现误判。

（3）综合判断：仅凭MMSE量表的评分可能不足以全面评估被测试者的认知功能，还需结合其他临床表现、量表及影像学结果进行综合判断。

（四）卡氏功能状态评分（KPS）

卡氏功能状态评分（Karnofsky Performance Status，KPS）是一种用于评估患者整体生活质量和日常功能能力的评价量表，KPS评分依据患者能否正常活动、病情及生活自理程度，将患者健康状况按10分一个等级划分，得分越高，健康状况越好，越能忍受治疗给身体带来的副作用，因而也就有可能接受彻底的治疗。＞80分者术后状态较好，存活期较长。得分越低，健康状况越差，若＜60分，许多有效的抗肿瘤治疗就无法实施。

1. 评分方法　KPS评分基于患者的自我照顾能力、日常活动水平、是否需要协助及疾病对日常工作和社会活动的影响来划分等级，量表见表2-10。

表2-10　卡氏功能状态评分

体力状况描述	级别（分）
正常，无症状和体征	100分
能进行正常活动，有轻微症状和体征	90分
勉强进行正常活动，有一些症状或体征	80分
生活能自理，但不能维持正常生活和工作	70分
生活能大部分自理，但偶尔需要别人帮助	60分
常需要别人照料	50分
生活不能自理，需要特别照顾和帮助	40分
生活严重不能自理	30分
病重，需要住院和积极的支持治疗	20分
重危，临近死亡	10分
死亡	0分

2.评分结果

（1）80分以上为非依赖级（independent），即生活自理。

（2）50～70分为半依赖级（semi-independent），即生活半自理。

（3）50分以下为依赖级（dependent），即生活需要别人帮助。

3.使用注意事项

（1）客观评估：在进行KPS评分时，应确保评估者对患者的情况有全面了解，包括其日常活动能力、自理能力、症状严重程度等，还需结合其他检查结果、患者症状、治疗反应等多方面因素进行综合评估。确保评分的客观性和准确性。

（2）动态监测：KPS评分应定期进行，以监测患者身体状况的变化。特别是在治疗期间，频繁的评估有助于及时调整治疗方案，提高治疗效果。

（3）个体差异：不同患者对于相同分数的解释可能存在差异，因此评估时需考虑患者的个人背景、年龄、性别、疾病类型等因素。

（4）心理支持：低KPS评分可能意味着患者面临较严重的身体功能障碍，此时应给予患者及其家属充分的心理支持和安抚，帮助他们积极面对病情。

知 识 拓 展

眼动追踪技术

眼动追踪技术是一种新兴而有效的认知状态评估工具，是研究认知行为及其神经生理机制的有效方法，结合认知任务态，眼动追踪技术可以实现大脑认知功能的量化和过程评估。相较传统的神经心理量表检测，它具有更好的时间分辨率和敏感性，更加客观、真实，可重复性更高。近年来在神经科学与临床学领域得到了广泛关注。

眼动追踪技术主要通过捕获眼球注视、眼跳活动及瞳孔大小等眼球运动行为学信息来反映受试者的认知功能水平。通过记录认知形成过程中的眼球注视、扫视等视觉行为，并将其转化为注视点位置、注视时间、注视持续时间、扫视次数和时间及眼动相关性热图等眼动指标，刻画出不同神经系统疾病患者在认知形成过程中特征性视觉行为，试图从认知形成过程中挖掘出更为稳定、客观、敏感的早期认知障碍眼动诊断指标，为疾病合并认知障碍的早期诊断和早期干预提供帮助，同时也为进一步探讨认知障碍的脑功能机制提供依据。目前在阿尔茨海默病（AD）、帕金森病（PD）、肌萎缩侧索硬化症（ALS）、多发性硬化症（MS）和癫痫等神经系统疾病中已有应用。

三、警觉性评估

警觉性在医学领域，尤其是在神经科学和心理学中是重要的认知功能，它关乎个体的注意力稳定性、反应速度及对潜在威胁的敏感性。警觉性的评估对于多种疾病的诊断和治疗具有重要意义，如睡眠障碍、认知障碍、精神疾病等。下面主要从认知功能评估和意识评估两个方面进行介绍。

（一）认知功能评估

认知功能是指大脑反映客观事物的特征、状态及其相互联系，并揭示事物对人的意义与作用的判断能力。

1.认知功能分类

（1）感知功能：感知功能是指大脑对外界中的各种刺激和信息进行感知和理解的能力。这包括对视觉、听觉、触觉、嗅觉和味觉的感知，使我们能够理解周围环境。

（2）记忆和学习功能：记忆和学习是认知能力的核心组成部分。记忆功能包括新信息的识记、保存和再现，涉及识记、保持、再认和再现四个基本过程。学习功能则是指通过经验获得知识或技能的过程。

（3）思维功能：思维功能是对即刻记忆信息和长久记忆信息进行组合，找到两者之间的关系，从而进行逻辑推理、问题解决和决策制定的能力。

（4）表达功能：表达功能是指通过语言、躯体或情感等行为将内心的想法、感受或知识传达给他人的能力。

（5）注意功能：注意是认知活动对一定对象有选择的集中，是认知功能中不可或缺的一部分。它使我们能够专注于当前的任务或信息，忽略不相关的干扰。

（6）执行功能：执行功能涉及规划、组织、抑制冲动、自我监控和问题解决等多个方面。它使我们能够制订计划、执行任务，并在面对挑战时灵活应对。

2.神经认知障碍评估及相关疾病　神经认知障碍（neurocognitive disorder，NCD）是一组获得性的，以谵妄、遗忘、痴呆等认知缺陷为主要临床表现的综合征，具有相对明确的病理与病理生理机制，涉及多种脑部和躯体疾病。

（1）谵妄

1）定义：谵妄（delirium）被定义为以注意力障碍（指向、集中、维持及注意的转移）和意识障碍（对环境定性能力的减弱）为特征，在短时间内产生并在1d内症状呈现波动变化的一组综合征，通常伴随着其他认知损伤，如记忆障碍、定向力障碍或言语紊乱、视觉空间、知觉感知障碍及睡眠觉醒周期的改变等，是急性或亚急性起病的注意障碍和意识障碍，其病因常为非精神行为障碍类疾病、物质或某种药物中毒或戒断。谵妄是一个综合征，常伴随着广泛的认知障碍和相应的精神及行为症状，因通常起病较急且具有可逆性，也被称为急性脑综合征（acute brain syndrome）。

2）发生原因和危险因素：一是易患因素，即患者因既往健康状况而存在的因素，通常不能干预或干预后短期内无法减缓其影响，如高龄、认知障碍、高血压、酗酒等；二是疾病相关因素，一般与原发疾病相关，如严重感染、休克、创伤等；三是促发因素，即在原发疾病因素基础上，存在促进谵妄发生的因素，如缺氧、疼痛、焦虑、抑郁、药物等。

3）临床表现：谵妄以注意障碍和意识障碍为临床特征性表现。注意障碍主要表现为定向、聚焦、维持及变换注意力的能力下降，进而导致患者在对话过程中常停留在先前问题中而不能随着问题的改变恰当转移注意力，因此问及患者问题往往需要被重复，患者也很容易被无关的刺激影响而分神。意识障碍则表现为意识水平下降，对环境甚至有时候是自身定向能力的减弱。谵妄常进展较快，其严重程度一天中会有波动，在傍晚和夜晚加重。

4）神经重症谵妄评估方法：见表2-11。

表2-11 神经重症谵妄评估

第一步：使用RASS评估患者镇静深度，如评分为-4分或-5分则停止谵妄评估，若评分＞-3分则继续进行谵妄评估

+4分	好斗	好斗的，暴力的，对工作人员构成即刻危险
+3分	非常躁动	拉扯或拔除引流管或导管，有攻击性
+2分	躁动	频繁的无目的的活动，与呼吸机对抗无法唤醒
+1分	不安	焦虑，但活动无强烈攻击性
0分	清醒且冷静	清醒自然状态
-1分	嗜睡	不完全清醒，但可被声音持续唤醒（眼神接触10s）
-2分	轻度镇静	可被声音短暂唤醒并有眼神接触（＜10s）
-3分	中度镇静	对声音有活动或睁眼反应，但无眼神接触
-4分	深度镇静	对声音无反应，但对身体刺激有活动或睁眼反应
-5分	无法唤醒	对声音或身体刺激均无反应

第二步：使用CAM-ICU评估患者有无谵妄的发生

特征1.精神状态突然改变或波动（任一问题回答"是"，该特征为阳性。如该特征为阳性，进行下一项；如该特征为阴性，停止，患者无谵妄）

A.与基础水平相比，患者的精神状态是否有突然变化？

B.患者精神状态（如RASS评分、GCS评分或以往的谵妄评估）在过去24h内有无起伏波动？

特征2.注意力不集中（视觉测试或听觉测试，其中之一即可。错误≥3个该特征为阳性。如该特征为阳性，进行下一项；如该特征为阴性，停止，患者无谵妄）

跟患者说："我要给您读10个数字，任何时候当您听到数字'8'，就捏一下我的手表示。"然后用正常的语调朗读下列数字，每个间隔3s

6859838847

当读到数字"8"时患者没有捏手或读到其他数字时患者做出捏手动作均计为错误

特征3.意识水平的改变

采用RASS标准，RASS评分≠0，该特征为阳性；如该特征为阴性，进行下一项；如该特征为阳性，停止，患者有谵妄

特征4.思维无序（4个问题，1个指令，错误＞2个该特征即为阳性）

是否有证据表明患者不能正确回答以下3个及以上问题，或不能遵从如下命令

（1）问题（问题分A、B两套，连续测试时交替使用）：

A组问题：

①石头会漂在水面上吗？②海里有鱼吗？③1斤比2斤重吗？④你能用锤子钉钉子吗？

B组问题：

①树叶会漂在水面上吗？②海里有大象吗？③2斤比1斤重吗？④你能用锤子劈开木头吗？

（2）指令：对患者说："举起这么多手指"（在患者面前举起2个手指），"现在用另一只手做同样的事"（不重复手指的数目）。如果患者不能移动手臂，要求患者"比这个多举一个手指"

CAM-ICU总体评估

特征1和特征2，加上特征3或特征4阳性＝CAM-ICU阳性，患者存在谵妄

（2）遗忘综合征

1）定义：遗忘综合征（amnestic syndrome）又称柯萨可夫综合征（Korsakoff's syndrome），是脑部器质性病变导致的选择性或局灶性认知功能障碍，是以近期记忆障碍为主要特征或唯一临床表现的综合征。患者为弥补记忆障碍或遗忘的缺陷，常产生错构或虚构现象，患者意识清晰，其他认知功能保持完好。

2）病因：遗忘综合征的病因多种多样，主要包括但不限于以下方面，如酒精中毒，长期大量饮酒导致的酒精中毒是最常见的病因。

3）临床表现：记忆力减退。患者常出现近期记忆障碍，特别是近期接触过的人名、地名和数字最易遗忘。空间定位障碍。患者可能无法明确判断物体的位置，导致在走路时失去方向感，甚至出现迷路的情况。患者的抽象思维能力可能受损，难以从事一些需要简单语言理解或表达的活动。时间定向力障碍。患者对时间的感知和判断可能出现问题，例如对时间的流逝没有正确的感知，或者混淆过去、现在和未来的时间顺序。情感迟钝和缺乏主动性。患者可能表现出情感上的迟钝和缺乏主动性，对周围环境的反应能力下降。遗忘综合征及遗忘状态分类见表2-12。

表2-12　遗忘综合征及遗忘状态分类

分类	疾病
I.突然起病的遗忘综合征（常逐渐恢复但不完全）	A.动脉粥样硬化性血栓/栓子堵塞大脑后动脉或其颞下分支引起的双侧或左（主）侧海马梗死；B.双侧或左（主）侧丘脑背内侧核梗死；C.大脑前动脉-前交通动脉闭塞引起前脑基底部梗死；D.蛛网膜下腔出血；E.间脑、颞叶中下部或额叶眶回的创伤；F.心脏停搏、一氧化碳中毒及其他低氧状态（海马受损）；G.持续癫痫状态后；H.震颤性谵妄后
II.遗忘起病突然但持续时间短	A.颞叶癫痫；B.脑震荡后状态；C.短暂性全面遗忘；D.癔症
III.遗忘综合征亚急性发作，有不同程度恢复但多遗留持久的后遗症	A. Wemicke-Korsakoff综合征；B.单纯疱疹病毒性脑炎；C.以脑底部渗出性肉芽肿为特征的结核性脑膜炎或其他类型的脑膜炎
V.缓慢进展的遗忘状态	A.肿瘤累及第三脑室底和壁及边缘皮质结构；B. Alzheimer病（早期）及其他变性病伴颞叶不成比例地受累；C.副肿瘤性"边缘"脑炎

（3）痴呆（重度认知功能障碍）

1）定义：痴呆（dementia）被定义为一组较严重的、持续的认知障碍。临床上以缓慢出现的智能减退为主要特征，伴有不同程度的人格改变，但无意识障碍。

2）病因：引起痴呆的病因很多，且治疗效果欠佳。内分泌障碍、神经梅毒及部分颅内占位性病变等所致的痴呆如能及时发现、及早治疗，在针对病因的治疗后可获得部分程度的改善。

3）临床表现：记忆障碍。早期表现为近记忆障碍，即患者容易忘记最近发生的事情，如忘记物品、忘记吃早餐等。学习能力下降。患者学习新知识、掌握新技能的能力下降，对新知识的掌握、储存、记忆能力也下降。情绪、人格改变。患者早期可能出现情绪不稳、焦虑不安、淡漠少语等症状。认知功能障碍。包括抽象思维损害、判断力损害、失语、失用、失认等。日常生活能力下降。患者逐渐失去日常生活行为能力，如不能合理安排日常生活，不能独立进行洗衣、做饭等家务活动。

（4）谵妄与痴呆在认知、精神行为方面易混淆，其区别见表2-13。

表2-13 谵妄与痴呆的区别

	谵妄	痴呆
起病	急性或亚急性	亚急性或慢性
意识水平	受损、波动	直至晚期才受影响
认知	注意力低下，定向力障碍	记忆力差，晚期影响注意力和定向力
运动行为	增加或减少，多变	多数正常
精神症状	常见，突出	不常见，较不突出

3. 其他疾病导致的认知障碍　多种器质性疾病都可能导致认知障碍，这些疾病主要涉及大脑的结构和功能异常。以下是一些可能导致认知障碍的器质性疾病。

（1）脑器质性疾病：如阿尔茨海默病（老年痴呆症），这是一种与年龄增长相关的神经退行性疾病，主要影响记忆力和认知能力。

（2）脑血管病：①脑梗死。由于脑部血管阻塞导致脑部缺血、缺氧，进而引起脑组织损伤，可能导致认知功能障碍。②脑出血。脑部血管破裂，血液流入脑组织，造成脑组织压迫和损伤，也可能引起认知障碍。③颅内感染。如脑炎、脑膜炎等，这些感染可能导致脑组织受损，进而引发认知障碍。④脑外伤。头部受到外力撞击可能导致脑组织损伤，进而引起认知障碍。⑤脑肿瘤。脑部肿瘤可能压迫或破坏周围脑组织，导致认知功能下降。⑥躯体疾病所致的精神障碍。虽然这些疾病主要影响身体其他部位，但也可能间接导致认知障碍。⑦神经活性物质所致的精神障碍。某些药物或毒物也可能导致认知障碍，如长期或过量使用某些药物，如抗焦虑药、抗抑郁药、抗精神病药物及镇静剂等，可能损伤认知功能。⑧毒物。如一氧化碳中毒、重金属中毒等，这些毒物可能直接损害大脑细胞，导致认知障碍。

（二）意识评估

意识是指人们对自身和周围环境的感知状态，这种感知状态可以通过言语及行动来表达。它是大脑功能的一种高级表现形式，涉及认知、情感、意志等多个方面。意识障碍可分为觉醒度下降和意识内容变化两个方面。前者表现为嗜睡、昏睡和昏迷；后者表现为意识模糊和谵妄等。

1. 意识障碍评估

（1）以觉醒度改变为主的意识障碍：该评估方法可反映患者意识水平，包括嗜睡、昏睡、昏迷三大类。①嗜睡（somnolence）：是意识障碍的早期表现。患者处于持续睡眠状态，但可被唤醒并能回答简单问题，停止刺激后又入睡。②昏睡（sopor）：是一种比嗜睡较重的意识障碍。患者处于较深睡眠状态，需较强的刺激才能被唤醒，且唤醒后回答模糊，停止刺激又入睡。③昏迷（coma）：是一种最为严重的意识障碍。患者意识完全丧失，各种强刺激不能使其觉醒，无有目的的自主活动，不能自发睁眼。昏迷按严重程度可分为3级。浅昏迷：意识完全丧失，仍有较少的无意识自发动作；对周围事物及声、光等刺激全无反应，对强烈刺激如疼痛刺激可有回避动作和痛苦表情，但不能觉醒；吞咽反射、咳嗽反射、角膜反射及瞳孔对光反射仍然存在。生命体征无明显改变。中昏迷：对外界的正常刺激均无反应，自发动作很少；对强刺激的防御反射、角膜反射和瞳孔对光反射减弱，大、小便潴留或失禁；此时生命体征已有改变。深昏迷：对外界任何刺激均无反应，全身肌肉松弛，无任何自主运动；眼球固定，瞳孔散大，各种反射消失，大、小便多失禁；生命体征已有明显改变，呼吸不规则，血压或有下降。

（2）以意识内容改变为主的意识障碍：①意识模糊（confusion）。表现为注意力减退，情感反应淡漠，定向力障碍，活动减少，语言缺乏连贯性，对外界刺激可有反应，但低于正常水平。②谵妄（delirium）。表现为认知、注意力、定向、记忆功能受损，思维推理迟钝，语言功能障碍，错觉，幻觉，睡眠觉醒周期紊乱等，可表现为紧张、恐惧和兴奋不安，甚至有冲动和攻击行为。

2.意识障碍评估量表

（1）量表介绍：格拉斯哥昏迷量表（Glasgow coma scale，GCS）是一种用于评估患者意识障碍程度的标准化量表，因其使用简单、客观，已成为全球范围内评估昏迷程度的主要标准，不仅限于头部外伤，还广泛应用于卒中等可造成意识障碍的中枢神经系统疾病（表2-14）。

表2-14　格拉斯哥昏迷量表（GCS）

睁眼反应	言语反应	运动反应
自动睁眼4分	回答正确5分	按吩咐6分
呼唤睁眼3分	回答错误4分	刺痛定位5分
刺痛睁眼2分	乱语3分	刺痛躲避4分
不睁眼1分	能发音2分	屈曲反应3分
	不语1分	过伸反应2分
		不动1分

（2）GCS评分的分级标准：将3个部分的分数相加，得到GCS总分。总分的分级标准如下。

1）15分：表示意识正常。

2）14～12分：轻度意识障碍。

3）11～9分：中度意识障碍。

4）8分以下：重度意识障碍（昏迷），其中4～7分预后极差，3分者多不能存活。

（3）注意事项：GCS评分量表不适用于醉酒、癫痫、使用过度镇静药物后出现意识障碍的患者，因为这些意识障碍具有可逆性，通常在酒精或药物代谢后可以迅速改善，此时用GCS评分难以准确反映患者的意识状态和预后。

3.特殊类型的意识障碍评估

（1）去皮质综合征：去皮质综合征（decorticate syndrome）多见于因双侧大脑皮质广泛损害而导致的皮质功能减退或丧失，皮质下功能仍保存。患者表现为意识丧失，但睡眠和觉醒周期存在，能无意识地睁眼、闭眼或转动眼球，但眼球不能随光线或物品转动，貌似清醒但对外界刺激无反应。对光反射、角膜反射甚至咀嚼动作、吞咽、防御反射均存在，可有吸吮、强握等原始反射，但无自发动作。大、小便失禁。四肢肌张力增高，双侧锥体束征阳性。身体姿势为上肢屈曲内收，腕及手指屈曲，双下肢伸直，足屈曲，有时称为去皮质强直（decorticate rigidity）。该综合征常见于缺氧性脑病、脑炎、中毒和严重颅脑外伤等。

（2）去大脑强直：去大脑强直（decerebrate rigidity）是病灶位于中脑水平或上位脑桥时出现的一种伴有特殊姿势的意识障碍。表现为角弓反张、牙关紧闭、双上肢伸直内旋、双下肢伸直跖屈，病理征阳性，多有双侧瞳孔散大固定。随着病变损伤程度的加重，患者可表现为意识障碍的程度加深。本症较去皮质综合征凶险。

（3）无动性缄默症：无动性缄默症（akinetic mutism）又称睁眼昏迷（coma vigil），由脑干上部和丘脑的网状激活系统受损引起，此时大脑半球及其传出通路无病变。患者能注视周围环境及人物，貌似清醒，但不能活动或言语，二便失禁。肌张力减低，无锥体束征。强烈刺激不能改变其意识状态，存在觉醒—睡眠周期。本症常见于脑干梗死。

（4）植物状态：植物状态（vegetative state）是指大脑半球严重受损而脑干功能相对保留的一种状态。患者对自身和外界的认知功能全部丧失，呼之不应，不能与外界交流，有自发或反射性睁眼，偶可发现视物追踪，可有无意义哭笑，存在吸吮、咀嚼和吞咽等原始反射，有觉醒—睡眠周期，大、小便失禁。

4.意识障碍评估的鉴别诊断

（1）闭锁综合征（locked-in syndrome）：又称去传出状态，病变位于脑桥基底部，双侧皮质脊髓束和皮质脑干束均受累。患者意识清醒，因运动传出通路几乎完全受损而呈失运动状态，眼球不能向两侧转动，不能张口，四肢瘫痪，不能言语，仅能以瞬目和眼球垂直运动示意与周围建立联系。本综合征可由脑血管病、感染、肿瘤、脱髓鞘病等引起。

（2）意志缺乏症（abulia）：患者处于清醒状态，运动感觉功能存在，记忆功能尚好，但因缺乏始动性而不语少动，对刺激无反应、无欲望，呈严重淡漠状态，可有额叶释放反射，如掌颏反射、吸吮反射等。

（3）木僵（stupor）：表现为不语不动，不吃不喝，对外界刺激缺乏反应，甚至出现大、小便潴留，多伴有蜡样屈曲、违拗症，言语刺激触及其痛处时可有流泪、心率增快等情感反应，缓解后多能清楚回忆发病过程。见于精神分裂症的紧张性木僵、严重抑郁症的抑郁性木僵、反应性精神障碍的反应性木僵等。

5.脑死亡　脑死亡是指全脑功能（包括大脑半球、脑干及脑功能）的完全和永久性丧失，是国际上公认的一种死亡形式。

（1）临床表现

1）深昏迷状态：患者处于深度昏迷，对任何外界刺激（如声、光、疼痛等）均无反应。这种昏迷状态必须是不可逆的，即使用任何手段都无法唤醒患者。

2）无自主呼吸：患者没有自主呼吸，需要依赖呼吸机维持通气。在停止呼吸机辅助呼吸后，患者的呼吸不能恢复。

3）脑干反射消失：脑干反射包括瞳孔对光反射、角膜反射、头眼反射、前庭眼反射、咳嗽反射等。在脑死亡患者中，这些反射全部消失，且不可恢复。

4）瞳孔散大固定：患者的瞳孔会散大到边缘，并且对光反射消失。

5）生命体征不稳定：患者的血压、心率等生命体征可能处于不稳定状态，需要药物维持。停止药物支持后，这些生命体征可能会迅速下降。

（2）辅助检查

1）脑电图检查：脑电图显示电静息或一条直线，即患者不存在脑电活动。这表明大脑皮质已经停止工作，无法产生任何电信号。

2）经颅多普勒超声：经颅多普勒超声显示颅内前循环和后循环血流呈震荡波、尖小收缩波或血流信号消失。这表明脑部血液循环已经完全停止或接近停止。

3）体感诱发电位：体感诱发电位检查显示双侧N9和N13存在，但P14、N18和N20消失。这进一步证实了脑干功能的丧失。

（3）诊断流程

1）昏迷原因明确：首先需要明确导致患者昏迷的原因，并排除各种可逆性昏迷的可能性。原发性脑损伤引起的昏迷原因包括颅脑外伤、脑出血和脑梗死等；继发性脑损伤引起的昏迷原因主要为心搏骤停、麻醉意外、溺水和窒息等所致的缺血缺氧性脑病。对昏迷原因不明确者不能实施脑死亡判定。

2）临床判定：根据患者的临床表现和辅助检查结果进行临床判定。如果符合脑死亡的临床判定标准，则初步诊断为脑死亡。

3）确认实验：进行确认实验以进一步证实脑死亡的诊断。确认实验包括脑电图检查、经颅多普勒超声和体感诱发电位等。

4）二次评估：在首次脑死亡判定后12h进行第二次评估。如果2次评估结果均为脑死亡，则可以正式诊断为脑死亡。

（4）注意事项：脑死亡的诊断需要由具有脑死亡判定资质的医师进行评估。在诊断过程中需要排除各种原因导致的可逆性昏迷，以确保诊断的准确性。

（5）预后：脑死亡意味着全脑功能的永久性丧失，因此患者的预后极差。一旦确诊为脑死亡，现代医学通常认为没有有效的治疗方法可以逆转这一过程。患者只能依靠呼吸机等医疗机器来维持心搏和呼吸。在大多数情况下，脑死亡患者最终会心脏停搏和死亡。

（6）社会意义：器官捐献。在脑死亡的情况下，患者的家属可以提出进行器官捐献。由于脑死亡患者的身体器官在一段时间内仍然保持活性，因此他们的器官可以用于挽救其他患者的生命。

四、语言功能评估

语言是交流的最基本途径，也是神经功能受损时最先受到影响的功能之一，患者语言功能评估是神经外科护理评估中不可或缺的重要组成部分。进行语言功能检查和评估时需要患者证明自己表达思想和想法的能力，包括语言和书写能力（表2-15）。同时也需要检查患者理解口语和书面语的能力。语言功能障碍包括失语、言语失用、构音障碍、缄默、发声障碍等类别。

表2-15　语言功能检查

言语特点	检查方法
流利	听患者语言表达的流畅性
重复	要求患者重复单词或短语（如没有、如果、和、但是）
命名	请患者说出几种常见物品（如手表、钢笔、时钟和戒指）的名称
词语理解	让患者听从简单的指令 从一个简单的指令开始，如伸出舌头 继续执行两个步骤的指令，如捡起纸张并将其放在地板上
阅读理解	让患者阅读检查者写的指令或从报纸上摘取的句子，然后让患者遵从指令或解释句子的意思

（一）失语

1.失语的概述　失语（aphasia）是指患者因各种原因引起的大脑不同皮质语言功能区发生病变，在神志清楚、意识正常、发音和构音都没有障碍的情况下，出现言语交流能力障碍，表现为患者自发性的谈话、听理解、复述、命名、阅读和书写6个基本方面的能力残缺或丧失，但是其他的肢体运动功能正常。

2.失语的分类及具体表现　对失语症的分类迄今为止全球尚未取得完全一致的意见，被学术界广泛认可的是以解剖-临床为基础的分类法。在国内，由于汉语的特殊性，我国学者制定了汉语失语症分类法。

（1）根据患者表达流利性分类：临床上根据患者表达流利性分为非流利型失语和流利型失语两类，其中非流利型失语患者能听懂别人说的话，但难以形成词汇；语法可能变得简化，仅可表达一个或两个单词，如询问患者"今天中午吃的什么食物"，患者可能回答"肉""米"。流利型失语患者语言表达（如语速、语法和语调）保持正常；理解能力明显下降，但患者可能没有意识到自己有语言功能障碍，如询问患者"你有几个子女"，患者可能回答"今天下雨"。

（2）以解剖-临床为基础的分类法

1）外侧裂周围失语综合征：外侧裂周围失语综合征有3类，包括Broca失语、Wernicke失语和传导性失语，因它们的病灶都位于外侧裂周围，故而统称外侧裂周围失语综合征，所以这三类都具有复述障碍这一共同特点。

2）经皮质性失语综合征：经皮质性失语综合征又称为分水岭区失语综合征，病灶位于分水岭区，包括经皮质运动性失语和经皮质感觉性失语及经皮质混合性失语，共同特点是复述相对保留。

3）完全性失语：完全性失语也称混合性失语，是一种最严重的失语类型。其主要特点是所有语言功能均严重障碍或几乎完全丧失。患者仅限于表达重复而刻板的语言，其与听力相关的能力如识别、提取、概括、评价等严重障碍，复述、阅读和书写行为均无法完成。

4）命名性失语：命名性失语又称遗忘性失语，由优势侧颞中回后部病变引起。主要特点为命名不能，表现为患者把词"忘记"，多数是物体的名称，尤其是那些极少使用的东西的名称。常见于脑梗死、脑出血等可引起优势侧颞中回后部损害的神经系统疾病。

5）皮质下失语：皮质下失语是指丘脑、基底核、内囊、皮质下深部白质等部位病损所致的失语。本症常由脑血管病、脑炎引起。

（3）不同类型失语症的特点比较：以上8种类型的失语症在自发谈话、听理解、复述、命名、阅读和书写6个方面的对比见表2-16。

表2-16 8种常见失语症特点比较

	Broca失语	传导性失语	经皮质运动性失语	经皮质感觉性失语	经皮质混合性失语	完全性失语	命名性失语
自发谈话	明显障碍	流利但错语多	启动困难，口吃	流利但有错语	自发谈话少，语言刻板	明显障碍	流利，但有错语
听理解	相对好	有障碍不严重	轻度障碍	明显障碍	明显障碍	明显障碍	相对好
复述	有障碍	明显障碍	较好	好	较好	明显障碍	好
命名	有障碍	常以错语命名	有障碍	明显障碍	明显障碍	明显障碍	明显障碍
阅读	朗读差，理解相对好	有障碍	朗读困难	失读严重	严重障碍	完全不能	接近正常
书写	有障碍	抄写正常，听写、自发书写障碍	抄写较好，听写、自发书写严重障碍	失写障碍	严重障碍	完全不能	接近正常

3.失语的评估

（1）汉语失语成套测验（ABC）：该测验主要参考西方失语成套测验，结合我国国情和临床经验，经过探索、修改而拟订的（图2-1），可区别语言正常和失语症，对血管病语言正常者，也可查出某些语言功能的轻度缺陷，通过汉语失语成套测验不同亚项测试可做出失语症分类诊断。

将患者听、说、读、写各个分部测验的得分除以各个分部测验的最高分，得出患者各种功能占正常人的百分数，将百分数填在一个总结中，再将百分数总表与近似平均值相比较（表2-17），依据诊断流程图（图2-2）即可看出患者相近失语类型，并结合患者临床头颅CT或MRI的病灶部位，可做出失语症类型诊断。但要注意，评估过程中阅读和书写各项针对的是小学文化水平及以上者；如果仅评定失语，结构与视空间及其后的各项可不查。

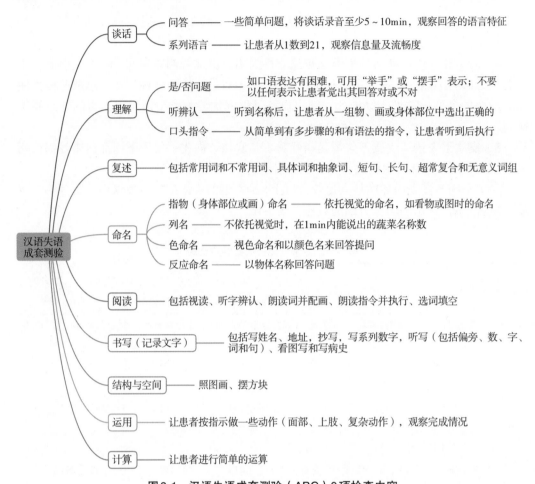

图2-1　汉语失语成套测验（ABC）9项检查内容

表2-17　常见失语类型9项检查的近似平均值

	信息量	流畅性	复述	命名			听理解		
				词	色	反应性	是否题	辨认	执行命令
Broca型（BA）	15	15	7	5	5	12	68	65	28
Wernicke型（WA）	36	76	10	15	14	5	20	30	10
传导型（CA）	50	70	32	48	59	48	81	83	46
经皮质运动型（TCM）	62	57	86	83	82	85	87	90	66
经皮质感觉型（TCS）	55	73	80	60	67	55	62	70	30
经皮质混合型（MT）	28	48	65	23	18	22	47	28	7
命名型（AA）	68	76	92	48	59	79	88	83	63
完全型（GA）	13	8	2	1	1	0	12	6	2
丘脑型（TA）	58	60	87	67	72	78	77	77	49
基底型（BaA）	57	58	77	68	77	72	82	85	50

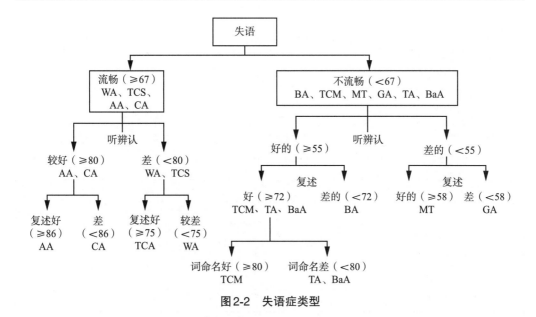

图2-2　失语症类型

（2）中国康复研究中心汉语标准失语症检查：中国康复研究中心汉语标准失语症检查是中国康复研究中心听力语言科以日本的标准失语症检查（standard language test of aphasia，SLTA）为基础，同时借鉴国外有影响的失语评价量表的优点，按照汉语语言特点和中国人的传统文化习惯所编制，也称中国康复研究中心失语症检查法（CRR-CAE）。此检查法包括两部分内容，第一部分是通过患者回答12个问题了解其言语的一般情况（图2-3），第二部分由30个分测验组成，分为9个大项目，包括听理解、复述、说、出声读、阅读理解、抄写、描写、听写和计算。在大多数项目中采用了六等级评分标准，并且对患者的反应时间和提示方法都有比较严格的要求，除此之外，还设定了中止标准（图2-4）。所以应注意的是，此检查法只适合成人失语症患者。

中国康复研究中心汉语标准失语症检查

检查前，通过询问患者如下问题，了解患者的一般言语状况：

1.姓名：	7.学历：
2.住址：	8.爱好
3.出生日期	9.主诉：
4.年龄：	10.发病后的语言状况：
5.家庭成员：	11.发病时的状况：
6.职业史：	12.发言：

图2-3　失语症检查第一部分

三、句子的理解

阐明："请指出来是哪个图"？误答或15s后无反应反复提问一次。

6分：3s内回答对的。

5分：15s内回答对的。

3分：提示后回答对的。

1分：提示后回答不对的。

中断A：3分如下，持续错5题。

问题	得分
1.水开了	
2.孩子们堆了一个大雪人	
3.男孩洗脸	
4.男孩付钱买药	
5.老人拄着拐杖独自过人行横道	
6.两个孩子在讨论书上的图画	
7.男孩在湖上划船	
8.小男孩的左臂被车门夹住了	
9.一个男演员边弹边唱	
10.护士准备给男孩打针	

图2-4　失语症检查第二部分节选

本检查是通过语言的不同模式来观察反应的差异，检查过程中会发现相同的词语会出现在部分不同项目中，以此来避免检查过于烦琐复杂；但由此可能造成患者对检查内容较为熟悉而影响最终的检查结果，所以在图的安排上会有意设计出一些细节上的变化。值得注意的是，该检查法需要由参加过专业培训或熟悉检查内容的专业语言治疗师或康复师进行，使用此检查前要掌握正确的检查方法，检查过程中应充分考虑患者的实际情况，避免过于烦琐或超出患者能力范围的任务，检查结果应结合患者的其他临床信息进行综合分析和判断，不可片面决断。

（二）言语失用

1.概述　言语失用（apraxia of speech，AOS）是一种运动性言语障碍，临床上常并发构音障碍和失语症，也有少数患者仅仅出现言语失用。它的特点是在言语产生的层级加工过程中，发音和韵律的破坏。患者主要表现为说话费力、言语速度减慢，以及发音时间延长、语音不清晰甚至脱落、音调韵律异常、语音歪曲及替代。

2.评估方法　最为熟知的言语失用评估方法主要是中国康复研究中心版言语失用评价法，该量表针对元音顺序设定了子项目（表2-18）。在检查中研究学者发现言语失用患者在词序及短语等复杂语言的模仿上出现了较多错误及大量纠正行为，提示通过该量表可以帮助临床工作者进行言语失用的确诊。

表2-18 言语失用评估量表

姓名_____ 性别_____ 年龄_____ 床号_____ 住院号_____ 日期_____

元音顺序（1、2、3、要说5遍）	
1. a-u-i 正确顺序_____ 元音错误_____ 摸　索_____	3. 词序复述（"爸爸、妈妈、弟弟"） 正确顺序_____ 元音错误_____ 摸　索_____
2. i-u-a 正确顺序_____ 元音错误_____ 摸　索_____	4. 词复述（"啪嗒洗手、你们打球、不吐葡萄皮"） 正确顺序_____ 元音错误_____ 摸　索_____

检查中，患者主要的异常表现包括元音错误、词错误、顺序错误、摸索现象、发音错误等。在临床实际应用中，轻度言语失用患者在元音顺序模仿上出现的错误最少，而在词序及短语复述上，所有言语失用患者均有典型表现，所以，词序及短语复述也可作为临床上评估汉语言语失用快速且便捷的手段。需要引起注意的是，由于言语的运动计划具有发音特性，而不是肌肉特性，所以言语失用的评估均是在发音的状态下完成的。

（三）构音障碍

1.概述 构音障碍是发音器官或相关肌肉力量减弱或共济失调引起的言语障碍。患者具备接受语言、理解语言的能力，书写、理解等功能正常，在语言输出的最后阶段不能形成清晰的言语，因其语言运动功能受损而影响其语速、音调、音域和言语的协调能力。构音障碍也可能影响呼吸、共鸣和说话节律。

2.评估 构音障碍的评估需要从构音器官的评估和构音评定两个方面进行。通过构音器官的形态和运动来确定患者是否存在构音器官的异常和运动障碍，包括患者的呼吸情况、肺功能、喉、口颜面肌群、硬腭、腭咽机制、下颌、反射等情况。而构音的评定方面，可以与患者进行简单的会话以观察患者的音量、音质、音调等是否存在异常。通过让患者读单词、短语、句子、文章，以及复述音节来找出患者的错音，分析患者的构音异常类型，总结患者构音障碍的特点。构音障碍的评估一般采用Frenchay构音障碍量表（Frenchay dysarthria assessment, FDA），该评定法从反射、呼吸、唇、颌、软腭、喉、舌、语言八大项，每项又分2～6个细项，共28个细项，以评价构音器官运动障碍的严重程度。

构音障碍的评估一般轻症者只需15～30min，但要注意：上午评测比下午效果好；评估时最好没有其他陪同人员，避免无关人员在患者执行指令时提示或暗示；在测试说话时伴有流涎的患者，可适时停顿让患者做吞咽动作，用纸巾擦拭口水，并让患者做深呼吸后再继续；对中重度症患者，由易到难，最好根据患者的实际情况选择合适的项目分次进行。

（四）缄默

表现为患者不能讲话，由语言能力不足引起。分为完全缄默和非缄默状态下的言语语言障碍。

1.完全缄默　如典型的小脑性缄默综合征，患者表现为术后不能产生任何语言性声音，但可发出哭闹等非语言性声音。患者的语言理解正常，可以根据检查者的指令做出回应。但由于不能发出语言性声音，所以行表达性言语评估存在困难。

2.非缄默状态下的言语语言障碍　一般出现在缄默恢复期，也可能在术前出现或者不合并其他语言障碍而单独出现。可表现为言语失用或共济失调性构音障碍，具体表现为发音障碍和韵律改变、找词困难、自发语言减少及命名性失语等。

（五）发声障碍

1.概述　发声障碍以声音质量下降为特征，可能因手术创伤而引起声带麻痹导致声带调节和控制异常最终导致言语发声障碍，包括音调异常、响度异常和音质异常3种情况，其中音质改变表现为痉挛性发声、声音嘶哑、震颤、断续失声等。

2.发声障碍的评估　发声障碍的评估包括听感知评估、客观声学评估、患者自我评估。要完成发声障碍的标准化评估必须考虑到其复杂性和专业性，尤其是客观声学评估，专业且标准的检查者通过听感知评估便可判断发声障碍的严重程度，可见发声障碍的评估对评估者要求极高。

（1）听感知评估：由专业的评估者对患者声音的音调、音量、音质和音值等进行多维度分级和分析。目前国际上最常用的主观听感知评估方法是包含总嘶哑度、粗糙度、气息度、无力度、紧张度5个评估参数的日本言语语音学会提出的GRBAS分级法，对5个参数分别采用4级评估量表，分为"正常""轻度障碍""中度障碍""重度障碍"。

（2）客观声学评估：声音的客观评估需要借助计算机辅助声学分析，然后由专业的临床医师分析检查结果。评估的效果与评估单位条件和评估者的资质相关，评估者应根据现实条件和能力，以及患者的有效参与程度来选择评估指标。客观声学指标主要包括声学分析指标和空气动力学指标。声学分析指标包括基频微扰、振幅微扰、噪谐比、倒频谱峰值突出；空气动力学指标包括最长发声时间、平均气流率。

（3）患者自我评估：一般来说患者对发声障碍的自我评估可能有一定主观性，但其与医务人员的感知评估具有同等重要的价值地位。嗓音障碍指数（voice handicap index，VHI）量表（图2-5）是目前使用频率最高也最被推荐的患者自我评估方法。VHI量表包括生理、功能和情绪3个维度，每个维度有10个自评条目，共计30个条目，每个条目包括5个评价等级，分别是"无""很少""有时""经常""总是"。多年临床实践验证可知中文版VHI量表可以有效判断患者的发声障碍对其生活习惯和质量、生理功能和社会适应性、人际关系和情感变化的影响，是当前评估发声障碍患者主观感受的最合适的方法。

这里有一些问题，描述了人们的嗓音问题和嗓音对他们生活的影响，根据你自己的体验中这些情况出现的频率，选择相应的数字，没有正确和错误答案之分。

0.从未出现

1.几乎没有

2.有时出现

3.几乎经常出现

4.经常出现

第一部分 功能

1.人们难以听到我的声音 0 1 2 3 4

2.在嘈杂的屋子里，人们很难听懂我的话 0 1 2 3 4

3.当我在房子的一头喊家人时，他们很难听到 0 1 2 3 4

4.我用电话比以前用的少了 0 1 2 3 4

5.因为我的嗓音，我喜欢避开人群 0 1 2 3 4

6.因为我的嗓音，我和朋友、邻居或亲戚说话少了 0 1 2 3 4

7.当和人面对面说话时，人们常要我重复 0 1 2 3 4

图2-5 嗓音障碍指数量表节选

五、运动评估

运动评估是神经系统检查的重要组成部分，在神经外科重症患者中尤为重要。它能帮助评估神经系统的功能状态、制订针对性的康复计划，并监测治疗效果。一个基本的评估应该涉及肌肉力量的各个方面，包括肌力、肌张力、异常运动。

（一）肌力评估

1.肌力定义 肌力是在骨关节运动系统中，在神经系统的支配下，以人体骨骼为支架，以各关节为枢纽，通过肌肉发出动力，完成各项复杂运动时，肌肉收缩产生的力量，是动能量的大小。上运动神经元疾病或周围神经病变都能引起肌肉瘫痪，且呈肌群分布。临床上肌力检查时，通常嘱患者依次做有关肌肉的收缩运动，检查者给予对抗力来进行判断、评估肌力，包括膝关节、肘关节、腕关节、指关节的伸屈功能，肩关节及髋关节的内收、外展、前举、旋转、后伸功能，踝及趾的背伸、跖屈功能，颈部的前屈、侧屈、后伸、旋转等功能。

2.肌力的评估内容 包括手法检查、器械检查、腹背肌耐力测定及神经外科某些疾病特异性运动功能评估。

（1）手法检查：通常采用国际通用的Lovett分级法（表2-19）进行肌力评定。此方法方便易行，检查时嘱患者做肢体抬举动作，检查者则从其力的反方向施以阻力，评估患者对阻力的对抗力量，同时要注意两侧肢体肌力的对比，根据其完成动作的能力进行分级。

（2）器械检查：在患者肌力超过3级时，为了做进一步的定量评定，可使用专业器械做肌力测试，如握力计、拉力计、测力计等。

表2-19　Lovett分级法评定表

分级	肌力
0级	完全瘫痪，肌肉未见收缩
1级	肌肉轻微收缩，但不能产生动作（无法引起关节运动）
2级	肢体可在床面上移动（在减重状态下能做关节全范围运动）
3级	肢体能抵抗重力活动（能抗重力做关节全范围运动，但不能抗阻力）
4级	肢体能做对抗阻力动作（能抗重力、抗一定阻力）
5级	正常肌力（能抗重力、抗充分阻力运动）

（3）腹背肌耐力测定：由于在一般情况下肌力和肌肉耐力之间有一定的相关性，故可用耐力测定评估腹背部肌力，如腹肌耐力试验、背肌耐力试验等。

（4）脊神经根运动评估：近期接受过脊柱手术的患者、确诊或疑似有脊髓损伤的患者应进行更全面的运动评估。对此类患者的检查应包括：①检查身体两侧每一组肌肉的肌力；②根据脊神经根对特定的肌肉群进行分类，还应检查脊神经根，并根据表2-20记录结果；③身体一侧的肌力有减弱可能表明对侧大脑有损伤；④身体一侧或两侧某一特定肌群无力可能表明同侧脊髓有损伤；⑤新发现的肌力异常应一并记录。

表2-20　脊神经根运动评估

脊髓平面	支配肌	检查内容
C_4	膈肌	呼吸
C_5	三角肌	肩外展
	肱二头肌	屈肘
C_6	桡侧腕伸肌	腕背伸
C_7	肱三头肌	伸肘
	指伸肌	伸指
C_8	指深屈肌	握拳
	手指固有肌	外展小指
L_2	髂腰肌	屈髋
L_3	股四头肌	伸膝
L_4	内侧腘绳肌	踝背伸
	胫骨前肌	
L_5	外侧腘绳肌	屈膝
	胫骨后肌	足内翻
	踇长伸肌	踇趾背伸
S_1	腓肠肌	踝跖屈
S_2	膀胱	膀胱张力
	肛门括约肌	直肠张力

（5）中枢性运动功能障碍评估：肌力测试不适用于上位运动神经损害的运动功能评估，上运动神经元损伤是指大脑皮质、内囊、脑干、脊髓等部位损伤，引起身体肌张力增高、反射亢进、阵挛等症状。如脑卒中、脑外伤后的偏瘫肢体的运动功能不适宜采用肌力检查。对于中枢性运动功能障碍的评估，应采用Brunnstrom法（表2-21）或Fugl-Meyer法（表2-22），或上田敏法。

表2-21 Brunnstrom评定量表

功能评级	上肢	手	下肢
Ⅰ	无任何运动	无任何运动	无任何运动
Ⅱ	仅出现协同运动模式	仅有极细微屈伸	仅有极少的随意运动
Ⅲ	可随意发起协同运动	可做钩状抓握，但不能伸指	在坐位和站位上，有髋、膝、踝协同性屈曲
Ⅳ	出现脱离协同运动的活动：肩0°，肘屈90°，下前臂旋前旋后； 肘伸直，肩可屈90°； 手背可触及腰骶部	能侧捏及松开拇指，手指有半随意的小范围伸展活动	坐位屈膝90°以上，可使足后滑到椅子下方，在足跟不离地的情况下能使踝背屈
Ⅴ	出现相对独立的协同运动活动：肘伸直肩外展90°；肘伸直肩前屈30°～90°时前臂旋前和旋后；肘伸直前臂取中间位，上肢上举过头	可做球状和圆柱状抓握，手指同时伸展，但不能单独伸展	健腿站，患腿可先屈膝后伸髋，在伸膝下做踝背屈（重心落在健腿上）
Ⅵ	运动协调近于正常，手指指鼻无明显辨距不良，但速度比健侧慢（＜5s）	所有抓握均能完成，但速度和准确性比健侧差	在站立位可使髋外展到超出抬起该侧骨盆所能达到的范围；坐位下伸直膝可内外旋下肢，能完成合并足的内外翻

表2-22 简化Fugl-Meyer运动功能评定法

项目	0分	1分	2分
上肢（坐位）			
1.有无反射活动			
（1）肱二头肌	不引起反射活动		能引起反射活动
（2）肱三头肌	不引起反射活动		能引起反射活动
2.屈肌协同运动			
（3）肩上提	完全不能进行	部分完成	无停顿地充分完成
（4）肩后缩	完全不能进行	部分完成	无停顿地充分完成
（5）肩外展≥90°	完全不能进行	部分完成	无停顿地充分完成
（6）肩外旋	完全不能进行	部分完成	无停顿地充分完成
（7）肘屈曲	完全不能进行	部分完成	无停顿地充分完成

项目	0分	1分	2分
（8）前臂旋后	完全不能进行	部分完成	无停顿地充分完成
3.伸肌协同运动			
（9）肩内收、内旋	完全不能进行	部分完成	无停顿地充分完成
（10）肘伸展	完全不能进行	部分完成	无停顿地充分完成
（11）前臂旋前	完全不能进行	部分完成	无停顿地充分完成
4.伴有协同运动的活动			
（12）手触腰椎	没有明显活动	手仅可向后越过髂前上棘	能顺利进行
（13）肩关节屈曲90°，肘关节伸直	开始时手臂立即外展或肘关节屈曲	在接近规定位置时肩关节外展或肘关节屈曲	能顺利充分完成
（14）肩0°，肘屈90°，前臂旋前、旋后	不能屈肘或前臂不能旋前	肩、肘位正确，基本上能旋前、旋后	顺利完成
5.脱离协同运动的活动			
（15）肩关节外展90°，肘伸直，前臂旋前	开始时肘屈曲，前臂偏离方向，不能旋前	可部分完成此动作或在活动时肘关节屈曲或前臂不能旋前	顺利完成
（16）肩关节前屈举臂过头，肘伸直，前臂中立位	开始时肘关节屈曲或肩关节发生外展	肩屈曲中途、肘关节屈曲、肩关节外展	顺利完成
（17）肩屈曲30°～90°，肘伸直，前臂旋前旋后	前臂旋前旋后完全不能进行或肩肘位不正确	肩、肘位置正确，基本上能完成旋前旋后	顺利完成
6.反射亢进			
（18）检查肱二头肌、肱三头肌和指屈肌三种反射	至少2～3个反射明显亢进	1个反射明显亢进或至少2个反射活跃	活跃反射≤1个，且无反射亢进
7.腕稳定性			
（19）肩0°，肘屈90°时，腕背屈	不能背屈腕关节达15°	可完成腕背屈，但不能抗拒阻力	施加轻微阻力仍可保持腕背屈
（20）肩0°，肘屈90°时，腕屈伸	不能随意屈伸	不能在全关节范围内主动活动腕关节	能平滑地不停顿地进行
8.肘伸直，肩前屈30°时			
（21）腕背屈	不能背屈腕关节达15°	可完成腕背屈，但不能抗拒阻力	施加轻微阻力仍可保持腕背屈
（22）腕屈伸	不能随意屈伸	不能在全关节范围内主动活动腕关节	能平滑地不停顿地进行
（23）腕环形运动	不能进行	活动费力或不完全	正常完成
9.手指			
（24）集团屈曲	不能屈曲	能屈曲但不充分	能完全主动屈曲
（25）集团伸展	不能伸展	能放松主动屈曲的手指	能完全主动伸展

项目	0分	1分	2分
（26）钩状抓握	不能保持要求位置	握力微弱	能够抵抗相当大的阻力
（27）侧捏	不能进行	能用拇指捏住一张纸，但不能抵抗拉力	可牢牢捏住纸
（28）对捏（拇、示指可挟住一根铅笔）	完全不能	捏力微弱	能够抵抗相当的阻力
（29）圆柱状抓握	不能保持要求位置	握力微弱	能够抵抗相当大的阻力
（30）球形抓握	不能保持要求位置	握力微弱	能够抵抗相当大的阻力
10.协调能力与速度（手指指鼻试验连续5次）			
（31）震颤	明显震颤	轻度震颤	无震颤
（32）辨距障碍	明显的或不规则的辨距障碍	轻度的或规则的辨距障碍	无辨距障碍
（33）速度	较健侧长6s	较健侧长2～5s	两侧差别＜2s
下肢			
仰卧位			
1.有无反射活动			
（1）跟腱反射	无反射活动		有反射活动
（2）膝腱反射	无反射活动		有反射活动
2.屈肌协同运动			
（3）髋关节屈曲	不能进行	部分进行	充分进行
（4）膝关节屈曲	不能进行	部分进行	充分进行
（5）踝关节背屈	不能进行	部分进行	充分进行
3.伸肌协同运动			
（6）髋关节伸展	没有运动	微弱运动	几乎与对侧相同
（7）髋关节内收	没有运动	微弱运动	几乎与对侧相同
（8）膝关节伸展	没有运动	微弱运动	几乎与对侧相同
（9）踝关节跖屈	没有运动	微弱运动	几乎与对侧相同
坐位			
4.伴有协同运动的活动			
（10）膝关节屈曲	无主动运动	膝关节能从微伸位屈曲，但屈曲＜90°	屈曲＞90°
（11）踝关节背屈	不能主动背屈	主动背屈不完全	正常背屈
站位			
5.脱离协同运动的活动			
（12）膝关节屈曲	在髋关节伸展位时不能屈膝	髋关节0°时，膝关节能屈曲；但＜90°或进行时，髋关节屈曲	能自如运动

续表

项目	0分	1分	2分
（13）踝关节背屈 仰卧	不能主动活动	能部分背屈	能充分背屈
6.反射亢进			
（14）查跟腱、膝和膝屈肌三种反射	2～3个明显亢进	1个反射亢进或至少2个反射活跃	活跃的反射≤1个且无反射亢进
7.协调能力和速度（跟-膝-胫试验，快速连续做5次）			
（15）震颤	明显震颤	轻度震颤	无震颤
（16）辨距障碍	明显不规则的辨距障碍	轻度规则的辨距障碍	无辨距障碍
（17）速度	比健侧长6s	比健侧长2～5s	比健侧长2s

注：＜50分：Ⅰ级，严重运动障碍
50～84分：Ⅱ级，明显运动障碍
85～95分：Ⅲ级，中度运动障碍
96～99分：Ⅳ级，轻度运动障碍

3.肌力评估注意事项

（1）评估时患者应保持正确的评估姿势，在做等长测试时要注意使关节处于正确的角度。

（2）检查前应对患者做适当的情绪调动，或做一些简单的准备活动，取得患者的积极配合，最好使其处于适当的兴奋状态。

（3）评估时近端肢体应保持适宜姿势，防止运动时产生辅助替代性动作。

（4）选取恰当的评估时机，不宜在疲劳时、饱餐后或剧烈运动后进行评估。

（5）评估时要注意左右肢体对比，即使正常肢体的肌力也会有生理性改变，一般认为两侧肌力差异＞10%时有临床意义。

（6）记录时可采用绝对肌力或相对肌力，后者即单位体重肌力。做横向比较时宜用相对肌力。

（7）评估前排除禁忌证：肌力测试特别是等长肌力测试时，持续的等长收缩可使血压明显升高，若持续地闭气用力，可引起乏氏反应（Valsalva effect），对心脏活动造成困难，故高血压或心脏疾病患者慎用，明显的心血管疾病患者忌用。

（二）肌张力评估

1.肌张力定义　肌肉静止松弛状态下的紧张度称为肌张力。肌张力是维持身体各种姿势及正常运动的基础，并表现为多种形式。其本质是紧张性牵张反射，正常人体的骨骼肌处于轻度的持续收缩状态，产生一定的张力即肌张力。若支配肌肉的上位神经或反射弧发生变化，都可引起肌张力的变化。

2.肌张力评估内容　首先确保患者处于放松状态，可在检查时通过一些对话来分散患者的注意力，以达到放松肌肉的目的；检查者再用手轻捏其肌肉，感受肌肉的紧张程度；使用叩诊锤叩击患者肌肉，听其叩击音调；然后握住患者肢体使其做被动屈伸，以不同的速度重复每一个活动。

（1）上肢：检查上肢肌张力时，与患者掌心相对握住其手，另一只手握住患者前臂，先做前臂旋前和旋后动作，然后旋转患者腕关节。其次，用一只手托住患者的肘关节，另一只手握住其前臂，以肘关节为定点，前后活动前臂，使肘关节充分屈曲和伸直前臂。

（2）下肢：检查下肢肌张力时，嘱患者平卧，将腿伸直，用手握住患者膝部，左右转动下肢，检查臀部的肌张力；把手放在膝关节下，将膝盖迅速抬起，检查足跟肌张力；握住患者膝部和踝关节，屈伸膝关节，检查膝部的肌张力；握住患者踝部，使足做跖屈和背屈运动，检查踝部的肌张力。

肌张力强度分为正常、增高或减低。临床通常采用改良的Ashworth分级标准（表2-23）。

表2-23　Ashworth肌张力分级及标准

级别	标准
0	正常肌张力
1	肌张力略微增加：受累部分被动屈伸时，在关节活动范围之末呈现最小的阻力，或出现突然卡住和突然释放
1＋	肌张力轻度增加：在关节活动后50%范围内出现突然卡住，然后在关节活动范围后50%均呈现最小阻力
2	肌张力较明显地增加：通过关节活动范围的大部分时，肌张力均较明显地增加，但受累部分仍能较容易地被移动
3	肌张力严重增加：被动活动困难
4	僵直：受累部分被动屈伸时呈现僵直状态，不能活动

3.肌张力评估临床意义

（1）弛缓状态或张力下降：叩击时音调低而钝，在整个运动范围内无阻力，关节活动范围扩大，快速抬举膝部时，足跟不离开床面。弛缓状态或张力下降分为锥体系肌张力减低和锥体外系肌张力减低。前者多伴有肌肉萎缩，常见于下运动神经元性瘫痪、后根和后索病变、脊髓前角和前根病变及上运动神经元性瘫痪的休克期；后者常见于小脑病变、新纹状体病变如舞蹈症等。

（2）强直状（痉挛性肌张力增高）：叩击时声调高而脆，肌张力突然增高，呈"折刀样"，快速抬举膝部时，足跟很容易抬离床面。强直状（痉挛性肌张力增高）由上运动神经元性病变所致，多见于脑血管病、脊髓截瘫等。

（3）铅管样或齿轮样强直（强直性肌张力增高）：铅管样强直在整个运动过程中肌张力均高，如同弯曲的铅管；齿轮样强直在整个运动范围内肌张力有规律地断续、暂停。见于锥体外系病变，如帕金森病。

（4）抗拒反射或张力失调：患者明显有抗拒移动其肢体的企图。见于双侧额叶病变，如脑血管病。

（5）肌强直：肌张力正常者握拳后可以立刻伸开，而在肌强直患者中，手只能缓慢松开。此强直类型较少见，原因有强直性肌营养不良（常伴秃额、眼睑下垂、白内障和心脏传导障碍）和先天性肌强直，两者均有叩击性肌强直。

4.肌张力评估注意事项 除了神经肌肉反射弧上的病变可能导致肌张力变化外，肌腱的挛缩、关节的僵硬等都会影响肌张力的检查。所以检查肌张力时须在温暖舒适的环境中进行，被检查者应尽量放松肢体，检查者可用谈话或让被检查者数数等方式来转移其注意力以达到放松肢体的目的。检查者在活动被检查者的肢体时，应用不同的速度和幅度使其肢体来回活动，并注意两侧肢体肌张力的对比。

（三）异常运动评估

异常运动是指由神经系统功能紊乱引起的不正常的运动表现。这些异常可以涉及肌肉的不自主收缩、扭曲或异常姿势，通常影响患者的日常生活和功能。这些异常可以是原发性神经系统疾病的表现，如帕金森病、舞蹈症、扭转痉挛等，也可以是继发于其他病理状态或手术后的结果。常见异常动作有共济失调、帕金森步态、痉挛性偏瘫步态、痉挛性截瘫步态、摇摆步态、跨阈步态、震颤、舞蹈样动作、手足徐动症、扭转痉挛、偏身投掷运动、抽动症。其中震颤（tremor）可为生理性、功能性和病理性（表2-24）。

表2-24　震颤的分类

分类	特点	见于
生理性震颤	震颤细微	老年人
功能性震颤		
强生理性震颤	震颤幅度较大	剧烈运动、恐惧、焦虑等
癔症性震颤	幅度不等，形式多变	癔症
其他功能性震颤	精细动作或疲劳时出现	从事精细工作如外科医师
病理性震颤		
静止性震颤	静止时出现，幅度小	帕金森病等
动作性震颤	特定姿势或运动时出现	小脑病变等

六、感觉评估

（一）概述

1.定义 感觉是人脑对直接作用于感受器客观事物的个别属性的反应，个别属性有大小、形状、颜色、坚实度、温度、味道、气味、声音等。在神经外科症状护理中，感觉评估是一项至关重要的环节，它旨在通过系统的方法收集和分析患者的感觉信息，以评估其神经功能的完整性和受损程度。

2.内容 感觉评估涵盖了视觉、听觉、嗅觉、味觉及本体感觉等多个方面。

3.目的 评估患者有无感觉障碍及感觉障碍的分布、性质、程度，借此进行病变的定位诊断，并进一步寻找病因，在感觉反馈减少的情况下，测定其对运动和功能的影响，从而给予保护措施，预防继发性损害，精准制订感觉训练、治疗计划和方案，提高患者的生活质量，促进神经功能的恢复。

4.适应证

（1）中枢神经系统病变：如脑血管病变、脊髓损伤或病变等。

（2）周围神经病变：如臂丛神经麻痹、坐骨神经损害等。

（3）外科：如颅脑肿瘤、神经外科术后等。

（4）缺血或营养代谢障碍：糖尿病、雷诺现象（雷诺病）、多发性神经炎等。

5.禁忌证　意识丧失或精神不能控制的患者。

（二）方法

1.触觉　患者闭目，检查者用棉签（或棉花）或软毛笔对其体表的不同部位依次接触，询问患者有无轻痒的感觉。刺激动作要轻，刺激不应过频，刺激时间间隔不要有规律。要在两侧对称的部位进行比较。检查四肢时刺激的方向应与长轴平行，检查胸腹部的方向应与肋骨平行。检查顺序依次为面部、颈部、上肢、躯干、下肢。

2.痛觉　患者闭目，分别用大头钉的尖端和钝端以同等的力量随机轻刺受检者的皮肤。要求患者立即说出具体感受（疼痛、疼痛减退/消失、痛觉过敏）及部位。要进行上下和左右比较。对痛觉减退的患者要从有障碍部位向正常部位检查，而对痛觉过敏的患者要从正常部位向有障碍部位检查，这样容易确定异常感觉范围大小。异常现象包括：①痛觉过敏。患者对轻微刺激产生过度强烈的疼痛反应。②痛觉减退。患者对疼痛刺激的感知能力降低、需要更强的刺激才能感受到疼痛。③痛觉消失。患者完全无法感知疼痛刺激。

3.震动觉　患者闭目，用每秒震动128或256次（Hz）的音叉柄置于患者骨骼突出部位，请患者指出音叉有无震动和持续时间，并做两侧、上下对比。检查时常选择的骨突部位有胸骨，锁骨，肩峰，鹰嘴，尺桡骨茎突，棘突，髂前上棘，股骨粗隆、腓骨小头，内、外踝等。患者感受不到音叉震动，或者对震动的感知明显减弱，这通常提示患者的震动觉存在损害。

4.温度觉　包括冷觉与温觉。冷觉用装有5～10℃的冷水试管，温觉用40～45℃的温水试管。在闭目的情况下交替接触患者皮肤，嘱患者说出冷或热的感觉。选用的试管直径要小，管底面积与皮肤接触面不要过大，接触时间以2～3s为宜，检查时两侧部位要对称，并进行比较。异常表现有：①无法辨别温度差异。患者无法准确区分接触其皮肤的物体是冷还是热、或者对温度变化的敏感度明显降低。②反应迟钝或过度。患者对温度刺激的反应时间延长，或者对轻微的温度变化表现出过度反应。脊髓丘脑侧束损伤是温度觉障碍最常见的原因之一。

5.位置觉　患者闭目，检查者将患者手指、足趾或一侧肢体被动摆在一个位置上，让患者说出肢体所处位置，或另一侧肢体模仿出相同位置。患者可能无法准确感知肢体位置和方向，表现为定位困难或错误。

（三）工具

皮节图谱（dematome map）：皮节（dermatome）是指每个脊髓节段神经或神经根

内的感觉神经元轴突所支配的相应皮肤区域。皮节图谱是基于皮节区在人体简图上绘制的图谱（图2-6）。

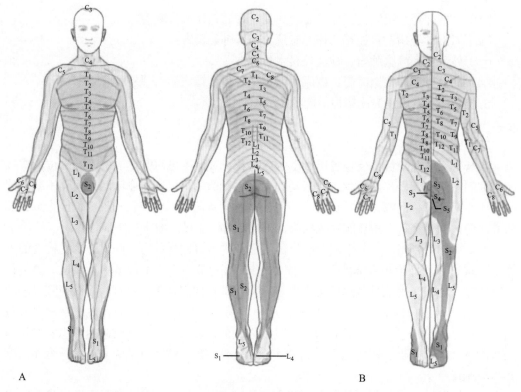

图2-6　皮节图谱

1.皮节图谱绘制　皮节图谱是采用皮节关键点的概念，这些关键点对应不同的脊神经节段。常用的皮节关键点包括C_5（肘窝外侧）、C_6（拇指近节指骨背面）、C_7（中指近节指骨背面）、C_8（小指近节指骨背面）、T_1（肘窝内侧）、L_3（膝上的股骨内侧髁）、L_4（内踝）、L_5（第三跖趾关节足背）、S_1（足跟外侧）等。

2.检查感觉　在每个皮节关键点都需要检查两种感觉：针刺觉（使用针头）和触觉（使用棉花）。这两种感觉的检查结果有助于评估该区域的感觉功能是否正常。

评分与记录：对每个关键点的两种感觉进行评分，评分标准如下。

-0分：缺失，即完全无法感知刺激。

-1分：障碍，包括部分障碍或感觉改变（如感觉过敏）。

-2分：正常，与面颊感觉相同。

-NT：无法检查，通常用于因某些原因（如皮肤破损、伤口等）无法进行检查的情况。

3.绘制图谱　根据检查结果在皮节图谱上标记每个关键点的得分，以直观地展示患者的感觉异常分布情况。

4.结果　通过检查不同皮节关键点的感觉功能，可以初步判断受累神经根节段。例如，C_6关键点针刺觉和轻触觉均明显减退或缺失，则可能提示C_6神经根受损。根据关键点得分情况可以评估病变的严重程度。得分越低，表示感觉功能受损越严重；得分越高，则表示感觉功能相对保留。

（四）注意事项

1.应向患者介绍检查的目的和方法，以取得其充分合作。

2.患者必须意识清晰，认知状况相对良好，注意调整患者的注意力。

3.房间安静，温度适宜，患者保持放松，体位舒适，检查部位暴露。

4.检查时患者闭目，或用东西遮上，以避免主观或暗示作用。在两个测试之间，请患者睁眼，再告诉他新指令。

5.以随机、无规律的时间间隔给予感觉刺激。

6.检查中应注意避开皮肤增厚、瘢痕、老茧部位。

7.患者在回答问题时，检查者忌用暗示性提问。

8.先检查正常一侧，使患者知道什么是"正常"。采取左右、近远端对比原则。若发现感觉障碍（减退/消失或过敏等），从感觉减退/消失部位向正常部位逐步移行检查；对痛觉过敏区，要从正常部位向过敏部位逐渐移行；必要时可多次重复检查。发现异常区域后，在该区域内细查。

9.检查者必须熟练掌握脊髓节段性神经支配及周围神经感觉支配区域，按其分布范围有的放矢地进行检查，以获得准确结果。

10.应根据各种疾病或创伤的感觉障碍特点选择重点感觉检查方法、部位。

11.有感觉障碍时需要记录障碍的类型（性质）、部位、范围和界线，其界线可用笔在皮肤上画出，最后将结果准确记录。

12.感觉的首次评定与再次评定应由同一检查者完成。

七、瞳孔评估

（一）概述

瞳孔评估主要是指通过观察和测量瞳孔的形态、大小、对光反射等变化，以评估患者的神经系统功能状态，特别是脑干功能和中脑动眼神经核的功能。

1.目的

（1）监测神经系统功能状态：①评估患者意识水平，通过细致观察瞳孔的变化，结合GCS评分的其他指标，能够更准确地判断患者的意识水平，为临床治疗提供有力支持；②监测颅内压变化，瞳孔评估是监测颅内压变化的重要手段。

（2）预测病情发展趋势：①早期发现神经系统并发症，如颅内压增高、脑疝等；②指导治疗方案的调整。

2.适应证

（1）神经外科手术后患者：如颅脑损伤手术、颅内肿瘤手术。

（2）神经系统疾病患者：如脑出血、脑梗死。

（3）昏迷及意识障碍患者：包括各种原因导致的昏迷及药物中毒导致的意识障碍。

（二）操作方法

1.评估前准备

（1）评估环境准备：确保光线充足且均匀，以避免因光线不足或光线不均匀导致的评估误差。其次，评估环境应保持安静，避免噪声和其他干扰因素对患者造成不必要的刺激。此外，评估环境还应保持适当的温度和湿度，以确保患者的舒适度。

（2）患者准备：包括确保患者处于舒适和放松的状态。对于意识清醒的患者，应提前解释评估的目的和过程，以减轻其紧张情绪。对于昏迷或意识障碍的患者，则需要确保他们的体位稳定，避免在评估过程中发生意外。此外，需保持患者眼部清洁和干燥，可使用无菌棉签轻轻擦拭患者眼部，确保瞳孔清晰可见。

2.操作方法

（1）观察瞳孔大小：瞳孔直径＞5mm，为瞳孔放大，常与颅内压增高、脑疝等严重情况相关。瞳孔直径＜2mm，为瞳孔缩小，可能是由药物作用、脑干损伤等原因引起。

瞳孔测量尺（图2-7）的使用方法：在光线适宜且均匀的情况下，使用专业的瞳孔检查设备照亮被测者的眼睛，以便更清楚地观察到瞳孔的大小及形状。将瞳孔测量尺置于瞳孔正上方，使瞳孔和测量尺圆圈相对应读出精确数据。

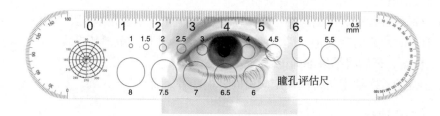

图2-7　瞳孔测量尺（图片来源于网络）

除了直接观察瞳孔大小外，还可以利用瞳孔大小变化的数据进行趋势分析。通过连续记录患者瞳孔大小的变化情况，可以绘制出瞳孔大小变化曲线图，从而更直观地了解患者病情的演变趋势。

（2）观察瞳孔形状：瞳孔形状的变化包括瞳孔边缘不整齐、瞳孔形状不对称、不规则形状等。这些变化可能与多种因素有关，如颅内压增高、脑疝形成、神经受损等。

（3）观察瞳孔对光反射：医师或检查者将手电筒的光源置于被检者眼前约30cm处，直接照射一侧眼睛的瞳孔。观察被照射瞳孔的反应，正常情况下瞳孔会迅速缩小。①直接对光反射灵敏，说明瞳孔的括约肌功能正常；若反应迟钝或消失，则可能提示瞳孔括约肌或相关神经受损。②在直接对光反射的基础上，医师或检查者继续用手电筒照射一侧眼睛的瞳孔，同时观察对侧（未受直接照射）眼睛的瞳孔反应。间接对光反射灵敏，说明瞳孔的开大肌和缩小肌功能正常，以及相关的神经传导通路无异常；若反应迟钝或消失，则可能提示动眼神经或视神经受损。

正常人的瞳孔对光反射时间通常为0.2～0.5s，如果瞳孔对光反射迟钝或消失，可能意味着患者的神经系统功能受损，需要进一步检查和治疗。

3.注意事项

（1）提供适宜的温度、湿度、光线，当患者在评估过程中感到不适时，其瞳孔反应可能会出现异常，导致评估结果失真。

（2）避免干扰因素：①应确保患者处于放松的状态，避免情绪波动或疼痛刺激对瞳孔造成影响；②评估者应具备丰富的神经外科护理知识和临床经验，能够准确判断瞳孔大小、形状和对光反射的变化。

（三）异常情况

1.瞳孔不等　瞳孔不等是指瞳孔大小不等。包括生理学瞳孔不等和药物性瞳孔不等。生理性瞳孔不等，或瞳孔大小差异 < 1mm，常见于约20%的正常人群。药物性瞳孔不等常在接触某些药物后突然出现，如瞳孔放大剂和缩瞳剂。瞳孔不等并伴有其他神经功能损伤时（表2-25），更具临床意义。

表2-25　瞳孔不等并伴有其他神经功能损伤分类

瞳孔特点	提示
瞳孔不等（如瞳孔大小不等）	可能是生理性的
	如果新出现或不对等扩大，可能提示ICP增高
	进一步神经功能评估是必要的
无反应性瞳孔扩大（单侧）	ICP增高
	可能脑干受压
	可能是脑疝前兆
无反应性瞳孔扩大（双侧）	中脑损伤
	病危征象
	死亡前兆
中等大小无反应性瞳孔	涉及中脑
	如新出现无反应，则必须进行进一步的神经功能评估
针尖样无反应瞳孔	涉及脑桥
	吗啡不良反应
单侧迟缓反应性瞳孔	可能是ICP增高的早期征象

2.相对传入性瞳孔障碍（relative afferent pupillary defect，RAPD）　交替照射瞳孔时会发现传入有问题，而传出正常，这间期的照射就会造成瞳孔的收缩不对等。具体操作为：手电筒用1s间隔的时间，交替照射双眼，正常眼的瞳孔缩小，而患眼的瞳孔处于扩大状态，其对光反射分为两种。

3. Parinand综合征　由中脑上丘的眼球垂直同向运动皮质下中枢病变而导致的眼球垂直同向运动障碍，累及上丘的破坏性病灶可导致两眼向上同向运动不能。表现为眩晕，有时共济失调。睑下垂，复视，双眼同向上视运动麻痹，但无会聚性麻痹。退缩性眼球震颤，瞳孔变位，眼底见视盘水肿。

4. Horner征　由支配面部和眼睛的交感神经纤维中断引起。导致上睑下垂，一侧瞳孔缩小，一侧面部不能出汗。可在颈部手术患者中出现。

八、视力、视野评估

（一）视力评估

1.概述　视力评估可提供患者视觉功能受损程度的准确信息，监测患者病情变化，有助于发现潜在并发症，如视神经受压等，通过及时干预，可以有效降低并发症发生率，提高患者生存质量。临床上视力评估用于患者进行手术前后；在视力康复过程中，监测其视力恢复情况；颅脑肿瘤视觉损伤患者进行疾病预测，通过对比患者不同时间点的视力评估结果，预测其病情发展趋势。

2.方法

（1）视力表测试：在神经外科症状护理技术中，视力表测试是传统视力评估技术的重要组成部分。视力表测试（图2-8）通过让患者识别不同距离和大小的字母或符号，来评估其视力水平。这种测试方法简便易行，成本较低，因此在临床实践中得到了广泛应用。

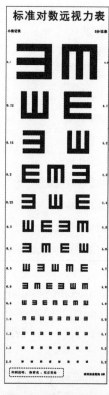

图2-8　视力表测试

（2）对比敏感度测试：对比敏感度测试（图2-9）可准确评估患者的视觉功能，该测试图包含了不同对比度和空间频率的图案，患者需要在一定距离内识别出这些图案。通过测试，医护人员可以了解患者在不同对比度下的视力表现，从而评估其视觉功能。临床工作中对比敏感度测试不仅能够评估患者在不同对比度下的视力表现，还能揭示患者在特定视觉环境下的适应能力。

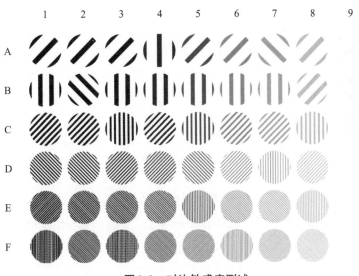

图2-9　对比敏感度测试

（3）功能性视力评估：功能性视力评估通过结合先进的评估技术和设备，如虚拟现实技术和可穿戴设备，能够模拟更为复杂的视觉场景，为患者提供更加真实和全面的视觉体验。同时，这些技术还能实时记录和分析患者的视觉表现数据，为医师提供更加客观和准确的评估结果。

3. 应用

（1）视力评估在术前准备中的应用：在术前准备中，视力评估通常包括视力表测试、对比敏感度测试及更为先进的自动化视力评估系统。这些技术能够全面评估患者的视觉敏感度、视野范围及眼球运动功能，为手术提供详尽的数据支持。同时，功能性视力评估如阅读速度、视觉追踪等测试，能够进一步揭示患者在日常生活中的视觉需求，为术后康复提供更为个性化的指导。

（2）视力评估在术后监测中的应用：①通过定期的视力测试，医师可以了解患者术后的视力恢复情况，判断手术效果是否达到预期。②监测潜在的并发症。神经外科手术后，患者可能会出现一系列并发症，如颅内压增高、视神经受损等，这些并发症都可能影响患者的视力。③进行康复提供指导。根据评估结果，为患者制订个性化康复计划，包括药物治疗、康复训练等，以促进患者视力的恢复。

（3）视力评估在并发症预防中的作用：通过及时的视力评估，医护人员能够早期发现潜在的视力问题，如颅脑肿瘤术后，通过定期的视力评估，医护人员可以及时发现视力下降、视野缺损等并发症，并采取相应的治疗措施，避免病情进一步恶化。

4.注意事项

（1）评估环境应确保光线充足且照明均匀。同时，评估室的布局应合理、安静、舒适。

（2）评估工具选择，要使用经过校准且符合标准的视力表或其他视力评估工具，以确保评估结果的准确性。同时，评估人员应熟悉评估工具的使用方法和注意事项，避免因操作不当而导致的误差。

（3）在评估过程中，需要密切观察患者的反应和表现，注意患者是否有眯眼、歪头、身体前倾等不良姿势，这些姿势可能会影响评估结果的准确性。评估人员应及时提醒患者调整姿势，并保持双眼与视力表或评估工具的水平位置。

（4）注意患者眼部情况，如是否有眼部疾病、外伤史等，这些因素可能会影响患者的视力水平。在评估前，评估人员应详细询问患者的病史和眼部情况，以便更好地了解患者的视力状况。

（5）应遵循一定的评估流程和标准，如按照先右眼后左眼的顺序进行评估，确保评估的全面性和准确性。同时，还需要注意评估时间的控制，避免过长或过短的评估时间对评估结果产生影响。

（6）准确记录评估结果，并根据评估结果进行分析和判断。对于视力异常的患者，评估人员应及时向医师报告，以便医师能够采取进一步的诊断和治疗措施。

（二）视野评估

1.概述　视野评估也称为视野检查，是评估视觉功能的一种方法。视野反映了黄斑中心凹以外整个视网膜的功能状态。视野评估的主要目的是判断是否存在视野缺损、视神经损害等。视野评估的适应证包括但不限于头痛、原因不明的低视力神经系统疾病。

2.方法

（1）面对面检查法：被检者相对而坐，相距约50cm，两眼分别检查。检查右眼时，让被检者用眼罩遮盖左眼，检者闭合右眼，两人相互注视，眼球不能转动。然后检者伸出不断摆动的示指和中指，在被检者与检者的中间同等距离处，分别在上、下、内、外、左上、左下、右上、右下8个方向，由周边向中心缓慢移动，如果两人同时见到手指，说明被检者的视野是正常的；如果被检者比检者发现手指，则说明被检者视野小于正常。由此检者根据自己的视野（必须是正常的）对比出被检者视野的大概情况。

（2）阿姆斯特勒（Amsler）格（图2-10）：方格图为10cm×10cm的面积上，用线条平分为5mm×5mm的方格共400个，检查时距离表格30cm，一眼遮住后检查，双眼分别检查，老视或近视者需要戴镜测试。如果方格表中的线条和黑点没有发生变化，说明眼底黄斑正常。如果方格表中的线条扭曲、变形、模糊不清或中心区域出现空缺、变形或曲线，建议尽快联系眼科医师进行详细检查。

3.视野评估的应用

（1）早期识别与诊断：许多神经系统疾病，如视神经炎、青光眼、脑肿瘤等、均可能在早期阶段引起视野改变。通过定期进行视野评估，医师可以及时发现这些细微的视觉异常，为疾病的早期诊断提供重要线索。

（2）已经确诊的神经系统疾病患者：通过定期比较患者的视野检查结果，医师可以

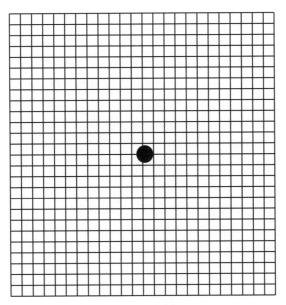

图2-10 阿姆斯特勒格

评估病情的进展情况，及时调整治疗方案。

（3）视神经病变：视神经病变是导致视野缺损的常见原因之一。通过视野评估，医师可以明确病变部位、范围及性质、为病因诊断提供重要依据。

（4）脑血管疾病可能累及视觉传导通路，导致视野缺损：视野评估能够及时发现这些视觉异常，为脑血管疾病的早期诊断及治疗提供有力支持。此外，视野评估还可以作为评估脑血管疾病预后及康复效果的重要指标之一。

4. 注意事项

（1）在进行视野评估前，应确保患者已充分了解测试流程，消除紧张情绪。因为紧张、疲劳等因素可能影响眼部肌肉的放松程度。

（2）视野评估应在暗室及低光环境中进行，以减少外界光线对眼睛的干扰。

（3）测试仪器应保持清洁，并校准至最佳状态，以确保测试结果的精确性。

（4）测试过程中应尽量减少噪声及其他可能分散患者注意力的因素。

（5）测试方法的选择需根据患者情况而定。不同的视野评估方法各有优缺点，适用于不同的眼部疾病及患者群体。

（6）患者应按照医师的指示正确放置头部及眼睛，保持身体稳定不动。在测试过程中，患者需集中注意力观察并准确报告所看到的光点及图形情况。

（三）眼外肌运动检查

1. 概述

（1）眼外肌运动检查是眼科检查中的重要部分，旨在评估眼外肌的功能和协调性，以及是否存在异常或病变。眼外肌运动检查目的是评估眼外肌协调性和运动功能、包括其是否存在亢进或运动不足的情况（图2-11），从而进一步诊断眼部疾病或神经系统病变。

（2）适应证：眼外肌运动检查通常适用于以下情况。怀疑存在斜视，特别是麻痹性斜视患者；眼球运动障碍或复视患者；眼部外伤后评估眼外肌功能患者。神经系统疾病可能影响眼外肌运动的患者，如多发性硬化、脑干病变等。

（3）常见异常眼外肌运动：①眼球运动受限。无法跟随医师的指示进行完整的眼球运动。②复视。患者在看一个物体时会出现双影或重影；眼球震颤患者的眼球会出现不自主的快速运动。③上睑下垂。患者的上眼睑无法完全抬起，遮挡了部分或全部瞳孔。

（4）神经系统疾病相关性：①多发性硬化。这是一种影响中枢神经系统的自身免疫病，可能导致眼外肌麻痹和眼球运动障碍。②脑干病变。脑干是控制眼球运动的重要部位，其病变可能导致眼球运动受限、复视等症状。

2.方法

（1）单眼运动检查：单眼眼球转动检查是对眼球向内、向外、向上、向下4个方向转动幅度检查；检查患者单眼眼外肌力量的基本状况，可用于各种斜视检查。

（2）双眼同向运动检查：了解一组配偶肌在各个方向运动的协同情况，是否有强弱变化。可用映光法在各个诊断眼位上，比较双眼的光点变化，以判断配偶肌的强弱。

（3）双眼异向运动检查：了解异向运动功能状态、主要为集合近点（NPC）。用一小的注视视标，由正前方40cm远处匀速移至眼前近处，观察双眼能否追随目标相应进行运动。

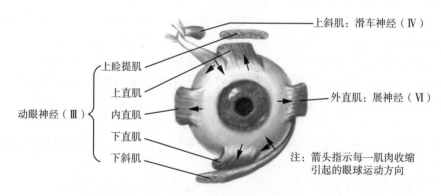

图2-11　眼外肌神经支配与作用（图片来源于网络）

3.应用

（1）当患者出现眼球运动受限、复视、斜视等症状时眼外肌运动检查成为首要诊断工具。这些症状可能由眼外肌本身疾病（如眼外肌麻痹、眼外肌纤维化等）、眼眶疾病（如眼眶肿瘤、眼眶骨折等）、神经系统疾病（如动眼神经麻痹、展神经麻痹等）引起。通过眼外肌运动检查，可以初步判断眼球运动障碍的原因，为后续治疗提供依据。

（2）神经系统疾病如多发性硬化、脑卒中、脑肿瘤等，可能累及眼外肌导致眼球运动障碍。眼外肌运动检查作为神经系统疾病筛查的一部分，有助于早期为疾病的诊断及治疗提供线索。

（3）在进行眼部手术（如眼眶肿瘤切除术）前，眼外肌运动检查是不可或缺的步骤。通过检查，医师可以了解眼球的运动状态及眼外肌的功能情况，为手术方案的制订提供重要参考，同时术后眼外肌运动检查还有助于评估手术效果。

4.注意事项

（1）详细向患者解释检查目的、过程及可能的感受，消除其紧张情绪，获得患者配合。

（2）确保患者眼部无异物、分泌物等。必要时进行清洁处理。对于佩戴隐形眼镜的患者，需提前摘除并等待一定时间使眼睛恢复自然状态。

（3）检查室应保持光线适中，避免过强及过弱的光线对检查结果产生影响。同时确保检查室内安静无干扰，便于观察患者眼球运动情况。

（4）检查者应以简洁明了的语言指导患者进行眼球运动，如"请向上看""请向下看"等，确保患者正确理解并执行指令。

（5）检查者应密切观察患者眼球运动的幅度、速度、协调性及是否存在异常运动模式。注意区分生理性眼球震颤与病理性眼球震颤，以及不同类型的眼外肌麻痹表现。

（6）长时间及频繁的眼球运动可能导致患者眼部疲劳，影响检查结果。因此，在检查过程中应适时让患者休息，避免连续进行高强度眼球运动。

（7）对于已患有眼部疾病的患者，应谨慎进行眼外肌运动检查，避免加重病情及造成不必要的损伤。

（8）检查结束后，应及时、准确地记录患者眼球的运动情况，包括正常表现、异常发现及可能的诊断意见。

九、小脑功能评估

小脑（cerebellum）位于颅后窝，上面较平坦，借小脑幕与枕叶相隔。小脑病变最主要的症状为共济失调，可表现为同侧肢体的共济失调、闭目难立征（Romberg征）阳性、醉汉步态（睁眼时不能改善）、吟诗状言语、联合屈曲现象、辨距不良、动作过度等；同侧肢体肌力减退，腱反射低下，运动性震颤，粗大的水平眼震，有时还伴有眼球分离性斜视。若损伤累及小脑核，运动障碍则严重且持久。若只损伤小脑皮质，只要损伤范围不大，则可能无症状。下面重点介绍几种常见小脑功能失调的临床评估。

（一）眼球震颤

眼球震颤（nystagmus）是指一种不自主、有节律性、往返摆动的眼球运动，通常是由于前庭系统、视觉系统、脑干、小脑等中枢神经系统的病变引起。这种震颤可分为水平型、垂直型和旋转型，并且可能伴有视物模糊、头晕等症状，其中水平型较为常见。

1.眼球震颤与小脑的关系　小脑在眼球运动控制中起着重要作用，它通过与前庭神经核、脑干等结构的紧密联系，参与调节眼球的凝视、扫视和追踪等运动。因此，小脑功能异常常会导致眼球运动的障碍，如眼球震颤。

2.临床表现　患者主要表现为眼睛无法控制的运动，但不同患者的双眼运动形式、方向、幅度和速度会有所差异。此外还可能伴随以下症状。①复视：两眼看同一物体时，感觉为两个物象的异常现象；②斜视：两眼不能同时注视目标；③视力减退：视力低于正常标准（如1.0），影响对细小或遥远物体的分辨能力；④明适应和暗适应异常：部分患者对明亮的光线敏感或在暗处难以视物；⑤物体异动感：看外界物体时有动荡，甚至可能引发眩晕、恶心、呕吐等症状，常将不动的物体感觉为不停地往返移动；⑥代偿头位：为了看清物体，可能采用偏头、侧脸等特殊头位来克服视物时的不适，有时伴随不由自主的摇头或点头。

3.评估目的　　通过观察和记录眼球的不自主节律性往返运动，评估小脑及其相关神经通路的功能状态。

4.适应证

（1）疑似小脑病变的患者：如小脑肿瘤、小脑萎缩、小脑卒中等。

（2）前庭神经系统疾病患者：前庭神经与小脑之间存在密切的联系，前庭系统疾病也可能导致眼球震颤，进而反映小脑功能状态。

（3）眼球运动障碍患者：眼球震颤是眼球运动障碍的一种表现，评估眼球震颤有助于明确眼球运动障碍的原因，特别是与小脑相关的病因。

5.禁忌证

（1）急性眩晕发作期：此时进行眼球震颤评估可能加重患者症状，应在症状缓解后进行。

（2）严重精神疾病：患者可能无法配合检查，影响评估结果的准确性。

（3）眼部疾病：如严重的眼部感染、角膜溃疡等，可能影响眼球的正常运动，从而干扰评估结果。

6.评估方法

（1）直接观察法：①静止注视观察。让患者注视正前方的一个固定目标，如医师的手指或墙上的标记，保持头部不动。评估要点：观察眼球是否有不自主的节律性运动，包括水平、垂直或旋转方向的震颤。②追随运动观察。医师用手指或其他物体在患者视线范围内缓慢移动，让患者追随手指或物体移动视线。评估要点：观察眼球在追随过程中是否出现震颤，以及震颤的幅度、频率和方向。

（2）特定测试法：①辐辏反射测试。让患者注视一个近距离的物体（如医师的指尖），观察眼球的辐辏（内聚）反应。评估要点：在辐辏过程中，注意眼球是否有震颤现象，这有助于判断是否存在神经肌肉功能障碍。②交替遮盖测试。医师交替遮盖患者的左眼和右眼，观察遮盖时眼球的运动情况。评估要点：通过交替遮盖，可以评估单眼和双眼视力下的眼球稳定性，以及是否存在由于眼球震颤导致的视力差异。

7.结果　　眼球震颤评估的结果可以反映小脑及其相关神经通路的功能状态。

（1）眼球震颤的类型：如水平性、垂直性、旋转性等，不同类型的眼球震颤可能提示不同的小脑病变部位。

（2）眼球震颤的方向和速度：可以反映小脑对眼球运动的控制能力，以及前庭－眼反射的协调性。

（3）眼球震颤的振幅：振幅的大小可能与小脑病变的严重程度相关。

8.注意事项

（1）评估环境：应保持安静、整洁，避免外界干扰。评估过程中应确保患者处于放松状态，以便获得准确的评估结果。

（2）评估前准备：患者应了解评估流程和注意事项，并在评估前进行必要的眼部检查，以排除眼部疾病对评估结果的干扰。

（3）评估过程：评估过程中应密切观察患者的反应和症状变化，及时调整评估方案。对于无法配合检查的患者，应耐心引导，确保评估的顺利进行。

（4）评估后处理：评估结束后应及时整理和分析评估结果，制订针对性治疗方案。对于疑似小脑病变的患者，应进一步进行影像学和实验室检查以明确诊断。

（二）辨距困难

辨距困难（dysmetria）也称为尺度障碍，指的是个体在判断或执行与距离、力度或空间位置相关的动作时出现的异常。这种异常通常表现为动作过度或不足，如抓取物体时力量过大导致物体掉落或力量过小无法拿起物体。

1.辨距困难与小脑的关系　小脑在调节和协调运动方面起着至关重要的作用，它通过对运动信息的处理和整合，帮助个体精确地执行各种动作。当小脑功能受损时，个体的运动协调能力会受到影响，从而导致辨距困难等问题的出现。具体来说，小脑通过接收来自大脑皮质、前庭系统、脊髓等多个部位的信息，对这些信息进行整合和分析，然后发出指令调节肌肉张力和运动协调，确保动作的准确性和稳定性。当这一过程受到干扰时，就会出现辨距困难等症状。

2.临床表现

（1）距离判断失准：患者难以准确估计物体之间的距离，可能会高估或低估物体之间的实际距离，影响日常行动和判断。

（2）深度感知障碍：患者难以感知物体的深度，无法准确判断物体是在前方还是后方，以及物体与自己之间的相对位置。

（3）视物模糊：部分患者可能感到视物模糊，无法清晰看到远处的物体，这可能是由于屈光不正、角膜疾病、晶状体疾病等引起的。

（4）双眼视觉障碍：患者可能出现双眼视觉障碍，即无法同时使用两只眼睛来看物体，这可能是由于眼部疾病、脑部疾病等引起的。

（5）运动感知障碍：患者可能感到运动感知障碍，即无法准确地感知物体的运动，这可能是由于小脑疾病、脑干疾病等引起的。

（6）视觉认知障碍：患者可能出现视觉认知障碍，即无法准确地识别和理解图像中的信息，这可能是由于视觉通路受损、认知能力下降等引起的。

3.评估目的　通过观察和测试个体在判断距离方面的能力，评估小脑在协调运动、维持身体平衡和空间认知等方面的功能状态。

4.适应证

（1）疑似小脑病变患者：如小脑萎缩、小脑肿瘤、小脑卒中等疾病可能导致小脑功能障碍，进而引起辨距困难。

（2）神经系统疾病患者：某些神经系统疾病如帕金森病、多系统萎缩等也可能伴有小脑功能障碍和辨距困难。

（3）运动障碍患者：存在运动不协调、平衡障碍等症状的患者，可能需要进行小脑功能性评估以明确病因。

5.禁忌证

（1）急性疾病发作期：如急性脑卒中、脑炎等，此时进行评估可能加重患者病情或影响评估结果的准确性。

（2）严重精神疾病：患者可能无法配合评估过程，导致评估结果不准确。

（3）严重眼部疾病：如视力障碍、眼球震颤等，可能影响患者判断距离的能力，从而干扰评估结果。

6.评估方法

（1）抓取物体测试：让患者尝试抓取不同大小、形状和重量的物体，如小球、钥匙、水杯等。观察患者抓取物体的动作是否准确、流畅。注意患者是否用力过猛导致物体掉落，或用力不足无法拿起物体。评估要点：抓取动作的准确性和稳定性；手指和手腕的协调性；是否存在过度或不足的抓取力量。

（2）书写测试：让患者在一张纸上书写简单的文字或图案。观察患者的书写过程，包括握笔姿势、书写速度、字迹清晰度等。评估要点：书写字迹是否规整、清晰；是否存在字迹大小不一、笔画震颤等现象；书写过程中是否表现出手指和手腕的协调性不足。

（3）行走测试：让患者在平坦的地面上行走一段距离，如几步或几十步。观察患者的步态、步幅、步频及平衡能力。评估要点：步态是否稳定，有无摇晃或蹒跚；步幅是否均匀，有无突然增大或减小的现象；行走过程中是否需要频繁地调整身体平衡。

（4）手指对指测试（finger-to-nose test）：让患者伸出示指，首先触及前方某一固定物体（如医师的指尖），然后再触及自己的鼻尖。如此反复进行。评估要点：动作的准确性和协调性；是否出现手指偏离目标或过度接触的情况；是否存在震颤或不稳定现象。

（5）跟-膝-胫测试（heel-shin test）：让患者仰卧，一侧下肢抬起并屈曲，用足跟沿另一侧下肢胫骨前缘由上向下滑动。评估要点：下滑动作是否平稳、准确；是否存在偏离轨迹或震颤现象；下肢的协调性和稳定性。

（6）视觉辅助下的辨距测试：在一定距离内放置目标物体，让患者根据视觉判断来抓取或指向该物体。可以逐渐增加或减少物体与患者的距离，观察患者的反应和准确性。评估要点：视觉判断与动作执行的协调性；是否存在因视觉误导而导致的辨距困难。

7.结果　辨距困难评估的结果可以反映小脑对运动精确控制的能力。

（1）辨距不准确：患者在进行指鼻试验、跟膝胫试验等测试时表现出辨距不准确，如触鼻不准、足跟难以准确触碰膝盖等。

（2）步态异常：患者在行走过程中表现出步态不稳、步距不均等辨距困难的症状。

8.注意事项

（1）评估环境：应保持安静、整洁，避免外界干扰，确保评估过程的顺利进行。

（2）患者状态：患者应处于放松状态，避免紧张或焦虑情绪影响评估结果的准确性。

（3）评估前准备：评估前应详细了解患者的病史和症状，以便选择合适的评估方法和工具。

（4）评估过程：评估过程中应密切观察患者的反应和症状变化，及时调整评估方案。对于无法配合的患者，应耐心引导，确保评估的顺利进行。

（5）评估后处理：评估结束后应及时整理和分析评估结果，制订针对性的治疗方案。对于疑似小脑病变的患者，应进一步进行影像学和实验室检查以明确诊断。

（三）共济失调

共济失调（ataxia）是指人体在肌肉力量正常的情况下，出现的协调运动障碍，导致运动笨拙、不协调，甚至不能顺利完成动作。小脑作为协调运动的重要中枢，其病变是导致共济失调的主要原因之一。

1.小脑与共济失调的关系　小脑通过接收来自大脑皮质、脊髓、前庭器官等部位的传入信息，对这些信息进行整合和处理，然后发出指令调节肌肉张力和运动协调，确保动作的准确性和稳定性。当小脑受损时，其调节和协调运动的功能会受到影响，从而引发共济失调。

2.临床表现

（1）姿势步态异常：共济失调患者行走不稳，步态蹒跚，动作不灵活，行走时两腿分得很宽，成年发病者步行时，不能走直线，行走不稳，容易跌倒。

（2）言语障碍：共济失调患者说话缓慢，单调而含糊，吐字不清，音量强弱不等，或时断时续，呈爆破式语言或吟诗样语言。

（3）眼球运动障碍：共济失调患者眼球肌可能会出现粗大的共济失调性眼震，尤其与前庭联系受累时出现双眼来回摆动，偶可见下跳性眼震、反弹性眼震等。

3.目的　通过观察和测试个体在协调运动、维持身体平衡等方面的能力，评估小脑的功能状态。

4.适应证

（1）疑似小脑病变：如小脑萎缩、小脑肿瘤、小脑卒中等疾病，这些疾病可能导致小脑功能障碍，进而引起共济失调。

（2）神经系统疾病：某些神经系统疾病如帕金森病、多系统萎缩等，也可能伴有小脑功能障碍和共济失调。

（3）运动障碍患者：存在运动不协调、平衡障碍等症状的患者，可能需要进行小脑功能性评估以明确病因。

5.禁忌证

（1）急性疾病发作期：如急性脑卒中、脑炎等，此时进行评估可能加重患者病情或影响评估结果的准确性。

（2）严重精神疾病：患者可能无法配合评估过程，导致评估结果不准确。

（3）严重肌肉骨骼疾病：如骨折、关节炎等，这些疾病可能影响患者的运动能力，从而干扰评估结果。

6.评估方法

（1）步态观察：让患者在平坦的地面上行走，观察其步态特征。评估要点：步态是否稳定，有无摇晃、蹒跚或醉酒样步态；步幅是否均匀，有无突然增大或减小的现象；行走过程中是否需要频繁调整身体平衡或使用辅助工具。

（2）协调性测试：①指鼻试验。患者取坐位，将上肢伸直外展，然后用示指指尖触其鼻尖。反复进行此动作，可先睁眼进行，后闭眼进行。评估要点：动作是否准确、流畅，能否准确触及鼻尖；闭眼时是否出现手指偏离目标或震颤现象。②跟-膝-胫试验。患者仰卧，一侧下肢抬起并伸直屈膝，将抬起侧的足跟置于对侧平伸侧下肢的膝盖上。然后将足跟沿胫骨前缘向下滑动，力求动作的准确连贯。评估要点：足跟是否能准确置于膝盖上，并沿胫骨向下滑动；下滑过程中是否出现摇摆不稳或偏离轨迹的现象。③轮替运动试验。患者两手做快速翻转运动，观察动作的协调性和流畅性。评估要点：动作是否快速、协调，有无笨拙或节律不均的现象。

（3）肌力与肌张力测试：通过握力计或徒手检查等方法，评估患者四肢近端及远端肌肉的肌力和肌张力。评估要点：肌力是否正常，有无肌力下降或无力的现象；肌张力是否适中，有无肌张力增高或降低的情况。

（4）平衡功能测试Romberg试验（闭目难立征）：患者两足并拢直立，两臂向前平伸，然后闭眼，观察其有无摇晃或倾倒。评估要点：闭眼后是否能保持平衡，有无摇晃或倾倒的现象；摇晃的幅度和频率是否异常。

（5）其他日常动作观察：①抓取物体。观察患者抓取不同大小、形状和重量的物体时的准确性和稳定性。②书写。观察患者的书写字迹是否规整、清晰，有无字迹大小不一、笔画震颤等现象。③穿衣、脱衣、解衣扣等。观察患者完成这些日常动作时是否准确、协调。

7.结果　共济失调对小脑功能性评估的结果可以反映小脑的功能状态。

（1）阳性体征：如Romberg测试时患者无法保持稳定，指鼻试验时指鼻动作不协调或准确程度下降，跟-膝-胫试验时无法完成或完成情况不佳等，均提示小脑功能障碍。

（2）步态异常：患者在行走过程中表现出步态不稳、步距不均等共济失调的症状。

（3）量表评分：国际合作共济失调评估量表（international cooperative ataxia rating scale，CARS），是一种用于评估共济失调患者症状严重程度的标准化工具。该量表通常包含多个项目，每个项目都针对共济失调的不同方面进行评分。表2-26是一个简化的ICARS量表评估表格示例，用于说明其结构和评估方法。

表2-26　ICARS量表评估表格

（1）姿势和步态障碍（总分34分）

项目	描述	评分标准
1.行走能力	观察靠墙约1.5m，步行10m的能力，包括转身动作	0＝正常 1＝接近正常，但不能两脚一前一后在一条直线上行走 2＝行走不需要扶助，但明显异常 3＝行走不需要扶助，但摇晃明显，转身困难 4＝不能独立行走，在行走10m的测试中间断需要扶墙 5＝需借助一个拐杖行走 6＝需借助两个拐杖或助行器行走 7＝需陪人扶助行走 8＝即使在陪人帮助下也不能行走（日常活动限于轮椅）

续表

项目	描述	评分标准
2.步速	如行走能力检查得1～3分，则观察步速	0＝正常 1＝轻微减慢 2＝显著减慢 3＝极慢 4＝不能独立行走
3.睁眼站立能力	评估患者在不同站立姿势下的稳定性	0＝正常，可用一只足站立超过10s 1＝可以并足站立，但不能用一只足站立超过10s 2＝可以并足站立，但不能双足一前一后站立 3＝不能并足站立，但可在不支撑的自然姿势下站立，没有或伴中等程度的摇晃 4＝可在不支撑自然姿势下站立，但摇晃很明显 5＝如无单臂强有力的支撑，自然姿势下不能站立 6＝即使在双臂强有力的支撑下也不能站立
4.站立时足距	在睁眼、没有支撑的自然姿势下站立时，测量两内踝之间的距离	0＝正常（足距＜10cm） 1＝轻度增大（足距10～25cm） 2＝明显增大（25cm＜足距＜35cm） 3＝严重增大（足距＞35cm） 4＝自然姿势下不能站立
5.睁眼双足并立身体摇晃程度	评估患者睁眼时双足并立的稳定性	0＝正常 1＝轻度晃动 2＝明显晃动（在头部水平＜10cm） 3＝严重的晃动（在头部水平＞10cm），有跌倒危险 4＝立即跌倒
6.闭眼双足并立身体摇晃程度	评估患者闭眼时双足并立的稳定性	0＝正常 1＝轻度晃动 2＝明显晃动（在头部水平＜10cm） 3＝严重的晃动（在头部水平＞10cm），有跌倒危险 4＝立即跌倒
7.坐姿	评估患者坐姿的稳定性	0＝正常 1＝躯干轻度摇晃 2＝躯干和腿中度摇晃 3＝严重的不平衡 4＝不能坐

（2）动态功能（总分52分）：动态功能部分包含多个试验，如跟膝胫试验、指鼻试验、指指试验等，每个试验都有详细的评分标准和左右侧分别评分。

项目	描述	评分标准
8.跟膝胫试验（动作分裂和意向性震颤）	患者仰卧，进行跟膝胫动作，评估动作分裂和意向性震颤	根据动作分裂和震颤的严重程度评分，从正常到无法完成
9.跟膝胫试验动作性震颤	同上，但专注于评估动作性震颤	根据震颤的持续时间和严重程度评分

项目	描述	评分标准
10.指鼻试验（动作分裂和辨距不良）	患者坐在椅子上，进行指鼻动作，评估动作分裂和辨距不良	根据动作分裂和辨距不良的严重程度评分
11.指鼻试验（手指意向性震颤）	同上，但专注于评估手指意向性震颤	根据震颤的幅度评分
12.指指试验［动作震颤和（或）不稳定性］	患者坐位，进行匀速对指动作，评估动作震颤和（或）不稳定性	根据震颤和不稳定性的程度评分
	其他动态功能试验，如轮替动作、绘阿基米德螺旋图形等	根据各自的评分标准进行评估
13.轮替动作	患者用一侧手掌和手背反复交替，快速地拍击另侧手背，或在床面或桌面上连续、快速地做拍击动作	根据各自的评分标准进行评估
14.在预先设计的图案上绘阿基米德螺旋图形	患者在指定处画出漩涡状的线条	根据手部运动是否流畅、协调来评分

（3）语言障碍（总分8分）

项目	描述	评分标准
15.构音困难：语言流利度	患者重复一句相同标准句数次，评估语言流利度	0＝正常 1＝轻度障碍 2＝中度障碍 3＝明显缓慢伴构音障碍性语言 4＝不能言语
16.构音困难：语言清晰度	同上，但专注于评估语言清晰度	0＝正常 1＝有含糊发音的迹象 2＝似乎不清，大多数词语可理解 3＝严重不清，不能理解 4＝不能言语

（4）眼球运动障碍（总分6分）

项目	描述	评分标准
17.凝视诱发的眼震	患者眼睛注视检查者手指，评估凝视诱发的眼震	0＝正常 1＝短暂 2＝持续但中度 3＝持续并且严重
18.眼球追踪异常	患者目光追踪检查者手指缓慢的侧方运动，评估眼球追踪能力	0＝正常 1＝轻度跳跃 2＝显著跳跃
19.眼睛扫视辨距不良	检查者两示指分别置于患者两侧颞侧视野，评估眼睛扫视时的辨距能力	0＝无 1＝眼扫视时，双侧有明显的超目标运动和未达目标运动

总评分解读：ICARS量表的总评分是上述各项评分的总和，用于全面评估患者的共济失调程度。总评分越高，表示患者的共济失调症状越严重，需要更多的关注和干预

8.注意事项

（1）评估环境：应保持安静、整洁，避免外界干扰，确保评估过程的顺利进行。

（2）患者状态：患者应处于放松状态，避免紧张或焦虑情绪影响评估结果的准确性。

（3）评估前准备：评估前应详细了解患者的病史和症状，以便选择合适的评估方法和工具。同时，应告知患者评估的目的和过程，取得患者的配合。

（4）评估过程：评估过程中应密切观察患者的反应和症状变化，及时调整评估方案。对于无法配合的患者，应耐心引导，确保评估的顺利进行。

（5）评估后处理：评估结束后应及时整理和分析评估结果，制订针对性的治疗方案。对于疑似小脑病变的患者，应进一步进行影像学和实验室检查以明确诊断。

十、营养评估

营养不良是指由于摄入不足或利用障碍引起能量或营养素缺乏的状态，是导致不良临床结局的主要因素。重症患者的预后不良与危重病引起的全身炎症反应综合征（systemic inflammatory response syndrome，SIRS）有关，而炎症会导致营养状况恶化和营养不良。患者营养不良时不仅会加剧原发疾病，而且可促使其并发症发生率的升高，进而使患者的平均住院时间延长和医疗费用支出增加。因此，应重视患者的营养状态，尽早对住院患者进行营养风险筛查，结合筛查结果对有营养风险的患者给予营养支持，使患者营养摄入充分，病情得到恢复，降低相关并发症的发生率，最终对改善预后起到一定的作用。

神经外科重症患者是指因严重缺血或出血性脑卒中、重型颅脑创伤、脑肿瘤、颅内炎性病变等疾病需要在神经外科重症监护室进行监护治疗的患者。除具有其他重症患者的代谢特点外，还具有如下特殊性：①多伴有不同程度的意识障碍、吞咽障碍及运动功能障碍；②代谢高、营养需求高；③部分患者气管插管或气管切开，或进行机械通气；④多存在内分泌功能紊乱；⑤部分存在应激性胃肠道功能障碍；⑥多存在需要愈合的外科伤口问题；⑦常合并糖尿病、高脂血症等基础疾病。以上均为导致营养不良的高危因素，继而使患者感染、脏器功能障碍、死亡风险增加，影响临床结局。因此神经外科重症患者应尽早进行营养风险的评估。

（一）目的

营养评估的主要目的是通过对个体的营养状态进行全面、系统、准确的评估，以便制订针对性营养干预计划，从而改善或维持患者的营养状况，提高治疗效果，促进康复，降低并发症风险。营养评估的结果对于预防和治疗营养不良、营养过剩及相关并发症具有重要意义。

（二）适用对象

1.营养筛查阳性患者　即有营养风险、营养不良风险或营养不良的患者。

2.营养过剩患者　如肥胖、糖尿病、高血脂等营养过剩相关疾病的患者。

3.老年人群　随着年龄的增长，老年人的生理功能逐渐衰退，对营养的需求也会发生变化，因此需要进行定期的营养评估。

4.重症患者　重症患者由于病情严重，需要接受高强度的治疗和护理，营养需求量大，且容易出现营养不良，因此需要进行营养评估以制订个性化营养支持方案。

5.肿瘤患者　由于疾病本身和治疗的副作用，肿瘤患者往往存在营养风险，需要进行营养评估以改善营养状况，提高治疗效果和生活质量。

（三）常用方法

1.专门为肿瘤患者设计的营养状况评估方法　患者主观整体评估（patient-generated subjective global assessment，PG-SGA）见表2-27。

表2-27　PG-SGA

1.体重（累计加分）	2.进食情况（多选，取最高分）
我现在的体重是_____kg	与我的正常饮食相比，上个月的饭量：
我的身高是_____m	□无改变（0）　　□大于平常（0）
1个月前我的体重是_____kg	□小于平常（1）
6个月前我的体重是_____kg	我现在进食：
最近2周内我的体重：	□普食但少于正常饭量（1）
□下降（1）	□固体食物很少（2）
□无改变（0）	□仅为营养制剂（3）
□增加（0）	□几乎吃不下（4）
□流食（3）	□仅管饲或静脉营养（0）
Box1评分：	Box2评分：
3.症状（多选，累计加分）	4.活动和身体功能（单选，最符合项）
近2周有以下问题影响饮食：	在过去的1个月，我的总体活动情况是：
□吃饭没问题（0）	□正常，无限制（0）
□无食欲，不想吃（3）	□不像往常，但还能起床轻微活动（1）
□呕吐（3）□腹泻（3）	□多数时候不想起床活动，但卧床或坐椅的时间不超过12h（2）
□疼痛（3）	□几乎干不了什么，多数时间卧床或坐在椅子上（3）
□口腔溃疡（2）□吞咽困难（2）	□几乎完全卧床，无法起床（3）
□食物气味不好（1）	Box4评分：
□感觉食物没味，变味（1）	
□口干（1）　□恶心（1）	
□一会儿就饱了（1）□便秘（1）	
□其他，如情绪低落，经济（金钱）或牙齿问题（1）	
Box3评分：	Box1～4项计分（A评分）：____分
5.合并疾病	评分
癌症	1
AIDS	1
呼吸或心脏病恶病质	1
存在开放性伤口或肠瘘或压疮	1
创伤	1
年龄＞65岁	1
第5项计分（B）评分：____分	

6.应激	无（0分）	轻（1分）	中（2分）	重（3分）
发热	无	37.2～38.3℃	38.3～38.8℃	＞38.8℃
发热持续时间	无	＜72h	72h	＞72h
是否用激素（泼尼松）	无	低剂量（＜10mg泼尼松或相当剂量的其他激素/d）	中剂量（10～30mg泼尼松或相当剂量的其他激素/d）	大剂量（＞30mg泼尼松或相当剂量的其他激素/d）

第6项计分（C）评分：＿＿＿分

7.体格检查	0分	1分	2分	3分
颞部（颞肌）	无缺乏	轻度缺乏	中度缺乏	重度缺乏
锁骨部位（胸部三角肌）	无缺乏	轻度缺乏	中度缺乏	重度缺乏
肩部（三角肌）骨间肌肉	无缺乏	轻度缺乏	中度缺乏	重度缺乏
肩胛部（背阔肌、斜方肌、三角肌）	无缺乏	轻度缺乏	中度缺乏	重度缺乏
大腿（四头肌）	无缺乏	轻度缺乏	中度缺乏	重度缺乏
小腿（腓肠肌）	无缺乏	轻度缺乏	中度缺乏	重度缺乏
总体肌肉消耗评分	无缺乏	轻度缺乏	中度缺乏	重度缺乏

第7项计分（D）评分：＿＿＿分

总分＝A＋B＋C＋D＝＿＿＿分

说明：

（1）PG-SGA由患者自我评估及医务人员评估两部分组成，具体内容包括体质量、摄食情况、症状、活动和身体功能、疾病与营养需求的关系、代谢方面的需要、体格检查7个方面，前4个方面由患者自己评估，后3个方面由医务人员评估，总体评估包括定性评估及定量评估两种。

（2）体重评分（最高5分）

1）目前体重为实测体重，患者卧床不能自行测量的可采取抱起患者一起测量再测抱的人的体重。

2）患者记不清1个月前的体重和6个月前的体重，可采取在目前体重的基础上逐渐加量询问，比如目前体重50kg，询问患者1个月前约有51、52、53、54、55kg，取近似值填写。

3）体重下降是指下降体重占原体重的百分率。比如1个月前体重50kg，目前体重46kg，1个月内下降4kg，则下降率为（50-46）/50＝8%。

4）1个月内的体重变化情况评分，没有1个月体重变化资料，则以6个月体重变化情况评分。2周内体重下降需另计1分，无下降为0分。两者相加为体重总分。无法准确了解具体体重的可根据体重下降无、轻、中、重程度、极重程度自我评估分别得分0、1、2、3、4分。

（3）症状为近2周内经常出现的症状，偶尔一次出现的症状不能作为选择，本项为多选，累计计分。如没有食欲，不想进食，计3分；呕吐，计3分；腹泻，计3分；口腔溃疡，计2分；恶心，计1分；该项最后得分为3＋3＋3＋2＋1＝12分。

（4）疾病评分做单项或多项选择，本项计分为累计积分。如果患者存在工作表中没有所列出来的疾病，不予计分。

（5）应激评分中患者体温为评估当时实测体温。这里的"发热"定义为本次调查时刻的体温升高，而不是病历体温单记录的体温升高。如果调查时体温升高，需了解此刻前3d的体温及激素使用情况。如果调查时刻体温不升高，记录为无发热；发热持续时间为本次发热已经持续的时间；激素使用是指因为本次发热而使用的激素，如果连续多日使用不同剂量的激素，取其平均值作为激素剂量。其他原因如结缔组织病使用的激素，不做评估。应激评分为累计评分。如患者体温37.5℃，计1分；持续发热已经4d，计3分；每天使用20mg泼尼松，计2分。总积分为6分。（5mg地塞米松＝33.3mg泼尼松）

（6）总分＝A评分（最高5＋4＋23＋3＝35）＋B评分（最高6分）＋C评分（最高9分）＋D评分（最高3分）。

（7）PG-SGA综合评价（表2-28）。

表2-28 PG-SGA综合评价

等级	定性评价	定量评价
PG-SGA A	营养良好	0～1分
PG-SGA B	可疑或中度营养不良	2～8分
PG-SGA C	重度营养不良	≥9分

（8）PG-SGA作为一种有效的肿瘤患者营养状况评估工具，在临床应用中具有广泛的应用前景。然而，在使用过程中需要注意评估人员的专业培训、评估的全面性和客观性、评估时机的选择及与其他评估方法的结合等方面的问题。

2. 2018年全球领导人营养不良倡议（global leadership initiative on mal—nutrition, GLIM）提出重新定义营养不良，并提出了标准化诊断标准（表2-29～表2-31）。

表2-29 GLIM表现型指标及标准

指标	标准
非自主体重下降	过去6个月内体重下降＞5%或6个月以上体重下降＞10%
低体重指数（BMI）	BMI＜18.5kg/m^{2}伴一般情况差

表2-30 GLIM病因型指标及标准

指标	标准
食物摄入减少或营养素吸收利用障碍	摄入量≤能量需要量的50%超过1周 或者摄入量＜能量需要量超过2周 或者任何导致患者吸收不足或吸收障碍的慢性胃肠道症状
疾病负担或炎症状态	急性疾病/损伤或慢性病相关性炎症

表2-31　GLIM重症营养不良的评级标准

程度分级	表现型指标	评级标准
重度营养不良（符合任意一项）	体重下降	过去6个月内体重下降＞10% 或6个月以上体重下降＞20%
	低BMI	BMI＜18.5kg/m² 伴一般情况差

注：

（1）GLIM标准提出以后，在不同国家、不同医疗场所、不同人群中得到广泛应用，显示出良好的准确性，并且能够较好地预测患者短期和长期临床结局，但在重症患者中应用GLIM标准有待前瞻性临床有效性验证。

（2）BMI＝体重（kg）÷身高（m）²。

（3）肌肉量虽已纳入GLIM，但暂无界值可参考。且测量肌肉量，需使用双能X线、生物电阻抗、CT、磁共振等检测方法，在某些场所难以实现。故GLIM建议采用肌少症参考值，据亚洲肌少症诊断及治疗共识，小腿围：＜34cm（男）、＜33cm（女）；握力：＜28kg（男）、＜18kg（女），或可作为亚洲人群的诊断参考值，用于间接或辅助评估肌肉质量。值得注意的是，小腿围、握力等人体测量学指标界值的划定，在不同国家，甚至同一国家，亦有不同看法，尚未形成共识。

（4）推荐将吞咽困难、恶心、呕吐、腹泻、便秘或腹痛等临床症状作为摄入减少的支持指标；慢性胃肠道疾病包括短肠综合征、胰腺功能不全、减肥术后、食管狭窄、胃轻瘫、假性肠梗阻等。

（5）推荐使用C反应蛋白（CRP）作为辅助炎性指标，临床亦有使用白介素6（IL-6）、胰岛素样生长因子1（IGF-1）等作为炎性指标

3.膳食调查。通过膳食调查计算患者每日能量和各营养素摄入量，可以帮助了解患者营养不良的类型（能量缺乏型、蛋白质缺乏型和混合型）。膳食调查软件的开发使膳食调查变得更容易、更准确。

膳食调查方法很多，包括膳食记录法（又称为"记账法"，diet record）、24h回顾法（24-hour recall）、双份饭法（duplicate meal）、生物样品指标（biomarker）和食物频率法（food frequency questionnaire，FFQ）等。由于众多因素的影响，无论在个体还是群体水平上，正确评估膳食营养摄入量都是相当困难的。

2022居民膳食指南推荐：水1500～1700ml；谷薯类200～400g，其中全谷物和杂豆、红薯、土豆、山药等约占1/3；蔬果类，生重蔬菜可食用部分300～500g，水果200～350g；动物性食物，120～200g，每天1个鸡蛋，每周至少2次水产品；奶及奶制品300～500g；大豆及坚果类25～35g；盐，＜5g；油25～30g。

4.人体学测量。测量身高、体重、腰围、臀围、腰臀比、三头肌皮褶厚度。

（1）身高测量方法：每次测量身高时均应赤脚，最好在同一时间（早晨更准确）用同一身高计，采用"三点靠立柱"，即足跟、臀部和两肩胛区三点靠立柱，"两点成水平"，即耳屏上缘与眼眶下缘呈同一水平位站立，读取身高计上对应的数值，单位厘米（cm）。对于不能站立，如危重患者、昏迷、类风湿关节炎等卧床患者，可采取间接测量方法。先测量膝高：屈膝90°，测量从足跟底至膝部大腿表面的距离，可参考下述公式计算出身高。国内推荐公式如下。

男性身高（cm）＝62.59-［0.01×年龄（岁）］＋［2.09×膝高（cm）］
女性身高（cm）＝69.28-［0.02×年龄（岁）］＋［1.50×膝高（cm）］

（2）体重测量方法：测量时，体重秤应放置在水平地面，校对零点，受测者应尽量减少着装，如短衣裤或患者服，自然站立在体重秤量盘中央，保持身体平稳；待显示屏上显示的数值稳定后，测试者记录显示的数值。影响体重的因素较多，如季节、疾病、进食。住院患者建议晨起空腹、排空大小便、穿固定衣服测量。读数至小数后一位，单位千克（kg）。

标准体重又称理想体重。我国常用标准体重为Broca改良公式，即标准体重（kg）＝身高（cm）-105；也有用平田公式，即标准体重（kg）＝［身高（cm）-100］×0.9。

（3）腰臀比＝最细腰围（cm）/最粗臀围（cm）：正确测量腰臀方法是用软皮尺测量腰围，找到腰部最细的地方，一般在脐上3cm，或者一侧（左侧或右侧）肋弓下缘与髂前上棘连线的中点测量。最方便的办法是多测量几次，取最细的腰围值。测量臀围时找臀部最粗的地方，皮尺绕一圈去测量，最后计算腰臀比。腰臀比是直接显示内脏脂肪是否过多的一个非常直观的指标。如果腰臀比＜0.85，视为正常。如果超过0.9，则为异常。

神经外科重症患者的营养状态尚无精准验证的评估指标和方法。体质量、BMI、血清白蛋白和前白蛋白水平是临床常用指标，但单一指标均不能很好地反映个体营养状态，需综合判断。在神经外科重症患者的营养状态评估中应更加重视肌肉质量的评估，瘦体质量的丢失与预后相关，超声和CT在未来会成为评估肌肉质量的有效工具。

5.能力需求估算。肿瘤患者摄入目标能量25～30kcal/（kg·d），目标蛋白标准为1.2～2.0g/（kg·d）。对严重营养不良患者需注意预防再喂养综合征，如果出现血磷＜0.8mmol/L时即应引起关注，＜0.5mmol/L时即应立即治疗，并减少能量供给。

（四）注意事项

1.准确记录患者的相关信息　包括病史、用药史、手术史等，以便更准确地评估患者的营养状况。

2.评估环境要舒适　确保评估环境安静、整洁、舒适，以减少外界干扰，提高评估的准确性。

3.注意患者的心理状态　在进行评估时，要注意患者的心理状态，尽量消除患者的紧张情绪，使其能够积极配合评估。

4.尊重患者的隐私　在评估过程中，要尊重患者的隐私，保护患者的个人信息不被泄露。

5.及时反馈评估结果　评估完成后，要及时向患者或家属反馈评估结果，并解释其意义，以便患者及其家属能够了解营养状况并采取相应的措施。

6.定期复评　对于存在营养不良风险的患者，应定期进行营养评估，以便及时发现并处理问题。

神经外科重症患者由于处在应激状态，胃肠道黏膜血流量减少、耗氧量增加，易发生营养障碍，尤其是老年患者，免疫力低下、内环境紊乱，更容易对肠道蠕动产生刺激，导致营养不良的发生。营养评估在临床医学中具有重要的应用价值，对于保障患者健康、促进康复和预后具有重要意义。临床医师、营养师等相关人员应充分重视营养评估的重要性，积极开展营养评估工作，为患者提供个性化营养支持和治疗方案。

十一、胃肠耐受性评估

肠内营养耐受性与患者的腹压、胃排空能力、胃肠道功能状况等密切相关。喂养不耐受表现为在实施肠内营养过程中发生潴留、误吸、恶心呕吐、腹胀与腹泻等消化道不良反应。营养支持被迫暂停或中断，不仅影响康复进程，还增加了医疗费用和住院时间。

神经外科危重症患者因脑部受到严重创伤或脑出血而进入机体高应激状态，各个系统功能均比较脆弱，对肠内营养耐受性较差，容易出现腹泻、腹胀、呕吐、恶心等胃肠道反应，严重影响其营养支持效果。早期肠内营养支持是重症患者康复过程中的重要环节，通过胃肠耐受性评估，从临床护理进行相关干预，促进患者胃肠功能恢复，减少营养不耐受症状发生。

（一）目的

喂养不耐受者受诸多因素影响，包括年龄，病种，治疗护理，肠内营养制剂的成分、种类、输注速度、总量等。胃肠耐受性评估旨在通过对患者的胃肠道功能进行全面的分析和判断，评估其对特定治疗、食物或药物的适应能力。通过评估，医护人员可以了解患者的胃肠道健康状况，为患者制订个性化的治疗方案，减少因胃肠道不耐受导致的并发症，提高治疗效果和患者的生活质量。

（二）适应证

1.所有需接受肠内营养支持的患者。

2.需要接受放、化疗等抗肿瘤治疗的患者。

3.需要长期服用药物的患者，尤其是非甾体抗炎药、抗生素等对胃肠道有潜在刺激作用的药物。

4.存在胃肠道疾病的患者，如胃炎、胃溃疡、肠炎等。

5.需要进行特殊饮食调整的患者，如糖尿病患者、营养不良患者等。

（三）禁忌证

1.患者存在严重的胃肠道出血、穿孔或梗阻等紧急情况。

2.患者处于昏迷、休克等生命体征不稳定的状态。

3.患者无法配合评估，如存在严重认知障碍或精神疾病。

（四）肠内营养耐受性评估指标

1.胃残余量

（1）神经外科重症患者常规不需要进行胃残余量（gastric residual volume，GRV）的监测，但出现腹胀后应进行 GRV 的监测，每 4 ～ 6 小时监测 1 次。

（2）推荐方法：使用注射器抽吸法或胃超声监测法进行 GRV 监测。具体监测方法详见本章第二节。

（3）ESICM 认为，部分胃潴留引起的肠内营养中断是可以避免的，建议只有 6h 内 GRV ＞ 500ml 时才暂停肠内营养，超过 200ml 仍可继续低速肠内喂养，以维持营养供应。喂养期间建议床头抬高30°～45°并添加胃肠动力药，可改善胃排空和对肠内营养的耐受性。有6项探讨胃肠动力药物效果的RCT研究，结果建议静脉注射红霉素为首选，通常剂量为100～250mg，每日3次，持续2～4d；若有呕吐，则推荐静脉使用甲氧氯普胺，通常剂量为10mg，每日2～3次。

2.肠鸣音

（1）肠鸣音是评估肠内营养耐受性的一个指标，主要通过监测肠鸣音的频率来判断。正常情况下，肠鸣音的频率为4～5次/分。

（2）异常肠鸣音

1）肠鸣音过少：如果肠鸣音＜4次/分，表示肠道功能异常，如肠梗阻。

2）肠鸣音亢进：如果肠鸣音＞10次/分，同样表示肠道功能异常，需要进一步评估和处理。

3）肠鸣音消失：如果在3～5min听不到肠鸣音，通常是一个严重的警告信号，表明肠道功能严重受损。

（3）注意事项：肠鸣音的评估应在专业医疗人员指导下进行，特别是在处理肠梗阻或其他严重肠道问题时。肠鸣音的异常是多种疾病的症状，因此正确的诊断和治疗非常重要。肠鸣音只是评估肠内营养耐受性的一个方面。在实际应用中，医师通常会结合患者的临床症状、营养摄入情况、体格检查和必要的实验室检查来综合评估肠内营养的耐受性。

3.腹压监测

（1）神经外科重症患者出现腹胀后建议进行腹压监测（intraabdominal pressure，IAP），并推荐将膀胱内压力作为间接测量患者IAP的首选方法。

（2）腹胀发生时建议根据IAP调整肠内营养喂养方案：应每4～6小时监测1次IAP。当IAP 12～15mmHg时，可以继续进行常规肠内营养；IAP 16～20mmHg时，应采用滋养型喂养；当IAP＞20mmHg时，则应暂停肠内营养。

4.腹部症状

（1）腹胀的定义：清醒患者为主诉腹部有胀气感，或者体格检查有腹部膨隆，叩诊呈明显鼓音、触诊较硬、移动度降低、紧张度增高或3h内腹围增加3cm或3cm以上。

（2）监测及处理策略：神经外科重症患者往往伴有意识障碍，因此需要通过测量腹围值或腹部深、浅触诊的方法对腹胀进行评估。监测频率应取决于患者的喂养情况，但建议不少于每天1次。

（3）方法：腹围测量采用软尺，测量的起点是受试者的脐、腰部做标记后每次呼气时在相同的地方测量腰围，3h内腹围增加3cm及以上认为出现腹胀；用浅触诊和深触诊评估腹胀时，通过施加足够的压力，使浅触诊形成1～2cm的凹陷，深触诊形成2.5～7.5cm的凹陷。如果腹部柔软、活动、不紧张，则认为没有腹胀；腹部坚硬则认为腹胀。

5.腹泻

（1）目前关于腹泻的定义没有统一标准，普遍根据排便频率、性状及量进行判断。重症监护营养组织（critical care nutrition，CCN）将其定义为24h内出现3～5次排便或粪便量≥750ml。肠内营养相关性腹泻指的是患者在接受肠内营养治疗2d后出现的腹泻。

（2）推荐使用Hart腹泻评分表（表2-32）对腹泻进行评估。

表2-32　Hart腹泻评分表

形态	估计容量		
	＜200ml	200～250ml	＞250ml
成形	1	2	3
半固体	3	6	9
液体样	5	10	15
得分			

1）Hart腹泻评分表对9个分类进行赋值，其总分是当天每次排便的分数之和，每次排便均按此表进行评分，若24h累计总分≥12分则判断为腹泻。该表使用简单，目前是国内护理领域评估肠内营养患者腹泻情况最常用的工具。

2）肠内营养操作过程中应注意无菌操作原则，推荐使用胃肠营养泵进行匀速加温泵入。

3）不建议单纯因为腹泻而暂停肠内营养使用，可采用低速喂养的方式，并针对病因进行止泻治疗。

6. APACHE Ⅱ评分　APACHE Ⅱ评分越高，患者疾病危险程度越高，多器官功能受累甚至衰竭，胃肠道功能损伤加重，肠内营养喂养耐受性越差。

（五）评估量表

1. 肠内营养耐受性评分表　在肠内营养过程中，推荐使用肠内营养耐受性评分表（表2-33）评估患者的喂养耐受情况。

表2-33　肠内营养耐受性评分表

评价内容	评分内容			
	0分	1分	2分	5分
腹胀/腹痛	无	轻微腹胀，无腹痛	明显腹胀，腹痛可自行缓解或腹压15～20mmHg	严重腹胀，或腹痛不能自行缓解，或腹压＞20mmHg
腹泻	无	稀便3～5次/日且量＜500ml	稀便≥5次/日且量500～1500ml	稀便≥5次/日且量≥1500ml
恶心/呕吐	无，或持续胃肠减压无症状	恶心但无呕吐	恶心呕吐，不需要胃肠减压或GRV＞250ml	呕吐，且需胃肠减压或GRV＞500ml

注：GRV为胃残留量；1mmHg＝0.133kPa

2.评估结果

（1）评分0分：无胃肠道症状，对治疗、食物或药物无不良反应。

（2）1～2分：轻度胃肠道症状，如轻微恶心、腹胀等，但不影响日常活动。

（3）3～4分：中度胃肠道症状，如较明显的恶心、呕吐、腹泻等，需进行一定的干预和治疗。

（4）5分：严重胃肠道症状，如持续性呕吐、腹痛、肠梗阻等，需紧急处理。

3.肠内营养耐受性评分表与肠内营养输注关系　在进行肠内营养过程中出现喂养不耐受时，需要每6～8小时填写1次患者的肠内营养耐受性评分表，根据评分结果进行肠内营养输注调整：

（1）评分增加≤1分：继续肠内营养，增加速度。

（2）评分增加2～3分：继续肠内营养，维持原速度或减慢速度，对症治疗。

（3）评分增加≥4分或总分≥5分：暂停肠内营养，并做相应处理。

另外，肠内营养护理比肠外营养护理更符合人体正常胃肠道消化吸收生理功能，可直接将营养物质运输到胃肠道中，且能够刺激胃肠道蠕动，促进胃肠道功能的恢复，提高胃肠道功能的耐受性。且持续喂养能够提供更多的肠内营养，发生胃肠道不耐受和喂养中断的概率更小。

（六）注意事项

1.评估前需与患者充分沟通，解释评估的目的和方法，消除患者的紧张和疑虑。

2.在评估过程中，需严格遵循操作规程，确保评估结果的准确性和可靠性。

3.对于评估结果异常的患者，需及时告知患者及其家属，并制订相应的治疗方案和护理措施。

4.评估后，需密切关注患者的病情变化，如出现新的胃肠道症状或症状加重等情况，需及时调整治疗方案和护理措施。

5.对于特殊人群（如老年人、儿童、孕妇等），需特别注意评估方法的选择和使用，确保评估的安全性和有效性。

十二、吞咽功能评估

吞咽是指食物经口摄入并经咽腔和食管传送入胃的全过程，是最复杂的躯体反射之一。吞咽障碍（dysphagia）是指由于下颌、双唇、舌、软腭、咽喉、食管等器官结构和（或）功能受损，不能安全有效地把食物由口送到胃的一种临床表现。根据吞咽障碍发生的原因，可分为神经源性、结构性、精神性吞咽障碍。神经外科以救治颅脑外伤、脑血管意外、颅脑肿瘤等疾病为主，有研究指出神经外科重症患者吞咽困难发生率最高达80%，此类患者多伴有意识障碍、认知障碍。吞咽障碍患者容易产生误吸，继而导致吸入性肺炎。此外，患者因进食困难，还会导致脱水、营养不良，严重影响患者术后康复。因此，对神经外科重症患者进行吞咽功能评估是有必要的。

（一）目的

吞咽功能评估旨在识别和量化患者吞咽过程中的任何异常或障碍，以便为临床诊断和治疗提供科学依据。评估结果有助于确定患者是否存在吞咽困难、误吸等风险，并为其制订个性化饮食计划和治疗方案。

（二）适应证

1.有吞咽困难症状的患者，如感觉食物或液体难以咽下，或咽下后出现呛咳、咳嗽、声音嘶哑等症状。

2.患有神经系统疾病、食管疾病、咽喉疾病等会影响吞咽功能的疾病患者。

3.需要进行手术或其他会影响吞咽功能的治疗前患者。

（三）禁忌证

1.患者意识不清或无法配合评估。

2.患者存在严重的呼吸困难或窒息风险。

3.患者近期进行过食管、咽喉等部位的手术或治疗，且尚未恢复。

（四）评估方法

1.临床观察　通过询问患者症状、观察患者吞咽动作和表情等来判断吞咽功能。

2.饮水试验　见表2-34。洼田饮水试验（water swallowing test，WST）是一种简便易行的筛查评估方法，由日本学者洼田俊夫于1982年提出并推广。该试验通过观察患者在不同情况下饮用水的反应，判断其吞咽功能的正常与否及障碍程度。对诊断吞咽障碍、预测误吸风险、制订个性化康复计划具有重要意义，尤其适用于脑卒中、帕金森病、老年痴呆等神经系统疾病患者及老年人群吞咽功能的评估。

表2-34　洼田饮水试验

项目	结果
检测方法：患者端坐，喝下30ml温开水，观察所需时间和呛咳反应	1级（优）：能顺利地一次将水咽下 2级（良）：分两次以上，能不呛咳咽下 3级（中）：能一次咽下，但有呛咳 4级（可）：分两次以上咽下，但有呛咳 5级（差）：频繁呛咳，不能全部咽下
评定	正常：1级，5s以内 可疑：1级，5s以上或2级 异常：3～5级
疗效判断标准	治愈：吞咽障碍消失，洼田饮水试验评定1级 有效：吞咽障碍明显改善，洼田饮水试验评定2级 无效：吞咽障碍改善不明显，洼田饮水试验评定3级以上

（1）适应证：①疑似存在吞咽障碍的患者，如神经系统疾病、头颈部手术或外伤后等；②需要评估吞咽功能以指导饮食管理和康复治疗的患者。

（2）禁忌证：①急性呼吸道感染或严重心肺功能不全，会导致试验过程中病情加重者；②意识障碍或无法配合指令的患者；③口腔、咽喉或食管存在严重器质性病变者。

（3）评价标准与分级：根据洼田饮水试验的结果，通常将吞咽功能分为5个等级，等级越高，表示吞咽功能越差，误吸风险越大。根据患者的吞咽功能等级，评估其吞咽障碍的严重程度，并预测误吸风险。根据评估结果，制订个性化饮食管理方案，如调整食物质地、进食姿势、吞咽训练计划等；对于高风险患者，可采取鼻饲管或胃造瘘等辅助进食方式，确保患者安全摄入营养。

3.标准吞咽功能评估量表（standardized swallowing assessment，SSA）见表2-35。

表2-35　标准吞咽功能评估量表

1.意识水平：

清醒＝1；嗜睡但能唤醒＝2；有反应但无睁眼和言语＝3；对疼痛有反应＝4

2.头与躯干的控制：

正常坐稳＝1；不能坐稳＝2；只能控制头部＝3；头部也不能控制＝4

3.呼吸模式：正常＝2；异常＝2

4.唇的闭合：正常＝2；异常＝2

5.软腭运动：对称＝1；不对称＝2；减弱或缺乏＝3

6.喉功能：正常＝1；减弱＝2；缺乏＝3

7.咽反射：存在＝1；缺乏＝2

8.自主咳嗽：正常＝1；减弱＝2；缺乏＝3

第一阶段：给予一汤匙水（5ml）3次

9.水流出：无或一次＝1；一次以上＝2

10.有无效喉运动：有＝1；无＝2

11.重复吞咽：无或一次＝1；一次以上＝2

12.吞咽时咳嗽：无或一次＝1；一次以上＝2

13.吞咽时喘鸣：无＝1；有＝2

14.吞咽后喉的功能：正常＝1；减弱或声音嘶哑＝2；发音不能＝3

第二阶段：如果第一阶段正常（重复3次，2次以上正常），给予吞咽60ml烧杯中的水

15.能否完成：能＝1；不能＝2

16.饮完需要的时间——s

17.吞咽中或完毕后咳嗽：无＝1；有＝2

18.吞咽时或完毕后喘鸣：无＝1；有＝2

19.吞咽后喉的功能：正常＝1；减弱或声音嘶哑＝2；发音不能＝3

20.误吸是否存在：无＝1；可能＝2；有＝3

（1）SSA量表可定量反映患者吞咽功能，同时该评定不需要专门的设备，使用方便，评定内容由易到难，能有效降低检查中误吸的风险。

（2）评价原则

1）初步评价异常，就不进行后续评价。分数为初步评价各项目的分数＋第二步最高分（11分）＋第三步最高分（12分）。

2）初步评价正常，第二步评价异常（饮3次水有至少2次异常），就不进行第三步评价。分数为初步评价各项目的分数＋第二步各项目的分数＋第三步最高分（12分）。

3）初步评价正常，第二步评价正常（饮3次水有至少2次正常），第三步评价异常。分数为初步评价各项目的分数＋第二步各项目的分数＋第三步项目分数。

4）初步评价正常，第二步评价正常（饮 3 次水有至少 2 次正常），第三步评价正常，不计算评分。

5）18 ～ 23 分为低度误吸风险，24 ～ 34 分为中度误吸风险，35 ～ 46 分为高度误吸风险。评分越高，吞咽功能越差。

4. 改良容积黏度吞咽测试（volume viscosity swallowing test-Chinese version，VVST-CV）见表 2-36。

表 2-36　改良容积黏度吞咽测试

| 黏度——口量 | | 中稠（2%） | | | 微稠（1%） | | | 高稠（3%） | | |
相关指标		3ml	5ml	10ml	3ml	5ml	10ml	3ml	5ml	10ml
安全性指标	咳嗽									
	音质改变									
	血氧饱和度下降									
有效性指标	食物外溢									
	口腔残留									
	分次吞咽									
	咽腔残留									
受试者主观指标	顺滑性									
	适口性									
	喜食度									

（1）材料准备：水 300ml，舒食素（3.0g×3 条），10ml 注食注射器，杯子 3 个（盛装 3 种不同稠度食材），指脉血氧仪，测试记录表，手电筒。

（2）患者准备：患者清醒状态可以配合测试。坐位，可借助靠垫；通过指脉血氧仪检测患者的血氧饱和度水平；患者发 a 音或者说名字等，作为音调和音色的参考；向患者介绍即将进行的测试包括哪些步骤。

（3）测试黏度：微稠（1%），300ml 水＋一条舒食素（3g）；中稠（2%），150ml 水＋一条舒食素（3g）；高稠（3%），100ml 水＋一条舒食素（3g）。

（4）测试顺序：中稠、低稠、水、高稠。

（5）进行测试：使用注射器将测试液体注射给患者，让患者尝试吞咽。观察并记录患者的吞咽过程，包括是否有咳嗽、音质改变、氧饱和度下降等情况。同时记录食物外溢、口腔残留、分次吞咽、启动延迟等有效性指标。询问并记录患者的主观感受，如顺滑性、喜食性、适口性等。

（6）结果分析

1）无安全性/有效性受损。

评估结果：患者无口咽性吞咽障碍。

2）有效性受损，但无安全性受损。

①评估结果：患者有口咽性吞咽障碍。患者可安全吞咽，但有效性受损，这会危及患者的营养和补水状况。

②饮食指导原则：保证患者吞咽过程不出现有效性问题的前提下，最佳方案是选择最低稠度和最高容积的液体。

3）安全性受损（伴/不伴相关有效性问题）。

①评估结果：患者有口咽性吞咽障碍。吞咽过程的安全性下降提示该患者已经发生误吸。

②饮食指导原则：最安全地摄取液体体积和稠度相当于患者能够安全吞咽时液体的稠度。安全性一致的前提下，须优先考虑尽量大的容积，已保证吞咽有效性和患者优选的稠度。

（7）注意事项：①测试过程中应密切观察患者的反应和生命体征变化；②测试前应向患者充分解释测试目的和过程，以消除患者的紧张情绪；③测试过程中应确保患者的安全舒适，避免发生意外情况。

5.床旁吞咽评估量表（GUSS-ICU）见表2-37。

表2-37 床旁吞咽评估量表

阶段一

只适用于插管＞72h的患者	是	否
拔管＞24h	1	0
RASS ICU：0～＋1	1	0
CAM ICU：阴性	1	0
插管时间＞72h	1	0
鼻胃/鼻肠管在位（通畅且位置正确）或无鼻胃/鼻肠管	1	0
出现喘鸣音	0	1
能咳嗽和（或）清嗓子	1	0
能顺利吞咽口水（无延迟和重复吞咽）	1	0
流涎	0	1
声音变化（嘶哑、咯咯声、虚弱、发音不能）	0	1
合计		

注：分数＜10分，禁食禁水4h；4h后分数＜9分，告知医师，得分为10分则可以继续阶段二的测试

阶段二

直接吞咽试验（每条重复3次，2次以上通过即为通过）
先给予3ml水（用汤匙）通过失败
如果患者第一次吞咽成功，则陆续增加水的量
给予5ml水（用汤匙）通过失败
给予10ml水（用汤匙）通过失败
给予20ml水（用小药杯）通过失败
给予50ml水（用水杯）通过失败
如果患者成功吞咽50ml的水，则可以进食软食

注：每次给予不等量的水后需观察患者情况。如果有下咽困难、咳嗽、流涎和声音改变这4个误吸症状出现或在直接吞咽试验的任何一部分未通过，应立即禁食禁水，并告知医师和（或）康复医师会诊

总结：床旁吞咽评估量表（GUSS-ICU）具有较高的效标关联效度和灵敏度、特异度，预测效能较好，且操作简单省时，所以对长期气管插管患者拔管后的吞咽障碍评估更具临床指导意义。

6.影像学检查

（1）电视X线透视吞咽功能检查（video fluoroscopic swallowing study，VFSS）：作为吞咽功能评估方式中的"金标准"，可以看到患者的吞咽过程，全方位评估吞咽功能，还能够及时有效地判断患者是否出现误吸。VFSS是在X线照射下，让患者吞咽显影钡剂，观察钡剂从口腔进入胃部的过程，可以量化吞咽障碍的程度，但需要转运患者和患者配合，耗时耗费均偏高。

（2）纤维鼻咽喉镜吞咽功能检查（fiberoptic endoscopic examination of swallowing，FEES）：能够直接通过内窥视到咽喉部的吞咽活动，虽然能够实现床旁评估，但必须配备专业设备和人员，还需要有创通过鼻腔插入纤支镜，且只能看清内镜检查到的部位，对吞咽功能的全面检查还是存在限制。

（3）床旁超声吞咽功能检查：可有效测量吞咽过程中舌骨-甲状软骨间距（hyoid-larynx approximation，HLA），即舌骨和甲状软骨之间的距离，检查时需要患者进行一次完整的吞咽动作（3ml温水），超声捕捉并储存吞咽的动态图像。完毕后采用回放功能准确测量HLA的最大值与最小值，其差值为舌骨-甲状软骨缩短距离，缩短距离与最大值的比例为舌骨-甲状软骨间距离缩短率/运动比。影像学检查可以直观显示患者的食管、咽喉等部位的解剖结构和吞咽过程中的动态变化。

（五）评估结果

评估结果应根据患者的具体情况进行综合分析，并给出相应的结论。

1.吞咽功能正常的患者能够顺利完成吞咽动作，无异常表现。

2.吞咽功能轻度障碍的患者存在轻微的吞咽困难，但可以通过调整饮食或采取适当的吞咽姿势来改善。

3.吞咽功能中度或重度障碍患者存在明显的吞咽困难，需要进一步检查和治疗。

（六）注意事项

1.确保患者意识清醒并能配合评估。

2.在评估过程中，要密切关注患者的反应，如有异常应立即停止评估。

3.对于存在窒息风险的患者，应准备好急救设备，并确保评估人员具备相应的急救能力。

4.在使用影像学检查时，应遵守相关操作规程，确保患者的安全。

5.评估结果应综合考虑患者的病史、体格检查和其他相关检查结果，以得出准确的结论。

十三、误吸风险评估

误吸是指进食或非进食时，吞咽过程中数量不等的液体或固体的食物、分泌物、血液等进入声门以下呼吸道的过程。根据临床表现，误吸可分为显性误吸与隐性误吸。显性误吸是指在进食、饮水或胃内容物反流过程中，突然出现的明显呼吸道症状，如咳嗽、发绀，或吞咽后出现声音改变（如声音嘶哑或咽喉部的气过水声）。隐性误吸，又称为"沉默性误吸"，是指口咽部或胃内容物反流被吸入喉部或下呼吸道，但并未出现明显的刺激性呛咳、气急等症状的一种现象。

误吸会导致患者呼吸功能受损，加重病情。引起误吸的因素有高龄（＞70岁）、鼻胃管肠内营养喂养、机械通气、吞咽功能障碍、意识丧失/下降、声门或贲门关闭功能不全、合并神经系统或精神类疾病、使用镇静或肌松药物、院内外转运等。神经外科重症患者具有多重误吸的可能，是高危人群，需要进行误吸风险的评估和预防。

（一）目的

识别患者是否存在误吸风险，以便采取相应的预防和治疗措施，减少因误吸导致的并发症，保障患者的生命安全。通过评估，医护人员可以了解患者的吞咽功能、气道保护机制及存在的误吸风险因素，为患者制订个性化护理计划。

（二）适应证

1.老年人及体弱多病者，因肌肉松弛、神经肌肉功能下降等原因导致吞咽功能减弱。

2.神经系统疾病患者，如脑卒中、帕金森病等，会导致吞咽反射受损或延迟。

3.口腔及咽喉手术后的患者，会因局部疼痛或肿胀导致吞咽困难。

4.气管插管、呼吸机辅助通气等需要经口进食的患者，需评估其气道保护能力。

（三）禁忌证

1.患者生命体征不稳定，如意识模糊、呼吸困难等。

2.患者无法配合评估，如存在严重认知障碍或精神疾病。

3.评估过程会对患者造成二次伤害，如严重口腔溃疡、喉头水肿等。

（四）操作方法

1.识别高危因素

（1）查阅病史：了解患者是否存在吞咽困难、神经系统疾病（如脑卒中、帕金森病）、意识障碍、口腔解剖结构异常等易导致误吸的高危因素。

（2）评估年龄与生理状态：老年人、婴幼儿及身体虚弱者因生理功能下降，误吸风险较高。

（3）分析药物使用情况：某些药物（如镇静剂、抗胆碱能药物）会影响吞咽功能，增加误吸风险。

2.量表评估法

（1）进行床旁吞咽功能测试，如唾液吞咽试验、饮水试验等，评估患者的吞咽能力。

（2）《中国神经外科重症患者营养治疗专家共识（2022版）》推荐使用神经外科重症患者肠内营养期间误吸风险评分表进行误吸筛查（表2-38）。

表2-38　神经外科重症患者肠内营养治疗期间误吸风险评估表

评价内容	评价计分标准		
	1分	2分	3分
年龄（岁）	10～49岁	50～80岁	＞80岁或＜10岁
神志	清醒	清醒＋镇静	昏迷
痰	少	多＋稠	多＋稀薄
合并老年痴呆、脑血管意外、重症肌无力、帕金森病	无	1种	1种以上
饮食	禁食	普食	流食或半流食
体位	半卧≥30°	半卧＜30°	平卧
饮水试验	1级	2级	3级及以上
人工气道、机械通气	无	有	/
总分			

注：

①评价标准：10～12分为低度危险；13～18分为中度危险；19～23分为重度危险。

②评估要求：入院（转入）、手术（介入）、病情变化（护理级别更改为上一级、医嘱变更饮食）时。

③评分10～18分（低中度危险），每周评估1次误吸风险；评分≥19分（重度危险），每日评估1次误吸风险

（3）根据评分结果，将患者分为不同风险等级，制订相应的预防措施和护理计划。

对于高度误吸危险患者，可使用幽门后/小肠喂养；推荐每4小时监测1次胃残留量，有条件的情况下，可采用床旁胃超声监测评估胃残留量；建议使用促胃肠动力药，如甲氧氯普胺、红霉素；或止吐药，如甲氧氯普胺；或抗反流药物。

3.观察评估法

（1）在患者进食或饮水时，观察其吞咽动作、面部表情、声音变化等，评估是否存在吞咽障碍或误吸的迹象。

（2）记录患者进食后的呼吸、咳嗽、咳痰等情况，以便及时发现并处理潜在的误吸问题。

4.实验室检查

（1）进行血液检查，了解患者的营养状况、电解质平衡及感染指标等，评估是否存在影响吞咽功能的潜在疾病。

（2）对怀疑误吸的患者，考虑进行痰液或肺泡灌洗液检查，以明确是否存在吸入性肺炎等并发症。

5.问卷调查

（1）设计针对患者及其家属的问卷，收集关于患者饮食习惯、吞咽困难症状、误吸史等方面的信息。

（2）通过问卷调查，更全面地了解患者的误吸风险状况，为制订个性化预防措施提供依据。

6.影像学检查

（1）利用X线、CT、MRI等影像学检查手段，观察患者的食管、咽喉及气管等结构有无异常，评估其吞咽功能及误吸风险。

（2）必要时可进行动态吞咽造影检查，直观观察患者的吞咽过程及是否存在误吸现象。

7.综合评估

（1）将上述各种方法收集到的信息进行综合分析，形成对患者误吸风险的全面评估。

（2）根据评估结果，制订个性化护理计划和预防措施，包括调整饮食结构、使用辅助吞咽工具、进行吞咽康复训练等。

8.动态监测

（1）对高危患者进行定期随访和动态监测，及时发现并处理新的误吸风险因素。

（2）根据患者的病情变化及治疗效果，适时调整护理计划和预防措施，确保误吸风险得到有效控制。

（五）注意事项

1.评估过程应由具备相关资质和经验的医护人员进行，确保评估结果的准确性和可靠性。

2.评估前需充分与患者及其家属沟通，解释评估的目的、方法及会发生的风险，取得其配合。

3.评估过程中需确保患者安全，避免因操作不当导致患者受伤。

4.对于评估结果，医护人员需及时向患者及其家属解释，并根据评估结果制订个性化护理计划。

5.在患者接受治疗期间，医护人员需密切关注患者的病情变化，及时调整护理措施，降低误吸发生率。

6.神经外科重症患者肠内营养治疗时建议采取预防误吸措施。

误吸风险评估是一个综合、动态的过程，需要综合运用多种评估方法和技术手段，以实现对患者误吸风险的全面、准确评估。通过有效的风险评估和干预措施，可以显著降低误吸事件的发生率，提高患者的生活质量和安全性。

十四、静脉通路评估

（一）静脉治疗定义

将各种药物（包括血液制品）及血液通过静脉注入血液循环的治疗方法，包括静脉注射、静脉输液和静脉输血。常用工具包括注射器、输液（血）器、一次性静脉输液钢针、外周静脉留置针、中心静脉导管、经外周静脉置入中心静脉导管、输液港及输液附加装置。

（二）置静脉导管的目的

补充水、电解质；增加循环血量，改善微循环；供给营养物质；输入药物，治疗疾病；监测中心静脉压；紧急放置心内起搏导管。

（三）神经外科静脉通路选择的评估

1.治疗的因素

（1）治疗周期持续时间。

（2）治疗方案及特殊药物的性质。

（3）是否有多通路的要求。

（4）患者的血管条件。

（5）输液流速要求。

（6）患者是否有能力正确使用及维护。

（7）建立静脉通路的成本。

2.药物性质的评估

（1）对外周静脉刺激较大的药物

1）发泡剂：表柔比星、柔红霉素、长春新碱、多柔比星、氮芥、丝裂霉素。

2）刺激剂：顺铂、多西紫杉醇、奥沙利铂、环磷酰胺、吉西他滨、卡莫司汀。

（2）药物的pH：血液的pH为7.35～7.45，超过正常范围均会损伤静脉内膜出现静脉炎。pH高的药物：阿昔洛韦（10.5～11.6）、蔗糖铁（10.5～11）、苯妥英钠（12）、苯戊酸钠（7.5～9）。pH低的药物：多巴胺（3.3）、环丙沙星（3.3～4.6）、左氧氟沙星（3.8～5.8）。

（3）药物的渗透压：血浆渗透压约为313mOsm/L，药物渗透压越高，对静脉刺激性越大。常见药物渗透压：氯化钾800mOsm/L，甘露醇1098mOsm/L，5%碳酸氢钠1190mOsm/L，50%葡萄糖2526mOsm/L，右旋糖酐2000mOsm/L。

（4）血管活性药物对血管的刺激：对血管刺激大的药物例如去甲肾上腺素、多巴胺、尼莫同等。

3.患者的评估　适应证、禁忌证、过敏史、疾病史、实验室检查、全身因素、局部因素、经济因素及社会因素。

（四）血管通路分类

1.外周静脉短导管：留置针，留置时间＜7d。

2.中等长度导管：适合1～4周持续输液导管，导管尖端在腋窝水平或肩下，留置时间7～30d。

3.外周中心静脉导管（PICC）。

4.中心静脉导管（CVC）。

5.植入式输液港。

（五）神经外科中心静脉通路的选择

1.中心静脉导管

（1）定义：经锁骨下静脉、颈内静脉、股静脉置管，尖端位于上腔静脉或下腔静脉的导管，留置时间为1～2周。

（2）置管途径：① 锁骨下静脉，是在危急情况下容易穿刺成功的大静脉，特别适用于肺叶切除术后患者，慢性肾病患者、上腔静脉综合征、肺气肿、锁骨下有占位有出血倾向患者不宜适用。② 颈内静脉。一般选用右侧静脉穿刺，因为右侧无胸导管，右颈内静脉至头臂静脉几乎为一条直线，且右侧胸膜顶部较左侧低。右颈内静脉穿刺是慢性肾脏病患者的首选。③ 股静脉。一般穿刺送管较顺利，易成功，但是导管在血管内行程长，易引起血栓性静脉炎，且处于会阴部易感染，布-加综合征时禁用股静脉穿刺，上腔静脉综合征时适合采用。

2.外周中心静脉导管（PICC）

（1）定义：经上肢贵要静脉、肘正中静脉、头静脉、肱静脉、颈外静脉（新生儿还可通过下肢大隐静脉、头部颞静脉、耳后静脉等）穿刺置管，尖端位于上腔静脉或下腔静脉的导管。

（2）注意事项：接受乳房根治术或腋下淋巴结清扫的术侧肢体、锁骨下淋巴结肿大或有肿块侧、安装起搏器侧不宜进行同侧置管、上腔静脉综合征的患者不宜进行置管，有血栓史、血管手术史的静脉不应进行置管，放疗部位不宜进行置管。

3.输液港

（1）定义：通过皮下植入的港体连接导管而建立的中心静脉通路，主要是由供穿刺的注射座和静脉导管组成，是一种完全植入体内的闭合的静脉系统。

（2）禁忌证：严重的不可纠正的凝血功能障碍、无法控制的败血症或阳性血培养、烧伤、创伤、上腔静脉综合征。

（六）静脉穿刺置管并发症处理

1.气胸

（1）处理：立即指导患者卧床休息，抬高床头，立即氧气吸入，心电监护，及时拍片检查，根据肺部压缩程度，进行对应处理，如胸腔闭式引流。

（2）预防：①颈内静脉置管首选右侧。右侧颈内静脉到上腔静脉成一条直线，右侧胸膜顶低于左侧胸膜顶，右侧无胸导管。②平卧位。头转向对侧。③颈内静脉穿刺点的选择。选择胸锁乳突肌三角形的顶点，如果过高会损伤神经，过低会损伤肺尖，偏外，易损伤淋巴管。④进针深度。常规患者1.5～3cm，肥胖患者2～4cm。⑤进针角度。进入血管前，角度稍小，15°～30°，进针到达血管上方时加大角度到45°～75°。

2.心律失常

（1）处理：退出导丝10cm，抬高床头，吸氧，观察患者情况，症状缓解后复测长度，重新送管。

（2）预防：准确测量长度，送管动作温柔，CVC导丝进入体内需小于20cm，置管过程中应观察患者反应，询问其有无不适。

3.误伤动脉

（1）处理：立即拔除穿刺针，局部按压，加压包扎，观察有无血肿，更换穿刺部位。

（2）预防：正确评估选择血管，避免穿刺力度过大，穿刺过深，若动静脉重叠，注意进针方向。

4.误伤神经

（1）处理：立即拔除穿刺针，更换穿刺部位，安慰解释，会诊，治疗，观察。

（2）预防：合理选择血管，避免在静脉瓣处进针，以防刺激瓣膜神经，避免穿刺神经丰富处血管。

5.误伤淋巴管

（1）处理：穿刺期间可无表现，穿刺后出现渗液，使用明胶海绵或纱布、弹性绷带加压包扎，若无缓解，考虑拔管。

（2）预防：合理选择穿刺点，提高穿刺及送管技术，合理破皮，避免反复送鞘送管。

6.送管困难

（1）处理：① 与患者交谈，分散患者注意力，缓解患者的紧张情绪；② 确保穿刺鞘在血管内；③ 将导管退至回血好时改变体位再重新送管；④ 对于静脉瓣丰富的血管可一边推注生理盐水，一边送管；⑤ 对于导丝细的导管，可加辅助导丝送管；⑥ 借用超声、放射显影等方法。

（2）预防：① 置管前做好充分的评估工作；② 正确摆放体位；③ 缓解患者的紧张情绪；④ 尽量选择粗直、静脉瓣少的静脉穿刺；⑤ 在满足治疗的前提下，尽量选择型号小的导管；⑥ 送管均速、缓慢轻柔。

7.拔导丝困难

（1）处理：不得强行拔除导丝，如遇阻力，暂停1～2min后再用轻力拔出或将导管一同退出至导丝能退出后，重新送管。

（2）预防：穿刺前用生理盐水冲管，润滑导管；短距离匀速送管，遇到阻力不得强行送管，保持穿刺时体位拔导丝。

十五、血栓评估

（一）血栓的定义

血栓是指血液在血管内异常凝结，可发生在动脉或静脉血管中，是由于血小板活化和聚集及凝血酶介导的纤维蛋白沉积所致，由聚集的血小板、纤维蛋白和束缚的红细胞等组成。发生在动脉系统的血栓导致的疾病如缺血性脑卒中、下肢动脉硬化闭塞症等，发生在静脉系统的血栓导致的疾病如深静脉血栓形成、肺栓塞等。

（二）血栓评估的目的

血栓会影响脏器或肢体的供血，无论是动脉还是静脉造成的血栓，都会危及相应脏器功能的改变，甚至会影响到患者生命。

（三）神经外科血栓风险评估

1.评估时机

（1）入院后24h内：需要完成血栓风险评估。

（2）病情或治疗变化时：如进行手术或介入操作（术前24h内、术中、术后24h

内）、转科（转科后24h内）、护理级别发生变化、报/停病危等特殊情况，如病情加重、卧床时间增加、中心静脉置管、激素治疗或妊娠状态等改变时，应及时进行评估。

（3）出院前24h内：应再次进行血栓风险评估。

2.发生血栓的因素

（1）个人因素：包括患者的年龄、性别、身高、体重、体重指数、家族病史。随着年龄的增长，血管壁的弹性逐渐变差，血液循环也变得不够顺畅，从而增加了血栓形成的风险。女性在某些情况下比男性更容易患上血栓相关疾病。例如，女性在妊娠和服用避孕药期间，由于激素的改变，可能会增加血栓形成的风险。个体的家族病史也是影响血栓风险的一个重要因素。如果个体的近亲有过血栓相关疾病，那么个体本身的风险也会增加。原发性病变包括V因子突变、蛋白C缺乏、蛋白S缺乏及抗凝血酶缺乏。

（2）疾病因素：包括高血压、高脂血症、糖尿病、肝病、肾病、器官移植；有无炎症和自身免疫病；感染；充血性心力衰竭或呼吸衰竭；有无静脉曲张或慢性静脉功能不全病史，是否在3个月内因急性心脏病而住院治疗；既往有无静脉血栓栓塞病史；有无抗磷脂综合征；是否有偏瘫或卒中伴遗留偏瘫。

（3）治疗因素：包括近期是否有重大手术/创伤，如普通外科手术、骨科手术、腹腔镜手术、心脏手术；膝关节关节镜下手术、牙科手术；活动性癌症/化疗；中心静脉置管；体外受精及机械通气等；药物因素，包括使用口服避孕药、激素替代疗法、抗凝药物、抗感染药物。

（4）特殊情况：包括是否处于妊娠期、分娩，卧床时间是否大于3d或久坐，肥胖及吸烟等不健康的生活习惯。

（5）肿瘤细胞及产物与宿主相互作用促使机体处于高凝状态，手术、化疗、抗血管生成治疗、表皮生长因子受体酪氨酸激酶抑制剂治疗、激素治疗、肿瘤压迫血管、外周静脉置管、长期卧床均是其发生血栓的风险因素。

（四）血栓评估表

1.非手术患者使用Padua评分量表　见表2-39。

2.外科手术患者常使用Caprini评分量表　见表2-40。

表2-39　非手术患者Padua评分量表

危险因素	评分
活动性恶性肿瘤，患者先前有局部或远端转移和（或）6个月内接受过化疗和放疗	3
既往VTE	3
制动，患者身体原因或遵医嘱需卧床休息至少3d	3
已有血栓形成倾向，抗凝血酶缺陷症，蛋白C或S缺乏，凝血因子V及凝血酶原 G20210A突变，抗磷脂抗体综合征	3
近期（≤1个月）创伤或外科手术	2
年龄≥70岁	1
心力衰竭和（或）呼吸衰竭	1

危险因素	评分
急性心肌梗死和（或）缺血性脑卒中	1
急性感染和（或）风湿性疾病	1
肥胖（体重指数≥30kg/m²）	1
正在进行激素治疗	1

注：总分20分，评分＜4分为血栓低危，评分≥4分为血栓高危

表2-40 外科VTE风险评估Caprini评分量表

1分	2分	3分	5分
年龄41～60岁	年龄61～74岁	年龄≥75岁	脑卒中（1个月内）
小手术	大手术（＞45min）	抗心磷脂抗体阳性	急性脊髓损伤（瘫痪）（1个月内）
大手术（1个月内）	腹腔镜手术（＞45min）	血清同型半胱氨酸升高	选择性下肢关节置换术
BMI＞25kg/m²	关节镜手术	浅静脉、深静脉血栓或肺栓塞病史	髋关节、骨盆或下肢骨折
卧床患者	恶性肿瘤（现患或既往）	血栓家族史	多发性创伤（1个月内）
炎性肠病史	中心静脉置管	狼疮抗凝物阳性	
下肢肿胀	石膏固定（1个月内）	肝素诱导的血小板减少HIT	
静脉曲张	限制卧床（＞72h）	其他先天性或获得性血栓形成倾向（易栓症）	
妊娠期或产后（1个月内）		凝血酶原20210A阳性	
有不明原因或习惯性流产史		凝血因子VLeiden阳性	
口服避孕药或激素替代疗法			
严重的肺部疾病，含肺炎（1个月内）			
肺功能异常（慢性阻塞性肺疾病）			
急性心肌梗死（1个月内）			
充血性心力衰竭（1个月内）			
脓毒症（1个月内）			
其他危险因素			

注：Caprini评分量表血栓风险分级及预防：

0～1分：低危。建议指导患者早期活动。

2分：中危。建议给予药物预防或物理预防。

3～4分：高危。建议给予药物预防和（或）物理预防。

≥5分：极高危。建议给予药物预防和物理预防

（五）神经外科患者血栓评估的临床表现

1.患侧肢体肿胀、沉重感和疼痛，这是静脉血栓栓塞（venous thromboembolism, VTE）最常见的临床表现，如进一步发展可能会出现肢体皮肤颜色和温度改变，严重时可能会发生股青肿。

2.患者出现中心静脉导管（peripherally inserted central catheter, PICC）相关血栓，可能存在双上肢臂围不等，患侧肢体肿胀、肿痛或肢体运动障碍、肢体红斑或麻木感等临床表现。

3.患者出现呼吸困难、胸痛、咳嗽和（或）咯血、口唇发绀、烦躁不安等，听诊肺部闻及哮鸣音、细湿啰音或血管杂音等临床表现，应警惕肺栓塞发生。

（六）神经外科患者血栓评估的辅助检查

1.影像学评估

（1）彩色多普勒超声检查：是对疑似深静脉血栓形成患者进行初步诊断的首选影像学方法。该项检查方法无创且简易，敏感性及准确性均较高，在临床上运用广泛。

（2）螺旋CT静脉成像：具有较高的准确性，可用于诊断下肢主干静脉或下腔静脉血栓。

（3）静脉造影：准确性高，不仅可以有效判断有无血栓、血栓部位、范围、形成时间和侧支循环情况，而且常被用来鉴定其他方法的诊断价值，被称为深静脉血栓形成（deep venous thrombosis, DVT）诊断的"金标准"。

（4）CT肺动脉造影（computed tomography pulmonary angiography, CTPA）：诊断肺栓塞的"金标准"，是目前首选检查方法，建议在患者症状出现后24h内完成。

（5）肺血管造影：也被认为是诊断肺血栓栓塞症（monary thromboembolism, PTE）的"金标准"，但属于侵入性检查，目前已被pulCTPA等无创性检查方法所替代。然而，对于临床高度疑诊的巨大PTE，且溶栓药物或抗凝药物禁忌的患者，建议直接进行肺动脉造影，并应做好干预准备，这将大大减少检查所需的时间和费用。

（6）超声心动图：可以通过评估有无右心室扩大、右心室游离壁运动降低、流出道梗阻等征象，提示PTE诊断和排除其他心血管疾病。通常用于不宜搬动、生命体征不平稳的高危患者，有助于对急性PTE的危险分层和预后进行判断。

2.检验评估

（1）血浆D-二聚体（D-dimer）：是反映凝血激活及继发性纤溶的特异性分子标志物，可用于筛查急性VTE，但在肿瘤、手术、创伤和妊娠等状态下，D-二聚体水平也会升高。虽然D-二聚体敏感性较高，但特异性不强，所以不能用于确诊。

（2）蛋白C/S活性测定：蛋白C和蛋白S是血液中的两种蛋白，有助于调节血凝块的形成，如果没有足够的蛋白C或蛋白S或者它们不能发挥正常的功能，血栓形成将不受抑制，这就可能导致过度凝血障碍的形成。这两种独立的蛋白检测往往同时进行以作为调查可能存在的过度凝血障碍的一部分。

（3）心肌损伤标记物：包括血浆肌钙蛋白（cTNI和cTNT）、脑钠肽（brain natriuretic peptide, BNP）和N-末端脑钠肽前体（N-terminal pro brain natriuretic peptide,

NT-proBNP），是评价心肌是否损伤的标记物，其水平升高提示心肌损伤严重，对临床诊断肺栓塞有一定的参考价值。

（4）其他检查：如血浆组织型纤溶酶原激活物测定、纤溶酶原活性测定、血栓弹力图、凝血功能检查、血小板测定，以及全血黏度测定等血液流变学检测，均有助于诊断血栓性疾病。

十六、压力性损伤评估

（一）压力性损伤定义

压力性损伤是指发生在皮肤和（或）潜皮下组织的局限性损伤，由压力或压力合并剪切力作用所致。压力性损伤通畅发生在骨隆突处部位，也可能与医疗器械或其他物体有关。

（二）压力性损伤风险评估目的

风险评估是压力性损伤临床实践的重要环节，识别压力性损伤的易感人群是关键的首要步骤。风险评估目的是筛选压力性损伤高危人群，发现高危因素，发现高危部位，早期干预，预防压力性损伤发生，降低压力性损伤严重程度。

（三）压力性损伤风险评估

1.评估时机
（1）入院、转入后2h内完成首次压力性损伤风险评估。
（2）手术后再次评估：手术影响患者感知、活动能力、移动能力、营养状况等。
（3）病情变化，及时进行风险评估：病情变化影响患者感知、活动能力、移动能力、营养状况等，如病情发展需严格卧床等。
2.神经外科发生压力性损伤的因素
（1）内源性因素：① 移动能力受限。脊髓损伤、脑血管意外、进展性神经功能失调、外周血管疾病、疼痛、骨折、手术后、昏迷或镇静、肌肉萎缩。② 营养不良。贫血、脱水、牙齿功能不良、饮食限制、嗅觉或味觉减退、食物摄入不足或食物缺乏。③ 合并症。糖尿病、抑郁或心理疾病、血管炎或其他疾病、免疫缺陷或使用糖皮质激素治疗、充血性心力衰竭、终末期肾病、慢性阻塞性肺疾病、恶性肿瘤、痴呆、疼痛感觉减退。④ 皮肤改变。皮肤完整性改变、皮肤状况变化、皮肤类型、皮肤质量、既往皮肤问题、皮肤发红、皮下潮湿、皮肤干燥和皮肤花斑。
（2）外源性因素：①压力。坚硬的表面。②摩擦力。在表面拖拉或是身体下滑。③剪切力。骨突部位肌肉运动移位。④潮湿。尿或便失禁、大汗淋漓、伤口引流液。
3.神经外科压力性损伤好发部位
（1）神经外科常见体位手术：① 仰卧位。脑室钻孔引流术、基底节血肿清除术、颅骨修补术、额叶、颞叶、鞍区占位切除术。② 侧卧位。顶叶占位切除、顶叶血肿清除术、三叉神经、面神经轻微血管减压术。③ 俯卧位。枕叶占位切除术、小脑占位切除、小脑血肿清除术、颅后窝减压术、脊柱、颈椎后路手术。

（2）神经外科压力性损伤好发高危部位：① 仰卧位。枕部、肩胛部、肘部、骶尾部、足跟部。② 侧卧位。耳郭、肩峰、肋部、髋部、膝关节内外侧、内外踝部。③ 俯卧位。面颊和耳郭、肩峰、女性乳房、男性生殖器、膝部、足趾。

4.压力性损伤评估工具（表2-41） 该量表由 Braden 和 Bergstrom 于1987年编制，共有6个条目：感知能力、活动能力、移动能力、潮湿程度、营养摄取能力及摩擦力和剪切力，其中摩擦力和剪切力评分为1～3分；其余评分为1～4分，情况越好，评分越高，分数越低，压力性损伤风险高。该量表主要适用于危重患者、大手术后患者、营养不良患者、坐轮椅患者、大小便失禁患者、瘫痪患者、卧床患者、意识不清患者。

表2-41 压力性损伤评估工具

知觉感受	完全受限（1分）	非常受限（2分）	轻度受限（3分）	无缺损（4分）
对于压力相关的不适，做有意义反应的能力	①当接受到疼痛刺激，患者无法做出呻吟、退缩或抓握的反应（此因可能是使用镇定药物或意识改变）；②绝大部分体表无法感知到疼痛刺激	①当接受疼痛刺激时，只能呻吟或躁动不安；②全身有1/2以上的体表无法感知到不适或疼痛刺激	①对语言指令有反应，但总是无法在感受不适时表达其不适，或由他人协助翻身；②1～2个肢体无法感知到不适或疼痛刺激	对言语指令有反应，对不适疼痛刺激知觉能力正常
潮湿	持续潮湿（1分）	潮湿（2分）	有时潮湿（3分）	很少潮湿（4分）
皮肤暴露在潮湿环境中的时间	皮肤几乎一直处于潮湿状态，每次移动患者时，患者的皮肤都是潮湿的	皮肤经常是潮湿的，每班至少更换床单1次	每天须更换床单约2次	皮肤通常是干燥的，依照常规更换床单即可
活动	限制卧床（1分）	可以坐椅子（2分）	偶尔行走（3分）	时常行走（4分）
身体活动的程度	活动范围限制在床上	无行走能力或行走能力严重受损，无法承受自己的体重，和（或）需他人协助才能坐进椅子	大多数时间是在床上或在椅子上，但白天偶尔可在协助下，或不需要协助自行走动	每天至少走出病室2次，醒着时至少每2小时会在房内走动
可行性	完全无法移动（1分）	非常受限（2分）	轻度受限（3分）	未受限（4分）
改变及控制体位的能力	无法自己调整身体或肢体位置，即使是轻微的调整	偶尔能轻微地调整身体或肢体位置，无法自己做大幅度的调整	时常能自己小幅度地自由调整身体或肢体的位置	自己能时常改变体位及做大幅度的体位调整

续表

营养	非常差（1分）	可能不足够（2分）	足够（3分）	非常好（4分）
通常的进食形态	①从未吃过完整的一餐，每餐很少吃超过送来食物的1/3，水分摄取差，并未使用液态营养补充品，每天吃2餐或以下蛋白质（肉或豆、奶制品）；②不论患者是否接受静脉补充，持续5d以上禁食或清流质饮食	①很少吃完送来的正餐，一般只能吃送来食物的1/2，偶尔使用液态营养补充品，每天吃3份或以下蛋白质（肉或豆、奶制品）；②所摄取的液态食物或管喂未达到理想的需要量，如每日管喂进食量少于1500kcal	①能吃送来的大部分正餐，但给予营养补充品通常会食用，每天吃4餐（肉或豆、奶制品）；②接受的管饲或TPN疗法，可以符合患者大部分的需求，如每日管饲进食量少于1500kcal	每顿正餐都能吃掉大半，从不拒绝用餐，在两餐之间偶尔还吃点心，不需要营养补充品，通常摄入4份或以上的蛋白质（肉或豆、奶制品）
摩擦力和剪切力	有问题（1分）	潜在问题（2分）	无明显问题（3分）	
	需中度或极大的协助才能移动身体，且无法将身体完全抬起，在床单上不滑动，卧床或坐在椅子上时常会下滑，需要极大的协助以时常调整姿势；痉挛或烦躁不安，使患者皮肤表面几乎持续受到摩擦	不能有效移动，或只需些许协助，在移动过程中，皮肤可能在床单、椅子约束带等设备上出现一些滑动。大多数能在床上或椅子上维持相当好的姿势，但偶尔会滑下来	能自己在床上或椅子上移动。在移动时可将自己完全抬起，总是能在床上和椅上维持良好姿势	

注：最高分23分，极高分≤9分，高度危险≤12分，中度危险13～14分，轻度危险15～18分

（四）压力性损伤分期

1. 1期压力性损伤　皮肤完整，指压时不变白或指压不褪色的红斑，红斑皮肤可有感觉、温度、硬度的改变。此期不包括深部组织损伤期（皮肤紫色或褐色）。

2. 2期压力性损伤　部分皮层缺失，真皮层暴露。表现为完整的或破损的浆液性水疱，或开放性浅表溃疡。创面有活力，呈粉色或红色，无腐肉、焦痂。此期往往由于骨盆皮肤微环境破坏和受到剪切力，以及足跟受到的剪切力导致。该分期不能用于描述潮湿相关性皮肤损伤，如失禁性皮炎、皱褶处皮炎，以及医疗黏胶相关性皮肤损伤或创伤伤口（如皮肤撕脱伤、烧伤、擦伤）。

3. 3期压力性损伤　全层皮肤缺失，可见皮下脂肪，但骨骼、肌腱、肌肉并未外露。常见肉芽组织和表皮组织（伤口卷边），可有腐肉存在，但并未掩盖组织缺损的深度。可有窦道和潜行。此期压力性损伤的深度依解剖位置而各异，鼻、耳、枕部和足踝部因没有皮下组织，可能较表浅；脂肪丰富的区域可发展成较深的伤口。

4. 4期压力性损伤　全层皮肤和组织缺失，可见骨骼、肌腱外露或直接触及，可延

伸到肌肉和（或）支撑结构（如筋膜、肌腱或关节囊）导致骨髓炎的发生。此期压力性损伤的深度依解剖位置而各异。鼻、耳、枕部和足踝部没有皮下组织，溃疡可能较表浅。

5. 不可分期压力性损伤　全层皮肤和组织缺失，由于被腐肉和（或）焦痂覆盖，不能确认组织缺失的程度。直至腐肉和（或）焦痂能够充分去除，伤口基底外露，才能准确分期。

6. 深部组织损伤　皮肤完整或部分缺失，局部有深度不明的紫色、褐色或深红色或有血疱形成，与周围组织相比可有痛感、硬块、渗出、发热或发凉。在深肤色患者身上，很难辨识出深层组织损伤。伤口可能演变为被薄痂覆盖，可迅速发展至多层组织暴露，清创后才能准确分期。

（五）神经外科压力性损伤处理策略

1. 术前干预

（1）查看患者病历资料和皮肤情况。

（2）确定皮肤保护部位及保护步骤，选择合适的泡沫敷料贴于患者的受压部位。

（3）手术开始前、手术中、手术结束后均设置关键环节检查。

（4）巡视患者手术体位稳定性、巡视手术区外部皮肤、巡视手术医师操作、巡视核心体温监测数值、巡视患者外周循环及出入量。

2. 术中护理

（1）分散压力：双腿膝关节内侧粘贴泡沫敷贴，置于凝胶垫上，悬空处予以体位垫保护。

（2）再次评估：体位摆放完成后再次检查受压部位皮肤，特别是检查膝关节的内侧面处于功能位，与手术床面无直接接触，床单平整。

（3）医护协作：手术过程中，任何体位的调整都需要手术医师、麻醉医师、手术室护士三方共同协作执行。

（4）术中干预：术中体位微调整，巡回护士每小时评估患者受压部位皮肤，须在不影响手术的前提下进行。巡回护士对患者适当进行体位更换。

（5）术中体温管理：为了避免体温降低引起的躯体血液循环不良，使受压部位表皮温度减低，从而增加术中压力性损伤的风险，术中应将室温控制在22～24℃，湿度控制在40%～60%。冲洗时使用温热冲洗液。术中使用升温毯、输液加温器注意保暖，预防低体温（低体温也是导致压力性损伤的一个重要因素）。

3. 术后交接

（1）手术室护士与病房责任护士交接患者，重点查看皮肤受压情况。

（2）预见性护理，及时做好减压等处理。

4. 不同压力性损伤处理措施

（1）1期压力性损伤：根据患者病情和皮肤状况及时有效翻身；易受压的骨隆突处可用软枕、海绵垫等架空，卧气垫床，减少组织承受压力，避免摩擦力和剪切力作用；保持床单位清洁干燥、平整，保持皮肤清洁、干燥、无破损；选择合适的敷料。

（2）2期压力性损伤：小水疱，＜5mm，应减少摩擦，防止感染，让其自行吸收，消毒后贴水胶体敷料保护防止破裂。大水疱，＞5mm未破溃，应先消毒，用无菌注射器在水疱低处针刺抽出液体，保留疱皮，再用无菌透明敷贴保护。创面渗液少：伤口基底颜色较红，渗液相对较少，肉芽组织开始形成时可使用水胶体敷贴；创面渗液多：藻酸盐/护肤粉＋水胶体敷料/泡沫敷料外敷；创面无渗液，且基底部呈现红色，为表皮生长过程，选用水凝胶类敷料或透明贴保护。

（3）3期压力性损伤：解除压力性损伤部位的变压情况；清洁创面，无菌换药处理创面，去腐生肌，促进创面愈合；根据压力性损伤的情况，选择合适的敷料；换药的频次由压力性损伤渗液量的多少决定；向患者家属说明增加营养，摄入高热量、高蛋白、高维生素饮食；必要时遵医嘱给予静脉营养。

（4）4期压力性损伤：评估压力性损伤的部位、范围、分期，伤口的颜色、渗液、气味，有无潜行、窦道或瘘管等；评估患者的年龄、病情、意识状态、心理反应、合作程度、营养状况、原发疾病等；按外科换药处理压力性损伤；清创伤口，去除坏死组织，可采取联合清创；如患者有多个伤口，切勿同时暴露，应先处理较清洁的，最后再处理感染伤口；根据伤口选择合适的敷料，动作轻柔，不可过紧，敷料的末端必须保留在伤口外，保持引流通畅，促进肉芽组织生长；包扎固定，根据伤口情况选择合适的包扎方法；向患者或家属说明增加营养摄入，遵医嘱行静脉营养。

（5）不可分期压力性损伤处理：没有红、肿、浮动或渗出的保留干痂；一旦出现红、肿、浮动或渗出时及时清创。

（6）深部组织损伤处理：严禁强烈和快速清创，减少局部压力、摩擦力和剪切力；密切观察伤口变化，界线清楚后清创。

十七、跌倒评估

（一）跌倒的定义

跌倒是指突发、不自主的、非故意的体位改变，导致身体任何部位意外接触地面，或者倒在地面或比初始位置更低的平面上。

（二）跌倒风险评估的目的和意义

识别个体或特定环境中可能导致跌倒的因素，并采取相应的措施进行干预。通过评估，可以及早发现存在的风险因素，从而采取保护措施，保护个体免受跌倒伤害。

（三）神经外科跌倒风险评估

1. 评估时机

（1）患者在入院和转科时应进行跌倒风险评估。

（2）患者有病情变化、服用高跌倒风险药、跌倒后、有跌倒高风险患者出院时均应进行跌倒风险评估。

2. 发生跌倒的因素

（1）疾病因素：神经外科患者以颅内肿瘤、脊髓肿瘤疾病入院治疗，普遍存在头晕、眩晕、平衡及步态异常，直立性低血压、认知功能受损等问题是跌倒的主要原因。

（2）药物因素：神经外科患者在治疗期间神经症状改变较明显，同时存在疼痛、失眠、昏迷、偏瘫，大小便失禁且紧急和频繁的排泄问题需要用药，且在服用镇静镇痛药、抗惊厥药、利尿降压药、催眠药、精神类药，在上、下床过程尤其夜间，跌倒的风险尤为高。

（3）依从性差：神经外科患者在患病期间病情变化快、病情反复，导致患者情绪烦躁、意识障碍、癫痫、听力视力减退，使患者在服药和治疗过程中依从性差，易导致跌倒。

（4）宣教及环境因素：宣教力度不足导致患者、家属和护理人员防患意识不够，增加了患者的跌倒风险。地面过滑、障碍物过多、坐凳不稳等因素也是增加患者跌倒风险的重要因素。

（5）有跌倒史和携带各种导管。

（四）跌倒的评估表

跌倒/坠床风险评估见表2-42。

表2-42　跌倒/坠床风险评估

项目	危险因素	分值	项目	危险因素	分值
年龄	＞70岁	2分	有无跌倒史	有	3分
	＜9岁	2分		无	0分
神经精神情况	老年痴呆	3分	视听觉障碍	有	2分
	烦躁不安/癫痫史	3分			
	意识障碍	2分			
疾病因素	眩晕	3分	不良症状	尿频/腹泻	1分
	出血量＞500ml	4分			
	血压＜90/60mmHg	3分			
	血红蛋白＜60g/L	3分			
	粪便隐血	3分			
药物影响	镇静/镇痛药	1分	肢体情况	肢体残缺下肢	4分
	利尿药/缓泻药	1分		肢体残缺上肢	2分
	降压药	1分		偏瘫	4分
	降血糖药	1分		关节僵硬/变形/疼痛	4分
	化疗药	1分		肌力下降	4分
				双下肢无力	2分
				移动时需要帮助	4分

续表

项目	危险因素	分值	项目	危险因素	分值
环境因素	地面湿滑	1分	陪护情况	无陪护	1分
	障碍物	1分			
	照明不足	1分			
	拥挤狭窄	1分			

注：总分：

跌倒坠床风险评估说明：

≤2分：低度风险。严格落实预防措施，重点是健康指导。

3～5分：中度风险。严格落实预防措施，建立《住院患者跌倒信息登记报告表》，并每天动态评估1次，护士长每周督查1次。

≥6分：高度风险。高风险患者加强健康宣教，并签署《住院患者跌倒风险告知书》。按高危险患者严格落实预防措施，建立《住院患者跌倒信息登记报告表》，签署《住院患者跌倒风险告知书》，床旁有防跌倒警示标志，每天评估1次，护士长每周督查不少于1次

（五）神经外科跌倒的预防

1. 加强跌倒风险评估。结合患者的个体情况进行全面评估。对高危患者做好记录和交接班。做好防跌倒标识牌。当患者意识情况、肌力降低时，应加强平衡力锻炼；在完成独自站起-坐下训练后，慢慢加强患侧腿的负重，选择合适的辅助工具。

2. 帮助患者熟悉病房环境。在有高危风险处放置明显标识，及时清除障碍物，病房、走廊和卫生间的地板应保持平整、干燥，以防滑倒。病床脚滚轮方向朝内，固定病床和床刹，按时检查病床和床刹。病区走廊、浴室和坐便器旁位置均安置扶手，浴室放置防滑垫，保持地面清洁干燥。呼叫器放置在患者随手可拿处。

3. 加强预防跌倒健康教育。对患者及其家属进行可能导致跌倒的风险因素和护理措施等健康宣教，针对有头晕、视力障碍、认知功能受损和大手术后首次下床的患者提前告知患者及照护者其危害性，引起高度重视。医护人员应加强巡视。

4. 患者需要体位转换时，应嘱患者减慢转换速度，避免突然弯腰或弯腰后突然站立；针对卧位转换为站位者应嘱其平躺30s后坐起30s再站立30s后再行走。

5. 对于肌力下降，步态不稳需下床的患者应指导其正确使用助行器等保护性器具。根据患者身高调节病床至适宜高度。

6. 指导患者一旦发生直立性低血压、眩晕、肢体不适应，立即就近坐下或搀扶其平躺休息并及时呼救。

7. 使用高跌倒风险药物的患者在药效期内宜限制活动，告知患者及照护者高跌倒风险药物可能增加跌倒风险的危害性。

8. 对于意识障碍、烦躁不安或定向力障碍的患者，可适当调低床的高度，设床档保护。夜间光线调节柔和，既有足够的亮度，又要避免刺眼；腹泻、尿频、尿急患者应将其尽量安排离卫生间近的床位。下肢活动障碍、乏力的患者需专人陪同。

第二节 神经外科重症护理监测技术

一、神经系统检测

（一）意识水平监测

意识是脑功能研究中最困难的领域之一，至今为止仍然缺乏严格准确的定义。意识水平的改变反映疾病的严重程度。在急性期，短暂轻度的意识改变见于脑震荡，严重的意识障碍（disorder of consciousness，DOC）可以发生不同程度的长时间昏迷；随着病情的稳定，部分患者可以恢复意识，部分患者可以进入微意识状态（minimum state of consciousness，MCS）或植物状态（vegetative state，VS），单病情的恶化可以导致脑死亡。DOC患者的精准评估、治疗方案的制订、动态监测，与预后的预测密切相关，因此动态监测DOC患者的意识水平尤为重要。

1. 传统意识障碍监测技术 临床神经学评估是意识障碍监测的基础，2005年美国Wicks及其同事们提出的全面无反应性量表——FOUR评分（表2-43，表2-44），曾被誉

表2-43 格拉斯哥昏迷评分（GCS）

科室		姓名		性别	年龄	诊断		床号		住院号

项目	评分	反应	分数
睁眼反应（E）	自然睁眼	4	
	语言命令睁眼	3	
	疼痛刺激睁眼	2	
	无睁眼	1	
语言反应（V）	语言正确	5	
	语言含糊	4	
	语言错乱	3	
	只能发音	2	
	无语言反应	1	
运动反应（M）	遵嘱运动	6	
	疼痛定位	5	
	逃避运动	4	
	疼痛刺激屈曲	3	
	疼痛刺激伸肢	2	
	无运动反应	1	

评分结果：

责任护士　　　　　　　　　　　　　　　　评估日期　　年　　月　　日

评分结果：正常15分，最低3分，评分越低，意识障碍越重，≤8分为浅昏迷，<3分为深昏迷

为"新时代的格拉斯哥评分"。研究证实，相对于GCS，FOUR评分能提供更多的神经系统细节，更准确、更适合于神经重症患者的临床评估。遗憾的是，无论何种量表，在评估神经重症患者的意识中都存在着较高的误诊率。

表2-44 FOUR评分

评分	眼部运动	手部运动	脑干反射	呼吸功能
4	自主睁眼，或遵嘱睁眼、眼球追踪和眨眼	可以遵嘱竖拇指、握拳和剪刀手	瞳孔对光反射和角膜反射存在	未插管且呼吸节律规整
3	可以睁眼，但不能追踪	刺痛能定位	双侧瞳孔散大固定	未插管但呈Chaney-Stokes呼吸
2	需要大声呼唤才睁眼	需要大声呼唤才睁眼	需要大声呼唤才睁眼	未插管且呼吸节律不规整
1	需要疼痛刺激才睁眼	刺痛后上肢伸直	瞳孔对光反射和角膜反射都消失	有自主呼吸但需呼吸机辅助通气
0	疼痛刺激不睁眼	刺痛无反应或呈全身肌痉挛状态	咳嗽反射消失	无自主呼吸，完全由呼吸机辅助通气

在意识障碍监测中，MRI的弥散张量成像（diffusion tensor imaging，DTI）和功能磁共振成像（functional MRI，fMRI）技术提供了重要的脑功能信息，有助于判断患者的意识状态和预后。神经影像学评估可以有效避免主观因素的影响，并且能够精准辨别出数次评估结果之间的细微变化，对于预测意识水平的变化具有重要价值。除此之外，一些特殊序列和磁共振成像方法为临床评估意识提供了有益帮助，如弥散加权成像（diffusion weighted imaging，DWI）、弥散张量成像（diffusion tensor imaging，DTI）和各向异性系数（FA）等。

2.新兴意识障碍监测技术

（1）脑电图（EEG）：是一种无创的神经电生理监测技术，通过放置在头皮上的电极记录脑电活动。EEG在意识障碍的监测中具有高时间分辨率和相对较低的成本优势。近年来，定量脑电图（quantitative EEG）和视频脑电图（video EEG）技术的发展，进一步提高了EEG在意识障碍监测中的准确性和可靠性。EEG利用计算法对EEG信号进行解码，提取神经生理特征，并在一段时间内显示总结，有助于早期发现潜在的神经风险。视频EEG则通过同步记录脑电信号和视频图像，为意识障碍的诊断和预后评估提供了更全面的信息。

（2）神经影像与EEG结合技术：该技术是当前意识障碍监测领域的研究热点。通过将神经影像的高空间分辨率与EEG的高时间分辨率相结合，可以更全面地了解意识障碍患者的大脑功能和结构变化。

（3）人工智能技术（AI）：该技术在意识障碍监测中的应用日益广泛。通过机器学习算法和深度学习模型，AI可以自动分析EEG、神经影像和其他生理信号，提取关键特征并预测患者的意识状态和预后。例如，基于EEG数据的AI模型可以准确区分植物人状态、最低意识状态和闭锁综合征等不同类型的意识障碍；基于神经影像数据的AI模型则可以评估脑组织的损伤程度和功能连接性。AI技术的应用不仅提高了意识障碍监测的准确性和效率，还为个性化治疗方案的制订提供了有力支持。

（4）多模态监测技术：是指同时应用多种监测手段对DOC患者进行综合评估的方法。通过结合临床神经学评估、神经影像学检查、EEG、ICP监测等多种技术，可以获得更全面、更准确的意识障碍信息。多模态监测技术有助于早期发现潜在的神经风险、评估治疗反应并预测预后。目前已成为意识障碍监测的手段之一。

（二）颅内压监测

中枢神经系统（central nervous system，CNS）具有精细的自身调节功能，应对来自体内外的变化和各种理化损伤，以保护自身内环境的稳定，包括颅骨的物理防护，脑脊液（cerebrospinal fluid，CSF）的滋润和液压减震，丰富的血液供应以维持细胞外液物质交换和细胞稳态，通过血-脑屏障（blood-brain barrier，BBB）防止有害物质进入等。

将非压缩性的物质如液体加入颅腔就会产生压力，CNS中颅腔内容物对颅腔壁所产生的压力就是颅内压（intracranial pressure，ICP）。正常成人在身体松弛下侧卧时的腰穿或平卧侧脑室内的压力为 $5.0 \sim 13.5$ mmHg（$70 \sim 180$ mmH$_2$O），平均为100mmH$_2$O。儿童为 $3.0 \sim 7.5$ mmHg（$40 \sim 100$ mmH$_2$O），平均为70mmH$_2$O。平卧时成人颅内压持续超过正常限度15mmHg（200mmH$_2$O）即为ICP增高。压力在 $15 \sim 20$ mmHg为轻度ICP增高；$21 \sim 40$ mmHg为中度ICP增高；> 40 mmHg为重度ICP增加。ICP增高的危害性不在于它的绝对压力数，而是由压力增长速度、病变部位等多方面因素决定的。

生理条件下的ICP对于保护大脑和脊髓至关重要。当这个平衡被打破时，可能意味着严重的健康问题。ICP的监测和管理对临床有效的诊断和治疗至关重要。在神经重症护理中，颅内压增高的病因主要有颅内占位性病变、颅脑损伤、缺血缺氧性脑病、脑血管病、CSF循环障碍、先天性病变（如狭颅症）、代谢病等。颅内压增高的临床表现主要是头痛、呕吐、视盘水肿三联征。头痛多在晨起，呕吐后可暂时缓解。急性ICP增高者可出现Bushing反应，慢性ICP增高的患者可出现智力障碍、精神症状等。

目前ICP监测技术主要有两种：有创ICP监测和无创ICP监测。下面将着重介绍该两种监测技术。

1.有创颅内压监测

（1）有创颅内压监测（图2-12）的原理和特点：该监测技术分为植入流体监测系统和微传感器两种，前者应用更为广泛。基于脑室外引流的ICP监测被认为是"金标准"，不仅因为测压的准确性，还因为它通过引流脑脊液来达到降低颅内压的治疗目的。

1）植入流体监测系统：在脑室内植入外引流管，脑室内的液体进入导管，当导管中的压力与脑室内压力平衡时，由传感器进行压力测量。有创颅内压监测不适合长期监测，颅内感染的风险随时间延长开始增加，植入 5d 后的感染风险为5%。另一种不常用的基于流体的颅内压监测系统是蛛网膜下螺钉，它尖端的探头通过颅骨钻孔穿破硬脑膜进入蛛网膜下腔进行探测。然而，它不能排出脑脊液，而且有相当大的局部伤口感染风险。

2）微传感器ICP监测：也可以使用植入式微传感器，如应变传感器、气动传感器和光纤传感器。在应变传感器中，ICP 的变化导致膜片弯曲，引起用于计算 ICP 的电阻

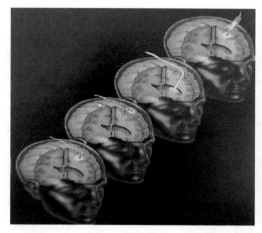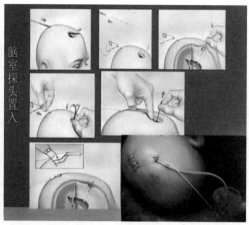

图2-12　有创ICP监测

发生变化。气动传感器在探头的远端有一个气球，其中施加在气球上的压力等于周围组织的压力（即ICP）。在光纤传感器中，ICP的变化会在传感器的顶端移动一个可替换的反射镜，从而改变沿着光纤电缆反射回来的光的强度。大多数微传感器都在脑实质放置，但也可以置入脑室、蛛网膜下腔、硬膜下或硬膜外。

（2）有创ICP监测指征：世界颅脑创伤协会推荐的ICP监测指征如下。①GCS评分为＜8分且伴头部CT异常；②头部CT无异常但GCS评分＜8分且伴有年龄＞40岁、血压＜90mmHg或运动姿势异常；③GCS评分＞8分的颅内血肿但不能决定是否应该手术清除。

（3）非颅脑损伤性的颅内病变ICP监测指征：①可疑静止性脑积水和正常压力脑积水者；②有动脉瘤再破裂或血管痉挛风险的动脉瘤蛛网膜下腔出血；③慢性头痛可疑自发性高颅内压者；④手术结束时有止血困难或脑肿胀者；⑤其他可能导致ICP变化的颅内病变者。

（4）有创ICP监测的禁忌证：广泛的头皮感染、颅内感染、开放性损伤和合并出血性疾病。

（5）有创颅内压监测装置的基本原则和标准：植入颅内的监测装置对脑组织损伤小，感染风险可忽略不计，无脑脊液漏风险，操作简单、可靠，进行诊断和治疗操作时能继续发挥作用。

（6）在颅脑肿瘤患者中，有创ICP监测可用于术前评估、术中监测和术后管理。术前评估ICP有助于了解肿瘤对脑组织的压迫程度，为手术方案的制订提供依据。术中监测ICP可实时了解手术过程中ICP的变化情况，指导手术操作，避免脑疝等严重并发症的发生。术后管理ICP可及时发现和处理ICP增高的情况，减轻患者痛苦，提高治疗效果。

（7）脑室内压力监测仍是ICP监测最可靠、最经济、最准确的方法，这也是唯一一种可同时引流脑脊液的ICP监测技术。近年来脑实质ICP监护仪普遍应用于临床，这些装置易于置入，并发症发生率低，尽管存在零点漂移和机械故障等问题，但这些监护仪在ICP监测和管理中具有积极的临床作用。此外，脑实质ICP监护仪还可以同时与其他监测设备（如脑温度或脑组织氧分压监测）一起植入，进行多模态监测，评估脑组织可否维持有效氧气供应和能量代谢。

（8）有创颅内压（ICP）监测的效益：有创颅内压（ICP）监测的直接测量方式提供了最准确和实时的数据，这对于重症患者的治疗决策至关重要。它可以帮助医师避免不必要的手术，减少并发症的风险，并改善患者的预后。

2.无创颅内压监测　随着医学技术和工程技术发展，ICP监测方法取得较大进步，逐渐从有创监测向无创监测发展。

（1）无创颅内压监测的原理和特点：无创ICP监测是通过非侵入性方法测量ICP的一种技术。其原理主要基于闪光视觉诱发电位（flash visual evoked potential，FVEP）技术，利用闪光刺激诱发视觉电位，获得诱发FVEP波形，确定N3波潜伏期，从而可无创获得患者ICP值。无创ICP监测具有以下特点：操作简单、无创、方便、准确、快捷，患者易于接受，操作过程时间短，并且可以到需要科室进行床旁操作。

（2）无创颅内压（ICP）监测在神经外科患者中的应用：无创颅内压（ICP）监测适用于不需要精确测量ICP的场合，如在急诊室初步评估患者的情况，或者在康复过程中监测ICP的变化。无创ICP监测在神经外科患者中可应用于术前评估、术后监护和并发症发现等方面。

无创颅内压（ICP）监测技术近年来取得了显著进展，特别是在便携式设备和软件算法方面。这些技术使得在床旁甚至家庭环境中进行ICP监测成为可能。其优势在于其非侵入性，这减少了并发症的风险，并降低了医疗费用。对于不需要精确测量ICP的患者，这种技术提供了一种简便、安全的监测手段。

ICP监测技术是神经外科领域的重要技术之一。随着医学技术的不断发展和进步，应积极推动ICP监测技术的创新与发展，探索新的监测方法和手段，为临床治疗提供更加有效的支持。

（三）脑血流和脑代谢监测

虽然脑组织重量只占全身体重的2%，但在静止状态下，脑需氧量占全身供氧的20%，并消耗人体总能量的20%。脑血流量占心搏出量的25%，在儿童高达50%，反映脑组织处于高代谢状态。由于脑组织几乎无能量储备，脑血流一旦中断数分钟即可引起脑神经元不可逆性损害。因此必须维持适当的脑血流，才能为脑神经元提供充足的氧和葡萄糖，并带走代谢产物。

1.脑血流概念

（1）定义：脑血流（cerebral blood flow，CBF）是指每分钟通过单位脑组织的血液量，静息状态时CBF略有差异，范围在45～54ml/100g，平均50ml/100g。CBF的维持对大脑功能的正常运作至关重要，缺乏这些元素会导致脑功能障碍。据研究显示，CBF低于每分钟30ml/100g，可出现头晕、嗜睡等临床症状；当CBF低于每分钟20ml/100g，可出现脑功能障碍。

（2）脑血流生理调控：大脑血管具有自动调节能力，即在一定范围内，无论系统性血压变化如何，脑血流量可以保持相对稳定。自动调节的机制包括代谢调节、神经调节和肌肉调节。

2.脑代谢概念　脑代谢涉及脑细胞进行的各种生化反应和过程，脑代谢的主要目的是提供能量，以支持神经元和神经胶质细胞的正常功能。脑代谢主要包括葡萄糖代谢、氧化磷酸化、神经递质合成与降解等。正常生理状态下，成人脑全天耗氧量为74L，消耗葡萄糖115g。年龄、性别、智力活动状态等因素可影响脑组织对营养素的需求。

3.脑血流与脑代谢监测方法

（1）经颅多普勒超声监测

1）经颅多普勒超声监测原理：经颅多普勒超声（transcranial Doppler，TCD）是一种利用多普勒效应，通过超声波检测CBF速度的无创性技术。多普勒效应是指当超声波遇到移动的红细胞时，会发生频率的变化，这种频率变化可以用来计算CBF速度。1982年，阿斯利特（Aslid）首次采用2MHz超声探头测得颅底大血管的血流速度及血流方向。

①多普勒效应：多普勒效应是由奥地利物理学家克里斯蒂安·多普勒（Christian Doppler）于1842年首次描述的现象。该效应广泛应用于天文学、雷达、气象学及医学影像领域。在医学上，尤其在TCD中，多普勒效应是关键的原理。发射的超声波通过人体组织传输，当它遇到移动的红细胞时会被反射回来。移动的红细胞使得反射回来的波的频率发生改变，这种频率的变化与红细胞的移动速度直接相关。通过对频率变化的精确测量，可以计算出红细胞的运动速度，从而间接反映出血流的速度和方向。

②超声波：超声波是一种高频声波，在不同密度和声阻抗的组织界面上会发生反射和折射。组织密度和声阻抗的差异越大，反射的超声波能量越强。这种特性使得超声波能够清晰地描绘出人体内部组织结构的图像。在TCD中，使用的超声波频率较高（约2MHz），这样可以获得更高的分辨率，并且足够穿透颅骨到达颅内血管。部分超声波被移动的红细胞反射回探头。反射回来的超声波信号由接收器接收，经过放大和处理，生成可以分析的信号数据。通过频谱分析，可以确定反射波的频移，进而计算出血流速度。

2）经颅多普勒超声监测的优点：TCD是一种非侵入性、实时性的监测手段，相较于其他影像学检查方法，如CT和MRI，TCD的操作更加简单，并且能够提供动态的血流速度信息。TCD可以在床旁进行检查，适用于各种临床环境，特别是在急诊和重症监护中。此外，TCD的成本较低，适合广泛应用。

3）经颅多普勒超声监测的目的：评估脑血流状态，监测脑血管病变，术中监测，诊断和评估脑血管疾病，评估血流动力学变化及评估治疗效果。

4）经颅多普勒超声监测适应证

①脑血管疾病：脑动脉硬化、脑动脉瘤、脑动脉血栓等脑血管疾病是TCD常见的适应证。这些疾病都会影响颅内动脉的血流速度和方向，TCD可以通过检测血流的异常变化，评估病变的血流动力学影响。例如，脑动脉硬化会导致血管狭窄和血流减慢，TCD可以帮助确定狭窄的部位和程度。TCD通过识别脑动脉瘤部位的湍流和异常的血流速度，帮助早期诊断和风险评估。

②术前及术后评估：在脑动脉瘤夹闭术、血管内支架置入术等手术前后，TCD用于监测血流速度变化，评估手术效果和并发症风险。术前，TCD可以帮助评估手术区域的

血流情况，确定手术方案。术后，通过TCD监测血流速度的变化，可以评估手术的成功与否，及时发现和处理可能的并发症，确保患者的安全和康复。

③高风险患者监测：对于有心血管疾病风险的患者，如高血压、糖尿病、冠心病等，TCD可用于长期监测颅内血流状态，预防脑血管事件。通过定期监测血流速度的变化，可以早期发现潜在的脑血管问题，采取预防措施，降低脑卒中等严重并发症的风险。

④急性神经系统疾病：急性缺血性脑卒中、蛛网膜下腔出血等急性神经系统疾病是TCD的常见适应证。通过TCD可以评估CBF的动态变化，指导临床治疗。例如，在急性缺血性脑卒中患者中，TCD可以用于评估血流恢复情况，判断溶栓或介入治疗的效果。在蛛网膜下腔出血患者中，TCD可以用于监测脑血管痉挛的发生和发展，指导抗痉挛治疗。

⑤重症监护：在重症监护病房中，TCD用于监测CBF状态，评估病情变化和治疗效果。特别是在心肺复苏后的患者中，通过TCD监测CBF，可以评估脑复苏效果，指导进一步治疗措施。在重症感染、败血症等危重患者中，TCD可以用于监测CBF的变化，评估全身血流动力学的影响，指导综合治疗方案。

⑥儿科应用：在儿科领域，TCD广泛应用于新生儿和婴幼儿的CBF监测。例如，在早产儿中，TCD可以用于监测CBF状态，评估脑出血和脑室扩大的风险。在颅内压增高的新生儿中，通过TCD可以评估CBF的变化，指导临床治疗。在儿童颅脑外伤中，TCD用于监测CBF，评估颅内压和脑灌注的情况。

5）经颅多普勒超声监测禁忌证

①颅骨异常：如颅骨增厚、头部创伤导致的颅骨变形等，可能影响超声波透过，导致信号质量下降。颅骨增厚常见于骨质疏松症、Paget病等疾病，这些疾病导致颅骨结构异常，影响超声波的传播和反射。在头部创伤患者中，颅骨变形和骨折会影响超声波信号的传导，导致TCD无法获得准确的血流数据。

②超声过敏：对超声检查有过敏反应者，应避免使用TCD。虽然超声检查一般是无创且安全的，但少数患者可能对超声耦合剂或探头材料过敏，导致皮肤瘙痒、红肿等症状。在这种情况下，应选择其他无创的CBF监测方法，避免使用TCD。

③重度颅内压增高：在重度颅内压增高患者中，TCD的测量可能不准确。颅内压增高会影响血流动力学，导致血流速度的异常变化。在这种情况下，TCD的测量结果可能无法反映实际的CBF状态。因此，对于重度颅内压增高的患者，应结合其他监测手段，综合评估CBF情况。

④严重心肺功能不全：在严重心肺功能不全患者中，TCD的测量可能受到心肺功能的影响。这些患者常存在全身血流动力学的严重紊乱，影响CBF的稳定性和测量的准确性。在这种情况下，应谨慎使用TCD，结合其他血流监测方法，全面评估患者的血流状况。

⑤颅内感染：颅内感染如脑膜炎、脑脓肿等，可能影响TCD的测量结果。颅内感染会导致脑组织的炎症和水肿，改变CBF的动力学特性。在这种情况下，TCD的测量结果可能存在偏差，应结合临床症状和其他检查结果，综合评估CBF状态。

6）经颅多普勒超声监测操作方法

①设备准备：选择适当的多普勒超声仪器，并进行校准。确保探头和仪器的连接正常，调整仪器参数以获得最佳图像和信号。

②设备选择：选择适合 TCD 检查的多普勒超声设备，通常要求设备具备高分辨率的显示屏、灵敏的探头和精确的频谱分析功能。确保设备性能良好，满足临床需求。

③仪器校准：定期对多普勒超声仪器进行校准，确保设备的准确性和可靠性。校准过程中，应按照设备说明书的要求，检查和调整各项参数，确保仪器处于最佳工作状态。

④患者准备：a.患者体位。根据检查需求，选择合适的体位。通常情况下，平躺和坐姿都是适宜的体位，确保患者舒适，避免紧张和不适。必要时，可使用枕头或其他辅助工具，帮助患者保持稳定的体位。b.头皮清洁。在检查前，使用温水和肥皂清洁患者的头皮，去除油脂和污垢，确保超声波能够顺利传播。使用干净的毛巾擦干头皮，避免水分残留影响探头的接触。

⑤探头放置：了解头部解剖学标志，确定合适的探头放置位置。常见的放置窗口包括颞骨窗口、枕骨窗口和眶上窗口。颞骨窗口位于耳前区域，适合检测大脑中动脉；枕骨窗口位于后枕部，适合检测椎动脉和基底动脉；眶上窗口位于眼眶上方，适合检测大脑前动脉。在放置探头时，应轻轻移动和调整探头，寻找最佳信号位置。根据血管的位置和走向，调整探头的角度和压力，确保获得清晰的血流信号。避免过度按压探头，以免影响信号质量和患者舒适度。

⑥数据采集与分析：启动多普勒超声仪器，调整参数以获得最佳的血流信号。记录血流速度波形，确保信号稳定和清晰。进行多次测量，以确保数据的准确性和一致性。对于关键血管，应进行多点测量，综合分析血流情况。通过分析血流波形的频率变化，计算血流速度。结合患者的临床信息，分析和解释血流速度数据，提供综合评估。对于异常的血流速度，应结合其他检查结果，进一步确认和分析，制订合理的诊疗方案。

7）经颅多普勒超声监测注意事项

①探头位置和压力：确保探头位置准确，压力适中，避免过度按压导致信号丢失或伪影。探头位置的准确性直接影响测量结果，应根据解剖标志和血流信号调整探头位置。压力过大会导致组织压迫，影响超声波传播和信号质量，压力不足则可能导致接触不良，信号不稳定。

②环境干扰：避免在噪声环境中进行测量，因其可能影响超声波信号质量。环境噪声和电磁干扰都会影响超声波信号的质量，应选择安静、干净的环境进行测量。关闭不必要的电子设备，减少电磁干扰，确保信号稳定和清晰。

③患者配合：确保患者放松，避免不必要的头部移动，影响测量结果。患者的紧张和不必要的移动都会影响测量结果，应与患者充分沟通，解释检查过程，减少患者的紧张情绪。必要时，可使用辅助工具固定患者头部，确保测量的稳定性。

④设备定期校准：定期校准 TCD 设备，确保测量结果的可靠性和一致性。设备的准确性和稳定性是确保测量结果可靠的关键，应按照设备说明书的要求，定期进行校准和维护。校准过程中，应检查和调整各项参数，确保设备处于最佳工作状态。

⑤临床综合评估：结合患者的临床信息，综合评估 TCD 测量结果。TCD 提供的血

流速度数据需要结合患者的临床症状和其他检查结果进行综合分析，不能单独依赖TCD结果进行诊断和治疗。应与其他检查手段配合，全面评估患者的CBF状态，制订合理的诊疗方案。

（2）磁共振成像（magnetic resonance imaging，MRI）：MRI是一种无创的脑血流监测技术，通过测量脑内水分子的扩散和流动，评估脑血流的状况。MRI具有较高的空间和时间分辨率，可以清晰地显示脑组织的血流灌注情况，为临床诊断提供重要依据。

1）原理：磁共振成像（MRI）是一种利用磁场和射频脉冲产生人体内部图像的医学成像技术。其基本原理是利用人体中的氢原子核在外部磁场的作用下产生共振现象，通过检测这些共振信号，可以得到人体内部的详细信息。颅脑磁共振成像技术主要针对头部和脑部进行扫描，具有高分辨率、无辐射、多参数成像等特点。

2）基本步骤：将患者置于强磁场中，使人体内的氢原子核受到激发；通过射频脉冲激发氢原子核，使其产生共振；检测共振信号，经过计算机处理后，形成人体内部的图像。

3）适应证：颅脑磁共振成像在以下疾病诊断中具有广泛应用。①脑肿瘤：包括胶质瘤、脑膜瘤、垂体瘤等；②脑血管疾病：如脑出血、脑梗死、动脉瘤等，脑炎、脑膜炎等感染性疾病，脑积水、脑萎缩等发育性疾病，脑白质病变、多发性硬化等神经退行性疾病。

4）检查流程：①检查前准备：患者需去除身上所有金属物品，如首饰、眼镜、活动性义齿等。②检查过程：患者平躺在磁共振扫描仪中，医师通过操作台进行扫描。③检查后处理：医师对获得的图像进行分析，给出诊断意见。

5）注意事项：检查前告知医师患者的过敏史、妊娠情况等；检查过程中保持平静，避免移动，以免影响成像效果；检查后注意休息，如有不适及时就医。检查过程中可能出现过敏反应，如荨麻疹、呼吸困难等；长时间躺在扫描仪中可能导致患者不适，如头晕、恶心等；对于幽闭恐惧症患者，可能会出现焦虑、恐慌等情绪。

6）禁忌证：MRI检查过程中，患者需进入强磁场环境，因此以下金属物品禁忌进入MRI检查室。①体内有铁磁性金属植入物，如心脏支架、人工关节、金属夹等。②体内有电子设备，如心脏起搏器、胰岛素泵等。③体内有磁性介质，如磁性耳塞、磁性眼镜等。④体内有易受磁场影响的治疗装置，如化疗泵、神经刺激器等。⑤心脏起搏器，心脏起搏器是一种用于治疗心脏病的电子设备。由于心脏起搏器内含有金属元件，强磁场可能对其造成干扰，导致心脏起搏器失效。因此，装有心脏起搏器的患者需谨慎进行MRI检查。特殊情况下，如患者病情危重，需在专业医师指导下进行MRI检查。孕妇在妊娠早期（前3个月）尽量避免进行MRI检查，因为此时胎儿器官发育尚未完善，磁场可能对胎儿产生影响。孕妇在进行MRI检查时，需向医师说明妊娠情况，以便医师采取相应的防护措施。

（3）单光子发射计算机断层扫描（single photon emission computed tomography，SPECT）

1）SPECT技术概述：是一种先进的医学影像技术，它通过检测放射性示踪剂在体内的分布情况，生成人体内部的功能性图像。SPECT技术弥补了传统CT和MRI在功能成像方面的不足，为疾病的早期发现、诊断和治疗提供了有力支持。

2）SPECT成像原理：SPECT成像原理基于放射性示踪剂在体内的代谢过程。具体来说，成像过程中，首先给患者注射含有放射性核素的示踪剂。这些示踪剂会在体内特定器官或组织聚集，发射出单光子射线。通过配备有探测器的SPECT设备，可以捕捉到这些射线，并通过计算机重建算法，生成三维图像。SPECT成像的关键在于放射性示踪剂的选择。不同的示踪剂可用于检测不同的疾病，如心肌缺血、肿瘤、神经系统疾病等。示踪剂的选择取决于疾病的类型、病变部位及所需的信息。

3）SPECT适应证

①心血管疾病：SPECT在心血管疾病的诊断中具有重要价值，如心肌缺血、心肌梗死、心肌病变等。检测心肌血流灌注情况，有助于评估心脏功能和病变程度。

②神经系统疾病：SPECT在神经系统疾病的诊断中应用广泛，如癫痫、帕金森病、阿尔茨海默病等。SPECT可以显示脑部血流分布，帮助定位病变部位，为治疗提供依据。

③肿瘤：SPECT在肿瘤诊断、分期和疗效评估中具有重要作用。检测肿瘤细胞对放射性示踪剂的摄取情况，有助于发现早期肿瘤和评估治疗效果。

4）检查过程步骤

①患者进入检查室，患者躺在检查床上，根据需要调整姿势；注射放射性示踪剂：在医师指导下，向患者体内注射放射性示踪剂。

②图像采集：等待放射性示踪剂在体内分布均匀后，利用SPECT设备对患者进行图像采集。

③图像处理：将采集到的图像输入计算机，进行图像处理。

④结果分析：医师根据图像分析检查结果。

5）禁忌证

①孕妇和哺乳期妇女：放射性示踪剂可能对胎儿和婴儿产生不良影响，因此孕妇和哺乳期妇女应避免进行SPECT检查。

②严重过敏体质：对于有严重过敏体质的患者，进行SPECT检查可能导致严重的过敏反应，甚至危及生命。

③心脏病、高血压等疾病患者：这些患者在检查过程中可能无法承受放射性示踪剂的注射，以及检查过程中可能出现的生理反应。

④肾功能不全、肝功能不全患者：这类患者的代谢功能较差，可能无法有效排除放射性示踪剂，增加体内放射性负担。

（4）无创脑氧饱和度监测

1）监测原理：氧合血红蛋白（HbO_2）和去氧血红蛋白（Hb）对不同波长光的吸收特性不同，前者在660nm波长的光下吸收较少，而在940nm波长的光下吸收较多；后者则在相反的波长下表现出不同的吸收特性。近红外光谱（NIRS）设备利用这一特性，通过发射多种波长的近红外光，测量光在脑组织中的吸收情况，进而推算出脑氧饱和度。

2）监测目的

①评估脑氧供需平衡：脑氧供需平衡是维持正常脑功能的关键，当脑组织氧供不足时，会引发一系列代谢紊乱和细胞损伤，最终可能导致不可逆的脑损伤。通过实时的脑

氧饱和度监测,帮助医师了解脑代谢情况及脑组织的氧供需平衡状态,及时发现氧供需失衡的迹象,预防缺氧性脑损伤的发生。医师可以根据监测数据调整治疗方案,确保患者脑组织的氧供需平衡,减少缺氧引起的并发症。

②术中和术后监测:无创脑氧监测广泛用于术中和术后的脑氧监测,特别是在心脏手术、神经外科手术和重症监护中。术中实时监测脑氧饱和度,有助于评估术中CBF和氧供情况,指导术中干预措施,减少术后并发症的发生。术后通过监测脑氧饱和度,医师可以及时调整术后管理策略,确保脑供氧充足,减少术后神经功能损伤的风险。

③评估脑代谢功能:无创脑氧监测技术可以帮助评估脑代谢功能,特别是在各种脑疾病的诊断和治疗中。通过监测脑氧饱和度,了解脑组织的代谢状态,为临床决策提供依据。

脑代谢功能的评估对于诊断和管理脑血管疾病、脑外伤和神经退行性疾病至关重要。通过监测脑氧饱和度,可以获得关于脑代谢状态的重要信息,帮助医师制订个性化治疗方案,评估治疗效果,改进患者预后。

3)适应证

①心脏手术患者:心脏手术过程中,特别是在需要使用体外循环的手术中,脑供氧可能受到显著影响。监测脑氧饱和度有助于预防和处理术中脑供氧不足,降低术后脑损伤风险。

②神经外科手术患者:神经外科手术过程中,由于手术操作可能影响CBF和氧供,实时监测脑氧饱和度可以帮助医师及时发现和处理术中的脑氧供需失衡,对于保护患者脑功能至关重要。

③重症监护患者:重症监护病房中的患者,由于各种原因可能面临脑供氧不足的风险。特别是那些存在脑供氧不足风险的患者,通过无创脑氧监测,可以及时发现和处理脑缺氧问题,改善预后。例如,在心肺复苏后的患者中,通过监测脑氧饱和度,可以评估脑复苏效果,指导进一步治疗。

4)禁忌证

①头皮损伤或感染:头皮严重损伤或感染,可能影响光传播和反射,导致监测结果不准确。

②颅内出血:颅内出血患者,血肿可能干扰光的传播和反射,影响监测结果的准确性。

5)监测结果的解读:深色皮肤会吸收更多的光,可能导致NIRS设备检测的反射光信号减弱,会影响监测结果的准确性,所以在进行设备校准时,需要考虑皮肤颜色对光传播的影响。结果解释时需结合患者的临床表现,综合评估脑供氧状态。

6)操作方法

①设备准备:NIRS设备的基本组成包括光源、接收器和数据处理系统。检查设备的光源和接收器是否工作正常,数据处理系统是否稳定。按照说明书定期进行校准,确保测量结果的准确性。

②患者准备:选择温和、不刺激皮肤的清洁剂清洁头皮,避免头皮受到化学物质的刺激。清洁后,使用干净的毛巾轻轻擦干头皮,确保皮肤干燥。根据监测需求和目标脑

区，选择合适的探头放置位置。使用柔软的固定带或专用固定装置，确保探头与皮肤紧密接触，避免移动和滑动，影响测量结果。

③数据采集与分析：启动NIRS设备，记录脑氧饱和度数据。记录环境条件和患者状态，确保数据的准确性和一致性。结合患者的临床信息，综合评估脑供氧状态。脑氧饱和度数据不能单独作为诊断和治疗依据。

7）注意事项

①确保探头固定牢固：使用柔软的固定带或专用固定装置，确保探头与皮肤紧密接触。避免过度压迫导致局部血流改变和测量误差。

②避免环境光的干扰：选择光线稳定、干扰少的环境进行测量，确保NIRS设备能够准确检测反射光信号。使用遮光罩或遮光帘，减少环境光的干扰。避免频繁开关灯或其他光源变化，光源的变化可能导致NIRS设备误判反射光信号。

③患者状态：确保患者在测量过程中保持安静和放松，指导患者放松身体，避免紧张和不必要的移动。通过轻柔的音乐或舒适的环境帮助患者放松。保持与患者的沟通，确保患者了解测量的目的和过程。避免不必要的头部移动，影响测量结果。

④皮肤健康状况：定期检查患者头皮，确保没有出现压疮、红肿或其他损伤。在长时间监测过程中适时调整探头位置，避免皮肤长期受压。在不影响测量结果的前提下进行探头位置的调整。

（四）神经电生理监测

神经电生理技术是指应用电信号反映处于危险状态的神经系统功能完整性的临床技术，神经电生理监测对各种病因所致的神经重症患者的病情评估和转归预测有重要意义，包括电生理监测（electrophysiological monitoring）、脑电图（electroencephalogram，EEG）、脑磁图（magnetoencephalography，MEG）和经颅磁刺激等。EEG是将大脑神经元细胞的生物电活动通过脑电描记器加以记录和描记的图像，电生理监测则需要一定的电或生物学刺激。神经电生理监测技术简便易行，适用于床旁动态监测，能实时反映脑功能状态和意识状态的变化，广泛用于神经重症患者。主要应用范围包括昏迷程度评估与转归预测、反映颅内压水平、非惊厥性癫痫持续状态鉴定、镇静水平评估、脑死亡判定和重症周围神经病的监测。

1.脑电图监测　脑电图是通过精密的电子仪器，从头皮上将脑部的自发性生物电位记录后放大，反映脑细胞群自发性、节律性电活动的电位曲线。EEG可以判断痫性发作、断定脑损伤程度、指导脑保护治疗和预测预后或结局。EEG具有较好的空间分辨率（mm）和很好的时间分辨率（ms），可以实时动态监测，能鉴别痫性与非痫性发作，能敏感地发现脑功能变化，能早期预测昏迷患者的预后。目前EEG的种类主要有常规脑电图、动态脑电图及视频脑电图3类。

（1）脑电图监测适应证：脑电图监测的适应证广泛，主要包括但不限于以下几个方面。

1）癫痫的诊断与评估：EEG是诊断癫痫的重要辅助手段，能够记录到癫痫发作时的异常电活动波形，如棘波、尖波、棘慢复合波等。可帮助医师确定癫痫的诊断、分类及评估治疗效果。

2）脑部疾病的辅助诊断：对于各种脑部疾病，如脑肿瘤、脑炎、脑血管病、脑外伤等，EEG可以提供病变部位及功能状态的信息，辅助医师进行诊断和鉴别诊断。

3）代谢性与中毒性脑病：如肝性脑病、肾性脑病、酒精中毒性脑病等，EEG可以显示特定的电活动异常，有助于诊断。

4）睡眠障碍的评估：EEG在睡眠医学中有重要应用，可用于评估睡眠障碍，如失眠、发作性睡病、快速眼动睡眠行为障碍等。

5）精神性疾病的诊断：EEG可用于某些精神性疾病的诊断，如精神分裂症、双相情感障碍等，虽然其特异性不如癫痫，但可作为辅助诊断手段之一。

6）脑发育与脑衰老的评估：通过随访脑电图变化，可以了解脑的发育情况、脑衰老过程及脑死亡的判断。

（2）脑电图监测禁忌证

1）颅脑外伤及颅脑手术后头皮破裂伤者：这类患者应避免进行EEG检查，以免加重伤情或影响伤口愈合。

2）存在严重抽搐或心理障碍者：抽搐和心理障碍可能影响EEG的正常记录，甚至导致患者无法配合检查，因此应视为禁忌证。

3）特殊情况下需谨慎使用：对于部分特殊患者，如体内有金属植入物（可能影响脑电信号记录）、无法保持安静或配合检查的儿童等，在进行EEG监测前需仔细评估并采取相应的措施。

（3）脑电图监测电极安放及导联组合

1）电极种类：临床上EEG监测的电极种类繁多，每种电极都有其优缺点，详见表2-45。理想中的电极是可以快速准确地安放，不需要专业的脑电技术师，并且能够长时间保持稳定且具有符合要求的阻抗。

表2-45 电极种类

类型	优点	缺点
柱状电极	良好的阻抗；可用于轻微颅骨缺损的患者；可根据需要修改电极位置	记录时间较短；不适用于颅骨缺损严重者
盘状电极	良好的阻抗；能够长时间检测；可根据需要修改电极位置；国际临床神经生理学联盟推荐；可以提供与MRI兼容的塑料电极	费时
针电极	快速安放；可提供与MRI兼容的塑料电极；提供稳定的记录条件；可为蝶骨电极	可能容易感染皮肤；有创；仅适用于昏迷患者
电极帽	在皮肤准备充分的情况下比较好的阻抗；快速安放	仅可检测4h；一些系统可能容易出现高阻抗；容易出现"盐桥"效应；不适用于颅骨缺损严重者
一次性系统和预防电极	快速安放；无交叉感染的风险；可由经验少的医疗工作者放置	导联数较少，不能完全覆盖头皮；阻抗适中/不良；仅适用于较短时间检测

2）电极安放：国际临床神经生理学联合会（International Federation of Clinical Neurophysiology，IFCN）于1958年制定的国际10-20电极系统（图2-13）是经过长期研究和临床实践形成的，至今仍然是应用最为广泛的标准电极位置。每个电极位置均由字母和数字组成，字母是该电极所对应脑叶或脑区英文单词的首字母大写（Fp-额极、F-额、T-颞、C-中央、P-顶、O-枕），中线电极在大写字母后加z（如Fz、Cz、Pz、Oz）。如并列两个大写字母则表示涉及两个脑区的交界，如FC（额中央）、CP（中央顶）、TP（颞顶）等。

除颞区（T）外，每一条冠状线上电极（相当于横联）的字母相同，即基本位于同一解剖区域。安放电极前首先应使用软尺测量重要坐标点连线（眉弓中点-枕骨粗隆连线、双侧外耳道连线、颅顶正中交叉点）的距离参数，并根据这些坐标点准确测量每个电极的位置。如不测量，仅能称之为近似10-20系统（图2-13）。

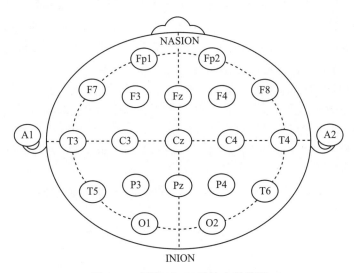

图2-13 国际10-20系统电极位置

3）导联组合：数字化EEG理论上可以任意形成各种导联组合方式，但实际上并不需要如此繁多的导联组合，同时有必要制定常规EEG检查的标准导联组合，以便更好地反映脑电活动的特征，并有助于不同脑电图室之间的交流。导联组合应遵循从前向后、先左后右的顺序排列。使用国际10-20系统中的全部21个电极（包括耳电极），必要时增加下颌电极。导联组合设计应尽可能简单，易于理解记忆和方便定位分析。数字化EEG记录时采用耳电极为参考。阅图时每一份脑电图分析至少应使用参考导联和纵向双极导联显示，并可根据需要使用更多样的导联方式。阅图时参考电极一般选择平均参考（AV），也可根据情况选择耳电极（A1/A2）参考、SD导联或Cz参考。

（4）脑电图监测开始时间及持续时间：对癫痫持续状态（status epilepticus，SE）患者需尽早开始视频EEG监测，对脑损伤后昏迷患者可选择发病后1～7d开始常规EEG监测。常规EEG监测时间需要0.5～2h，多用于昏迷患者的预后评估；动态EEG监测时间至少为24～48h，主要用于非惊厥性癫痫持续状态（non-convulsive SE，NCSE）患者的诊治。

（5）脑电图波形

1）α波：正常成人清醒、闭眼状态下出现的脑电波形，表示大脑处于安静、放松状态。

2）β波：正常成人清醒、睁眼状态下出现的脑电波形，表示大脑处于紧张、兴奋状态。

3）δ波：睡眠状态下出现的脑电波形，表示大脑处于深度睡眠状态。

4）θ波：困倦、轻度睡眠状态下出现的脑电波形，表示大脑处于不完全清醒状态。

5）ε波：异常脑电波形，多见于癫痫发作期。

（6）颅内脑电图监测：颅内脑电图（intracranial electroencepholography，IEEG）主要包括术前侵入性评估，是指通过颅骨钻孔或立体定向仪把电极安放到脑的深部组织，如海马、杏仁核等部位，直接记录这些部位的脑电活动，以及通过颅骨钻孔或开颅手术，将条型或网络状电极安置在脑表面（硬膜外或硬膜下）记录脑各个不同部位的发作间期及发作期的脑电活动。同时，还可以通过这些电极电刺激局部脑组织，以了解它们的功能，进一步描绘出脑皮质功能图，帮助确定手术切除的范围，为癫痫、脑肿瘤、脑部炎症等疾病的精确诊断和治疗方案的制订提供重要依据。

1）颅内EEG电极置入术前准备

①详细告知病史：患者需如实向医师报告所有既往病史、药物过敏史及当前用药情况，以便医师评估手术风险及制订合适的麻醉方案。

②身体检查：完成必要的术前体检，包括心电图、血常规、凝血功能等，确保患者身体状况适合进行手术。

③心理准备：了解手术目的、过程及可能的风险，减轻紧张情绪，必要时可寻求心理医师的帮助。

④术前饮食：根据医师指导调整饮食，通常术前需禁食一段时间，以避免术中呕吐或误吸。

⑤头部清洁：术前一天洗头，保持头皮清洁，减少感染风险。

2）颅内EEG监测的护理

①一般护理：遵医嘱给予氧气吸入及心电监护，术后6h内去枕平卧，清醒后抬高床头15°～30°，利于颅内静脉回流，减轻脑水肿。遵医嘱予止血、抗感染治疗。24h专人守护，病床两侧加防护栏，防止发生意外。

②术后并发症的预防：颅内电极可直接记录到大脑的脑电活动，定位精确、图像质量高，能为医师提供准确的手术切除范围，但作为一种侵入性监测，易导致出血、感染及脑脊液漏等并发症。

③电极固定：应妥善固定植入电极外露导线，避免打折、受压而影响监测数据的准确性，防止患者翻身或搬运患者时导致电极线脱出。监测期间加强巡视，观察电极固定及接触是否良好、放置是否适宜，防止滑脱。

④患者有瘙痒等不适时，嘱患者尽量避免抓挠。癫痫发作时，保护患者头部及电极外接线，防止牵拉造成颅内电极移位。

⑤心理支持：术后患者可能因头部不适、活动受限等原因产生焦虑情绪，家属应给予足够的关心和支持，必要时可寻求心理干预。

2. 无创脑电图（EEG）监测　　无创EEG监测技术是指在不侵入人体的情况下记录脑电图，相比于IEEG技术，无创EEG监测技术具有更高的安全性。

（1）无创EEG监测操作步骤

1）监测前准备：用温湿纸巾清洁头皮，医用磨砂膏涂抹头皮电极需要粘贴的部位，以去除油脂、降低头皮阻抗，注意动作轻柔，避免头皮损伤。

2）准备用物：EEG机、盘状电极、棉签、95%乙醇、安尔碘、磨砂膏和导电膏。开机并输入患者一般资料，检查EEG机参数设定、仪器校准。

3）按照国际10-20系统电极粘贴标准粘贴电极，电极安放前，先用95%乙醇棉球脱脂，必要时使用专业脱脂膏（磨砂膏）脱脂，然后涂抹适量导电膏，使电阻达到最小。充分暴露粘贴部位头皮，避开前囟、后囟及头皮水肿、头颅血肿或头皮破损区，左右两侧对称。粘贴过程中密切观察患者的生命体征变化，注意保暖。带有气管插管和无创呼吸机支持的患者粘贴电极时应保证呼吸机有效通气。

4）粘贴电极后电极线用一次性治疗巾包裹，保持干净整洁；检查电极固定牢固，尽量避免电极脱落。如果电极脱落，则及时安放完整。

5）机器连通后，检查各导联图像监测是否清晰、基线是否稳定等，EEG描记至少30min，根据患者病情设定监测时长。

6）检查结束后停止记录，保存EEG监测记录数据。轻轻取下患者头上盘状电极，用温湿纸巾擦净头皮电极固定处导电膏，观察有无电极压伤及皮肤破损。

7）关闭电脑，用流动水洗净电极上残存的导电膏，清洗所有电极线后晾干，再用消毒湿巾擦拭盘状电极，干燥备用。

（2）无创EEG监测注意事项

1）操作前准备：EEG监测应使用独立的电源。患者进行常规清醒EEG记录前，应嘱咐患者睡眠充足（避免记录中困倦），避免空腹（防止血糖降低对脑电活动的影响），洗头。

2）在检查过程中，应记录与EEG检查相关的各项患者信息。患者应保持自然状态，避免过度紧张或恐惧，以免影响EEG的记录质量。癫痫患者应记录最后一次发作的时间。

3）不论是什么检查目的，常规清醒期EEG检查至少需要有20min的无伪差记录（包括睁-闭眼试验）。

4）妥善固定电极：尽量保证左、右两侧对称的基础上适当减少电极。由于EEG监测记录时间较长，如果记录时间＞12h，每12小时应检查1次EEG记录质量，以识别和纠正电极及其他伪差。

5）每次EEG记录前应对所有通道进行校准测试，包括仪器校准（方波校准）和生物校准（所有放大器通道连接同一导联组合，最好是参考导联），以确认所有通道对校准信号做出同等准确的响应。安放电极后应测试每个电极与头皮之间的阻抗，要求在$100 \sim 5000\Omega$。

6）在EEG记录过程中和回放分析时，应根据情况对灵敏度、带宽滤波、交流滤波及时间分辨率进行适当调整，以期获得最佳记录效果和更准确的分析结果。

7）在常规EEG记录中，技术人员应在旁随时注意患者的意识水平及其他任何变化，并在记录或分析过程中予以标注。

8）EEG记录完成后，应由EEG专业技师进行阅图分析和书写报告，并由有资质的EEG医师复核签发报告。对于记录期间出现的癫痫发作、SE，以及其他重要的临床事件，EEG医师应分析原始记录资料以确定诊断。分析后的脑电图数据应进行存储归档。

3. 电生理监测

（1）诱发电位：诱发电位，亦称诱发反应，是当给予神经系统（从感受器至大脑皮质）特定刺激时，在该系统及脑相应部位产生的可检测的生物电反应。在神经科学与临床医学的广阔领域中，诱发电位作为一项重要的电生理检测手段，为医师提供了深入了解神经系统功能和病理状态的独特视角。诱发电位不仅能够反映神经传导通路的完整性与功能状态，还能在疾病早期发现潜在的神经功能异常，为早期诊断、治疗方案的制订及预后评估提供有力支持。

1）诱发电位的特征

①特异性检测部位：诱发电位必须在特定的部位才能被有效检测。

②独特的波形与电位分布：每种诱发电位都有其特定的波形特征和电位分布模式。

③锁时关系：诱发电位的潜伏期与刺激之间存在严格的锁时关系，几乎在刺激给予的同时或短时间内即可显现。

2）诱发电位的分类与检查方法：根据刺激源和所检测的功能系统，诱发电位主要分为视觉诱发电位（VEP）、听觉诱发电位（BAEP）和躯体感觉诱发电位（SEP）等几大类。视觉诱发电位（VEP）主要用于评估从视网膜到视觉皮质的整个视觉通路的功能完整性，对视神经亚临床损害的检测尤为敏感。检查体位通常采取坐位，通过特定的棋盘格翻转模式分别刺激左、右眼，在视觉皮质记录诱发电位（主要关注P100成分）。脑干听觉诱发电位（BAEP）是反映脑干受损的敏感指标，能够客观敏感地反映中枢神经系统的功能状态，对听力障碍的定位诊断具有重要价值。检查体位可取坐位、平卧位或半卧位。利用声刺激引发神经冲动在脑干听觉传导通路上的电活动，记录并分析ABR波形（主要关注Ⅰ～Ⅴ波）。躯体感觉诱发电位（SEP）主要用于评估躯体感觉传入通路、脑干网状结构及大脑皮质的功能状态，对神经系统疾病的诊断、定位及预后评估具有重要意义。检查体位常采用平卧位或半卧位。利用脉冲电流刺激正中神经腕部或胫后神经踝部，记录并分析SEP早期成分波（如N20、P25、P40、N50）。

3）诱发电位监测的临床应用

①神经系统疾病诊断：如多发性硬化、脑血管病、脊髓损伤、脑肿瘤等，诱发电位监测可提供关于神经传导速度、潜伏期及波形的客观信息，辅助临床诊断。

②手术监测：在神经外科、脊柱外科手术中，实时监测诱发电位能够及时发现手术操作对神经功能的潜在影响，及时调整手术方案，保护患者神经功能。

③康复评估：通过比较治疗前后诱发电位的变化，评估神经系统功能的恢复情况，为康复治疗提供客观依据。

4）神经电生理研究：在基础神经科学研究中，诱发电位是研究神经系统功能、神经网络连接及信息处理机制的重要手段。

5）诱发电位监测的基本步骤

①准备阶段：选择合适的刺激与记录电极，确保患者处于安静、舒适的状态，必要

时给予局部麻醉或镇静。

②刺激参数设置：根据监测目的设置适当刺激类型、强度、频率及持续时间。

③记录与分析：使用高灵敏度、低噪声的记录设备捕捉诱发电位信号，并进行滤波、放大、平均化处理，以提高信噪比。随后，对波形特征（如潜伏期、振幅、波形形态）进行详细分析。

6）诱发电位注意事项与局限性：诱发电位监测结果受多种因素影响，如患者年龄、性别、生理状态及药物使用情况等，需综合考虑。技术操作要求高，需由经验丰富的专业人员进行。某些情况下，如严重神经损伤或传导阻滞，可能无法引出明确的诱发电位反应。

（2）肌电图：肌电图（electromyography，EMG）是一种利用电生理技术记录和评估肌肉在静息及收缩状态下电活动的医学检测方法，主要用于评估肌肉和神经的功能状态。肌电图检查在神经病学、运动医学、康复医学等领域有着广泛的应用，特别是在诊断神经肌肉疾病、评估肌肉损伤及恢复、指导康复治疗方案等方面发挥着重要作用。

1）肌电图记录方法：肌电图记录通常采用表面电极（surface EMG）和针电极（intramuscular EMG，IM-EMG）两种方式。表面电极贴附于皮肤表面，主要记录多个肌纤维共同产生的综合电位变化，适用于评估肌肉的整体活动情况。而针电极则直接插入肌肉组织内，能够更精确地记录单个肌纤维的电位活动，对于诊断神经肌肉疾病尤为关键。

2）肌电图的临床应用

①神经肌肉疾病的诊断：如多发性肌炎、肌营养不良、运动神经元病等。

②神经传导速度测定：评估神经纤维的传导功能，用于诊断周围神经病变。

③肌肉功能评估：在康复医学中，评估肌肉功能恢复情况，指导康复训练。

④手术前后的评估：如脊柱手术前后对神经根功能的评估。

3）肌电图检查的基本步骤

①准备阶段：检查肌电图仪器是否处于良好工作状态，选择合适的电极并消毒。向患者详细解释检查过程，消除其紧张情绪。患者需去除检查部位的衣物，清洁并暴露皮肤，去除可能影响电极贴附的油脂或毛发。医师会在皮肤上涂抹导电膏，以使电极更好地接触皮肤并传导信号。对于针电极检查，需进行局部麻醉以减少不适感。

②放置电极：根据检查目的，医师会在相应肌肉群上放置表面电极或插入针电极。表面电极检查是将电极按照标准位置贴附于皮肤上，通常选择肌肉活动时最明显的区域，记录患者在不同动作或姿势下的肌肉电活动。针电极检查是在选定肌肉部位进行消毒后，将细针电极插入肌肉中，通过改变针尖位置和深度来探索不同肌纤维的电活动。检查过程中会要求患者配合进行特定动作或肌肉收缩，以观察电活动的变化。

③记录数据及分析评估：在患者保持静息、轻微用力或进行特定动作时，肌电图仪器会记录肌肉的电活动信号。记录的数据经过放大、滤波等处理后，医师通过肌电波形分析、振幅测量、潜伏期测定等手段，结合患者的病史及临床表现和其他检查结果，进行综合分析和诊断。

4）肌电图检查注意事项：①检查前患者应避免剧烈运动，保持身体放松，以便获得准确的数据；孕妇、装有心脏起搏器者、有严重出血倾向或感染性疾病者，应提前告知医师，评估是否适合进行肌电图检查；针电极插入可能会引起轻微的疼痛和不适感，但通常是短暂的。②医师应确保操作规范，避免并发症的发生；检查后需注意再次查看针眼部位是否渗血，对于凝血机制差的患者要适当延长局部压迫时间。③清理在皮肤上画出的标记点。协助患者整理好衣物，卧床检查的患者需缓慢起身，以免因不适而跌倒，对于不能行走者，可用轮椅或平车协助转运；肌电图结果需由专业医师结合临床信息和病史综合解读，避免误诊或漏诊。肌电图检查可对神经肌肉疾病及神经损伤后的诊断都有极大的帮助，使得临床医师在治疗前对神经肌肉的病损有非常精准的了解和掌握。诱发电位相较于CT、MRI等影像学检查主要反映脑器质性病变，EEG主要反映脑功能性变化，诱发电位则专注于听、视、体感等神经传导通路的功能状态。这些检查项目相互补充、相互印证，共同构成了神经系统疾病全面诊断与评估的体系。

（3）脑磁图：脑磁图（magnetoencephalography，MEG）是一种集低温超导、生物工程、电子工程、医学工程等21世纪尖端科学技术于一体的无创伤性脑功能检测技术。大脑在进行信息处理时，神经元活动会产生微弱的电流，进而产生微弱的磁场。MEG利用这些传感器在特制的磁屏蔽室中，将受试者的大脑置于高度敏感的测量环境中，通过记录并分析这些微弱的磁场变化，来反映大脑的神经活动。该技术通过测量大脑神经元活动产生的微弱磁场，来无创伤性地探测大脑的电磁生理信号，可以从颅骨外检测大脑中神经元异常放电产生的微弱磁场，尤其对来自脑沟、岛盖、眶额部及半球间等区域产生的切向电流特别敏感，可以为脑电图（EEG）提供补充信息。

1）脑磁图的特点：MEG是一种完全无侵袭、无损伤的脑功能检测技术，其测量灵敏度极高，能够探测到单个神经元活动产生的微弱磁场变化，这对于研究大脑复杂功能具有重要意义。并且MEG在时间分辨率上可以达到毫秒级，与EEG相近，因此能够精确捕捉到神经元活动的快速变化，为研究大脑动态过程提供了有力支持。

近年来，随着光泵磁力计（OPM）的引入，MEG技术实现了革命性突破。OPM可以在没有低温冷却的条件下测量MEG信号，使得受试者可以在实验过程中自由移动，从而更加接近自然状态，提高了数据的真实性和可靠性。MEG在神经科学领域具有广泛应用，可用于研究大脑的高级功能，如思维、情感等，以及测量神经振荡、功能连接和网络动力学等，为揭示大脑工作机制提供了重要手段。

2）脑磁图临床疾病诊断与治疗：MEG在临床医学中也发挥着重要作用，广泛应用于神经外科手术前脑功能定位、癫痫灶手术定位、帕金森病、精神病和戒毒等功能性疾病的外科治疗。同时，MEG还可用于脑血管病及小儿胎儿神经疾病等临床科学应用。

3）MEG实验的基础步骤

①准备阶段：检测前，需要标记受试者的鼻根、左右耳前点作为参照点，建立头部三维坐标系。同时，确保实验环境无磁场干扰，受试者需去除身上所有可能产生磁场的物品，如手表、金属首饰等。

②测量阶段：受试者进入磁屏蔽室，佩戴MEG传感器头盔，进行MEG检查。在此过程中，根据实验需要，对受试者进行体感、听觉、视觉、语言等刺激，以记录不同状态下的脑磁信号。

③数据分析：采集到的脑磁信号经过处理后，与MRI图像进行融合，得到电流偶极子在大脑结构中位置、方向的清晰影像。通过软件处理，可以实现三维显像，使结果

更为直观。

MEG作为一种先进的脑功能检测技术，具有无创性、高灵敏度、高时间分辨率和空间定位准确等优点，在神经科学研究和临床医学领域具有广泛的应用前景。随着技术的不断进步和发展，MEG将为人类揭示大脑奥秘、治疗脑部疾病提供更加强有力的支持。

二、呼吸系统监测

呼吸系统作为人体生命维持系统的重要组成部分，负责氧气的吸入与二氧化碳的排出，其功能的稳定直接关系到机体的生存与健康。神经外科患者术后发生呼吸障碍的原因复杂多样，如脑功能不全、气道保护性反射失常、气道机械通气性梗阻和中枢性呼吸肌无力等，可见神经外科术后患者呼吸系统监测的重要性。另一方面，呼吸道的正常反射依赖于三叉神经、面神经、舌咽神经、迷走神经和舌下神经等脑神经的功能正常，如果其中一个受损，均会对呼吸有影响。如果手术涉及脑干区域，脑干内包含了舌咽神经和迷走神经的核团，引发舌咽神经和迷走神经的异常，导致一系列复杂的临床症状，如吞咽困难、声音嘶哑、呛咳、误吸等，并且脑干是呼吸中枢所在的部位，任何损伤都会直接导致呼吸节律和深度的异常，甚至呼吸抑制，所以有效的呼吸系统监测与管理对于预防术后并发症、促进患者康复具有重要意义。

（一）呼吸的监测

1.脉搏氧饱和度（SpO_2） 指在每100ml血液中，被氧饱和的血红蛋白所占的百分比，脉搏氧饱和度是反映氧合功能的重要指标，SpO_2监测的优势在于无创性、操作简便，能够持续监测而减少动脉血气分析的次数，及时发现低氧血症。

（1）监测方法：大部分监护仪器的脉搏血氧仪能对脉搏氧饱和度进行无创持续监测。使用时，只需将血氧仪的探头夹在患者的手指、足趾或耳垂上，通过红外光和红光照射，检测血液中血红蛋白对光的吸收情况，进而计算出氧饱和度值。

（2）目标要求：$SpO_2 > 94\%$，避免脑缺氧。低氧血症的存在和持续时间明显与死亡率增加和神经预后恶化相关。因此，将SpO_2维持在最低限度以上也是早期复苏的目标。

2.潮气量（tidal volume，TV） 平静呼吸时每次吸入或呼出的气体容积，即一次正常呼吸周期（包括吸气过程和呼气过程）中肺吸入或呼出的气体总量。对于成人而言，潮气量通常为8～10ml/kg，但在实际操作中，正常成人平静呼吸时的潮气量为400～500ml，这一数值并非恒定，会根据个体差异、身体状态及活动水平等因素有所变化。

（1）监测方法：潮气量的测量可以通过多种方法进行，包括干式直接法、湿式直接法、封闭式圆柱体法、肺活量仪法。机械通气的患者最准确的测量方法是将呼吸机模式设置为CPAP/PSV（又称SPONT）模式，此时监测到的呼出潮气量就是自主呼吸潮气量。

（2）目标要求：高潮气量会增加脑损伤患者呼吸机所致肺损伤的风险，低潮气量会导致高碳酸血症和颅内压升高，机械通气的患者，目前大多数研究支持采用个体化潮气量设置方式，即目标潮气量维持在4～6ml/kg（标准体重），但不超过8ml/kg（标准体重）。中国神经外科重症管理专家共识提出存在急性肺损伤的神经重症患者可使用小潮气量和中等呼气末正压（positive end expiratory pressure，PEEP）的肺保护性通气策略。

3.每分通气量（minute ventilation，MV 或 VE）　指静息状态下，每分钟吸入或呼出呼吸器官的总气量。它是潮气量与呼吸频率的乘积，即每分通气量＝潮气量×呼吸频率。正常成人为 6～9L，这一数值同样会受到年龄、性别、身材、活动量及病理状态等多种因素的影响。

（1）监测方法：可以用肺活量计进行测定，也可以通过计算潮气量与呼吸频率的乘积来得到，计算公式为：每分通气量＝潮气量×呼吸频率。

（2）目标要求：无肺实质病变患者，这一设定应根据血气分析的结果进行适当调整。机械通气患者根据潮气量及呼吸频率要求调节每分通气量。神经外科患者还需要特别关注颅脑灌注情况。以颅脑灌注为导向的血流动力学管理需要综合评估脑血流状态、脑血管自主调节能力等因素，通过监测和调整通气参数来维护稳定的脑血流灌注。

4.呼吸频率（respiratory frequency，f）　监测方法包括直接观察法、听诊器测量、仪器监测、血液检查、心电图检查及胸部听诊与叩诊等。直接观察法是最基础且直观的呼吸频率监测方式。通过肉眼观察患者的胸腹部起伏运动来计算呼吸次数。仪器监测是采用专业的呼吸监测仪器，如呼吸监测仪、多参数监护仪等，通过传感器实时、连续地监测呼吸频率。

5.无效腔量（dead volume）　也称为无效腔气量或无效通气量，是指在呼吸过程中，虽然气体被吸入或呼出，但并未参与肺泡与血液之间气体交换的那部分气体量。无效腔量的正常值可能会因个体差异、年龄、性别、体重等因素而有所不同。因此，在临床实践中，需要结合患者的具体情况来评估无效腔量的意义。神经外科手术可能直接或间接影响到呼吸中枢或相关神经调节系统，导致呼吸节律和深度发生变化，进而影响无效腔量。

（1）无效腔量分类：它主要分为生理无效腔气量（physiological dead space）、解剖无效腔气量（anatomical dead space）、肺泡无效腔（alveolar dead space）和机械无效腔（mechanical dead space）。

（2）监测方法：无效腔量通常是通过测量潮气量和肺泡有效通气量来间接计算的，而肺泡有效通气量则是真正参与气体交换的那部分气体量，无效腔量就是潮气量减去肺泡有效通气量得出的量。还可以通过直接测量法，包括一口气法、Bohr公式法、恩尼斯法、费斯特法及多气体稀释法。

（3）目标要求：尽量减少无效腔，提高患者的生存率和生存质量。

6.呼吸道阻力（airway resistance，Raw）　是气体在呼吸道内流动时遇到的阻碍力量，它反映了压力与通气流速之间的关系。这一概念在生理学中被广泛讨论，并用于评估呼吸系统的功能状态。在正常情况下，呼吸道阻力有一定的范围，一般来说，呼吸道阻力的正常值在 $1～3cmH_2O/(L \cdot s)$，呼气时的阻力可能会稍高一些，为 $2～5cmH_2O/(L \cdot s)$。

（1）监测方法：气道阻力测定有多种方法，主要包括阻断法、体积追踪法、食管加载法、强制振动法等，其中体积描记法是目前唯一可以直接测量的方法，临床应用最广泛，且已建立相应的测试标准。让受试者坐在密封的体描仪内，通过改变胸腔内外的压力差来测量呼吸流量和压力，从而计算出呼吸道阻力。另外，脉冲振荡法是基于强迫振荡技术的气道阻力测定方法，近年临床应用较为普及。

（2）目标要求：在神经外科术后，患者可能由于多种原因出现呼吸功能障碍，如意识障碍、咳嗽反射减弱或消失、气道分泌物增多等。这些因素都可能导致呼吸道阻力增加，影响气体交换和肺部通气，正常情况下呼吸道阻力保持在一个相对较低的水平，以确保气体能够顺畅地进出肺部，具体数值需根据患者具体情况动态调整。

7. 肺顺应性（lung compliance，CL）　肺顺应性可分为静态肺顺应性（static lung compliance，CLst）和动态肺顺应性（dynamic lung compliance，CLdyn）。静态肺顺应性是指在呼吸周期中，气流暂时阻断时测得的肺顺应性，主要反映了肺组织的弹性，正常值为200ml/cmHg。动态肺顺应性是指在呼吸周期中，气流未阻断时测得的肺顺应性，它受肺组织弹性和气道阻力的双重影响。当动态肺顺应性随呼吸频率改变而变化时，被称为频率依赖顺应性（lung compliance，Cfd）。肺顺应性是评估肺功能的一个重要指标，它反映了肺组织的弹性和胸廓的扩张能力，对于判断术后呼吸功能的恢复情况及制订合适的呼吸治疗计划具有指导意义。

（1）监测方法：肺顺应性的指标可以通过多种方法进行测定，包括肺部超声检查、肺部CT检查、肺功能检查及肺部X线检查等。

（2）目标要求：维持相对正常的范围，以确保良好的通气和氧供，减少神经外科患者缺氧而导致颅脑的进一步损伤。

8. 呼气末二氧化碳（end tidal carbon dioxide，$ETCO_2$）　指呼气终末期呼出的混合肺泡气中所含二氧化碳浓度（$CetCO_2$）或二氧化碳分压（$PetCO_2$），是评估肺通气和肺血流状况的重要指标，因此其监测广泛运用于心力衰竭、哮喘、慢性阻塞性肺疾病（chronic obstructive pulmonary disease，COPD）、深度镇静等患者的呼吸循环功能监测。正常$ETCO_2$为5%相当于5kPa（38mmHg）。$PetCO_2$能够反映通气血流比值（每分钟肺泡通气量/每分钟肺血流量，V/Q），当V/Q正常时，$PetCO_2$接近于$PaCO_2$；当V/Q升高时，$PetCO_2$下降；当V/Q下降时，$PetCO_2$升高。在正常生理情况下，$PetCO_2$与$PaCO_2$相当，而由于生理无效腔的因素，$PetCO_2$通常较$PaCO_2$略低2～5mmHg，所以可以通过$PetCO_2$来反映$PaCO_2$的变化来识别高碳酸血症，正常值为35～45mmHg，而在各种危重症患者中$PetCO_2$与$PaCO_2$的差异变化较大，需根据临床来全方面评估病情。

（1）监测方法：$ETCO_2$的监测通常通过特定的监测设备实现，如呼气末二氧化碳监测仪。

（2）目标要求：神经外科手术中应维持$ETCO_2$在20～25mmHg的范围。在神经外科手术中，维持适当的$ETCO_2$水平对于确保患者的呼吸功能和手术安全至关重要，根据相关指南和建议，术中通气的目标应为使$ETCO_2$达到20～25mmHg，这一目标值的设定是基于对呼吸功能的监测和管理的考虑，旨在确保患者在手术过程中的呼吸稳定，减少并发症的风险。术后急性呼吸窘迫综合征（acute respiratory distress syndrome，ARDS）合并颅内高压患者机械通气的关键是避免高碳酸血症，以避免脑血流量和颅内压增加，建议对所有急性脑损伤患者进行$ETCO_2$的监测，以降低并发症的产生。

（二）动脉血气分析监测

1. pH　正常为7.35～7.45。如果pH＜7.35，说明患者处于酸中毒状态；如果

pH > 7.45，说明患者处于碱中毒状态。

2.动脉血氧分压（PaO_2） 正常为 80 ～ 100mmHg，PaO_2是反映肺泡通气功能的重要指标之一，受呼吸因素的影响。如果PaO_2 < 80mmHg，说明患者存在低氧血症，需要进行氧疗支持；如果PaO_2 < 60mmHg，说明患者存在严重低氧血症，需要进行机械通气治疗。神经外科术后患者PaO_2目标为 80 ～ 120mmHg。

3.血氧饱和度（SaO_2） 指血红蛋白被氧饱和的百分比，正常为95% ～ 100%。如果SaO_2 < 95%，说明患者存在低氧血症，需要进行氧疗支持。

4.动脉血二氧化碳分压（$PaCO_2$） 指动脉血中物理溶解的二氧化碳的分压，正常为35 ～ 45mmHg。目标是尽量达到正常的生理状态，避免脑组织缺氧，维持SpO_2 > 95%，PaO_2 > 80mmHg，$PaCO_2$维持在 35 ～ 45mmHg（过度换气时 30 ～ 35mmHg）。在生理学上，二氧化碳是脑血管反应性的有效介质，在20 ～ 80mmHg的范围内$PaCO_2$每增加1mmHg会导致脑血流量增加3%，因此，低碳酸血症和高碳酸血症可能分别导致脑缺血和脑充血。脑损伤患者指南支持将 $PaCO_2$保持在 35 ～ 45mmHg，而在颅内压（ICP）持续升高的情况下，降至32 ～ 35mmHg 可被视为一种升级策略（不建议将$PaCO_2$常规降至30mmHg以下）。如果SpO_2 < 90%，PaO_2 < 60mmHg，脑组织将出现缺氧，严重时发生呼吸衰竭，危及生命。呼吸衰竭分类如下。

（1）Ⅰ型呼吸衰竭：血气分析特点是PaO_2 < 60mmHg，而$PaCO_2$降低或正常。主要见于间质性肺疾病、肺纤维化、肺栓塞等。

（2）Ⅱ型呼吸衰竭：血气分析特点是PaO_2 < 60mmHg，同时伴有$PaCO_2$ > 50mmHg。主要见于慢性阻塞性肺疾病急性加重、肺气肿、慢性支气管炎等。

5.碳酸氢根（HCO_3^-） 反映代谢性酸碱失衡的指标，标准碳酸氢盐（standard bicarbonate，SB）是隔绝空气的标本在37℃，氧饱和度100%，$PaCO_2$为40mmHg的标准条件下测得的HCO_3^-，即去除呼吸影响的HCO_3^-量。实际碳酸氢盐（actual bicarbonate，AB）是隔绝空气的血标本在实际条件下测得的HCO_3^-未排除呼吸影响。正常情况下 AB ＝ SB，正常值为24（21 ～ 27）mmol/ L。AB > SB提示呼吸性酸中毒，AB < SB提示呼吸性碱中毒，AB ＝ SB ＝ 正常值提示酸碱平衡。AB ＝ SB < 正常值提示代谢性酸中毒，AB ＝ SB > 正常值提示代谢性碱中毒。

6.剩余碱（BE） 指在标准条件下将1L全血的pH滴定至7.4时所需的酸或碱的摩尔数。正常为-3 ～ ＋3。正数为代谢性碱中毒，负数为代谢性酸中毒。

7.血气分析 是临床常用的辅助检查，除了监测呼吸的指标外，还涉及多个方面的生理指标监测，包括钾离子、钠离子、钙离子、乳酸、血糖、血红蛋白等指标，均对临床治疗具有重大意义。

（三）呼吸动态管理

1.保持呼吸道通畅

（1）一般护理

1）体位：除需平卧位操作，其余床头抬高30° ～ 45°。床头抬高可显著降低VAP的发生率，有利于肺功能康复，防止误吸反流。床头设置角度测量仪或角度显示器，方便观察和调节床头高度。

2）加强口腔护理：口腔护理是预防气道感染的有效措施，应指导或协助患者每天刷牙，同时使用聚维酮碘溶液、氯己定等具有消毒功能的漱口液，每次6～8h，以保持良好的口腔健康，避免致病菌侵入下呼吸道。

（2）气道湿化：气道湿化有助于神经外科患者排痰，减少肺部并发症。对神经外科患者行常规雾化吸入，能降低痰液黏稠度，使口腔黏膜湿化，也便于医护人员进行口腔护理和吸痰操作。同时应保持适宜的环境温、湿度，更利于气道的湿化。

1）目前国内临床对神经外科患者常用的雾化祛痰药物包括乙酰半胱氨酸溶液、氨溴索溶液等。

2）气道雾化的时机通常为餐前或用餐30min后，鼻饲患者需暂停喂养，防止气雾刺激引发呕吐。意识清醒的患者采取半卧位或坐位，认知障碍或咳嗽能力弱的患者床头抬高30°。雾化时间控制在15～20min，时间过长可能会导致患者缺氧、分泌物过度液化及通气不足致使气道阻塞加重。雾化液量不宜过满（≤10ml），雾化器过满将无法使雾化液形成气雾，降低雾化效能。

3）保持室内的温、湿度，室温应保持在20～22℃，湿度维持在50%～60%。

4）保持每日饮水，多饮水可以稀释痰液，使其变得稀薄，从而更容易被咳出体外。神经外科术后饮水可以稀释痰液、促进新陈代谢，有助于痰液的排出和身体的恢复。但需要注意适量饮水、避免呛咳和监测出入量等事项。

（3）排痰训练：神经外科患者排痰困难往往意识、肌力、术后早期担心颅内压增高等，需要刺激咳痰等。临床最常规的排痰方法是翻身拍背法，另外餐前进行体位引流、机械排痰治疗（胸部叩击与震颤），也有助于痰液的被动排出。如果患者能配合，还应对患者进行主动咳嗽训练方法的训练，促使其主动排痰。

（4）早期康复锻炼：由平卧、半卧位、坐位、站立逐渐过渡。早期肢体的康复训练能帮助神经外科患者尽早站立，扩大活动范围，避免长期卧床。若患者能配合，鼓励患者进行有效呼吸和咳嗽训练，采用单一或联合使用腹式呼吸法、缩唇呼吸法、利用呼吸训练器具等个体化方案，增加体内气体交换，提升肺功能，帮助痰液排出。

（5）严格使用抗生素，根据肺部感染情况或指标如痰标本使用抗生素，防止耐药。

（6）因舌后坠、颈短、肥胖导致上气道阻塞的患者，给予鼻咽通气道，保持气道通畅。

（7）误吸：据国内外多项研究表明，神经外科患者误吸的发生率远高于普通患者群体。此外，误吸导致的肺部感染是神经外科患者最常见的并发症之一，其发生率可高达50%以上，严重影响患者的预后和生存质量。

2. 人工气道的应用

（1）人工气道的建立指征：神经外科术后患者由于呼吸中枢功能不全、气道不畅、呼吸功能不全会导致缺氧，大脑组织对缺氧非常敏感，所以必须立即建立人工气道。中国神经外科重症管理专家共识提出气管插管一般指征包括气道梗阻、通气、氧合障碍、预计神经功能恶化、预计心脏功能恶化等。

（2）人工气道的选择：人工气道主要指气管插管和气管切开，也包括口咽通气管和喉罩等临时气道保护措施。在建立人工气道前，应评估和记录患者的神经功能状态，包括意识水平、肌张力、是否存在颅底骨折、癫痫发作和颈椎的不稳定性等。

1）气管插管和气管切开：选择气管插管或气管切开方式建立人工气道效果相同，一般优先选择气管插管。气管插管的特点是快捷、可靠、安全，在进行气管插管前，应确定患者是否存在下颌小、开口受限、下颌舌距过小等困难插管的高危因素。气管插管有经口和经鼻两种方式，推荐首选经口气管插管，存在颅底骨折时，更应避免经鼻气管插管。对于急诊手术的颅脑损伤或脑血管意外者，建议保留手术后的气管插管，以免反复刺激造成中枢进一步损伤。此外，吸痰和气道管理也更为方便，肺部感染的概率也会降低。如果预计患者需要较长时间（可能在2周以上）的呼吸支持，则最好尽早改为气管切开。在准备进行气管切开前应进行评估，如是否存在颈部肿瘤或甲状腺肿大等，如果存在上述高危因素应该做好相应处理措施，避免由于反复操作刺激使患者颅内压增高、缺氧等，导致中枢进一步受损。

2）临时人工气道：主要包括喉罩、口咽通气道、鼻咽通气道等。喉罩操作容易，可以作为临时措施，尤其是在困难气道时；但它也存在缺点，比如固定不可靠、无法胃肠减压/营养等，因此气道维持时间过长时并不可取。喉罩操作方法：患者应处于平卧位，头部适度后仰，以打开气道（对于颈部活动受限的患者，可垫高肩部或使用专门的气道管理枕头），确保患者口腔内无异物，必要时进行清理。在患者头侧，一手持喉罩，另一手轻推患者下颌以进一步开放气道。将喉罩的尖端对准喉口，沿舌根和会厌的背面轻轻推进，避免用力过猛或方向偏离，直至感觉喉罩前端阻力消失，表示喉罩已进入咽腔。另一个常用的临时人工气道是口咽通气管，主要适用于以舌后坠为主导致气道阻塞时的临时气道保护。对于轻中度昏迷的患者，若存在咽反射，可能诱发呕吐、烦躁，增加误吸风险及脑氧消耗，因此不建议轻中度昏迷患者使用，只推荐用于深度昏迷患者。口咽通气管操作方法：患者去枕仰卧，头稍后仰，清除口腔分泌物。主要有两种置入方法，直接放置法是通气管的咽弯曲向下沿舌面顺势送至上咽部，将舌面与口咽壁分离；反向置入法是将通气管的咽弯曲部分向腭部插入口腔，当其内口接近口咽后壁时（已通过悬雍垂）将其旋转，当患者吸气时顺势向下推送，弯曲部分180°下面压住舌根，弯曲部分上面抵住咽后壁。

3）注意事项：合并颈椎损伤患者建立人工气道时，一定要特别注意颈椎保护，在进行气管插管和气管切开时，要采取适当措施避免加重颈髓损伤，尽量选择经口气管插管，避免经鼻插管引发的颅底骨折，主要措施包括保持颈椎在轴线位、避免颈椎过伸、采用可视喉镜插管或快速经皮气管切开等方法。同时也要注意气管插管及气管切开的禁忌证如凝血功能障碍等。

3.呼吸支持 建立人工气道后仍不能保证正常氧供者，应开始机械通气。机械通气的一般指征包括：积极氧疗后仍不能改善缺氧，患者呼吸频率过快（＞35次/分）或过慢（＜6～8次/分），呼吸节律异常，通气不足和（或）氧合障碍（$PaO_2 < 50mmHg$），动脉血$PaCO_2$进行性升高，心脏功能不全等。

（1）神经外科机械通气要求：为获得最适宜的个体化换气治疗，根据患者血气分析、血氧饱和度、呼吸末二氧化碳分压等指标，调节机械换气模式和条件。进行呼吸支持时要特别注意对中枢的影响，注意机械通气和自主通气的协调，采取必要的镇静镇痛管理。目标是尽量达到正常的生理状态，避免脑组织缺氧，维持血氧饱和度（SpO_2）＞95%，$PaO_2 > 80mmHg$，$PaCO_2$维持在35～45mmHg（过度换气时

30 ～ 35mmHg）。如果 SpO_2 < 90%，PaO_2 < 60mmHg，脑组织将出现缺氧。虽然短时程过度通气降低 $PaCO_2$ 可降低颅内压，但长时程过度通气可引起脑血管收缩导致脑缺血。临床研究表明在急性肺损伤时，神经外科重症患者可使用小潮气量和中等呼气末正压（positive end expiratory pressure，PEEP）的肺保护性通气策略。PEEP升高会导致颅内血液回流减少，使颅内压增高，当PEEP超过 $15cmH_2O$ 时可对颅内压产生明显影响，高于 $15cmH_2O$ 的PEEP仅适用于严重低氧血症时。

（2）机械通气的并发症

1）呼吸机相关肺炎：是机械通气过程中最常见的并发症之一，其发生率高、治疗难度大、预后差。呼吸机相关肺炎（ventilator associated pneumonia，VAP）的发生与人工气道的建立、呼吸机管道的污染、患者免疫力低下及不合理使用抗生素等多种因素有关。VAP不仅延长了机械通气时间和住院时间，还增加了患者的死亡率。预防措施包括严格无菌操作、定期更换呼吸机管道、加强口腔护理、合理使用抗生素等。

2）循环系统并发症：机械通气还会引起一系列循环系统并发症，如低血压、心律失常、心肌缺血等。这些并发症的发生与机械通气对胸腔内压力的影响、血流动力学改变及药物使用等多种因素有关。预防和处理循环系统并发症需要密切监测患者的血流动力学指标，及时调整呼吸机参数和药物治疗方案。

3）呼吸道阻塞：气道阻塞是机械通气过程中常见的紧急情况之一，可由痰液黏稠、气道痉挛或人工气道移位等多种原因引起。气道阻塞可导致通气不足、低氧血症和二氧化碳潴留等严重后果。预防和处理气道阻塞需要保持气道通畅、定期吸痰、合理使用解痉药物等。

4）呼吸机相关肺损伤：肺损伤发生机制复杂，包括气压伤、不张伤、生物伤及综合作用。其中气压伤最值得医护人员关注，气压伤是由于机械通气时气道压力过高，导致肺泡过度膨胀甚至破裂而引起的损伤。常见的气压伤包括气胸、纵隔气肿和皮下气肿等。这些并发症可严重影响患者的呼吸和循环功能，甚至危及生命。预防气压伤的关键在于合理设置呼吸机参数，避免过高的气道压力，同时密切监测患者的生命体征和影像学表现。

（3）机械通气的护理

1）呼吸机的正确使用和注意事项：应熟悉呼吸机的特点和性能，运行时，正确分析各报警的原因并及时处理；若报警不能及时解除或呼吸机因故障停止运转，应立即脱离呼吸机，用简易呼吸器为患者进行人工呼吸，并更换功能正常的呼吸机。注意避免管路积水，及时倾倒冷凝水，防止患者误吸、呼吸机误触发及增加感染风险；注意湿化罐工作情况，根据患者痰液量及黏稠度选择温度及湿度档位，保证湿化水量充足，预防干烧等引起呼吸道损伤、纤毛功能受损、痰痂堵管等并发症。呼吸机使用后及时消毒、保养，减少交叉感染，定期做呼吸机管道细菌培养、监测，严格消毒隔离，保证完好备用。

2）人工气道固定：气管插管及气管切开导管选择不同方式进行固定。气管插管选择方法众多，如"工"字字法，胶布、寸带双8字，人工气道固定器等，一般采用双重固定方式，如工字形＋寸带等，每班观察插管长度，防止导管移位，注意保护嘴唇、面部及颈部皮肤。气管切开导管选择采用寸带、橡胶带等固定，松紧以1横指为宜，防止意外脱出及压力性损伤的发生。气管切开套管位置应在正中，固定妥当牢固，防止随呼吸左右摆动而致血管损伤引起大出血。

3）气囊压力：气囊充气方法有最小闭合技术、手指捏感法、气囊测压注气器、最小阻塞容积法、最小漏气技术等，不建议使用手指捏感法，气囊测压表注气方法可靠、操作简单，可以避免人为因素造成的不准确。神经外科术后机械通气的患者理想的气囊压力是既能保持有效封闭气囊与气管间隙的最小压力，又可防止气囊对黏膜的压迫性损伤。维持气囊压在 25 ～ 30cmH$_2$O，每次监测时充气宜高于理想值2cmH$_2$O；防止气囊压力泄漏，每4～6小时监测1次。

4）人工气道的加温湿化：神经外科术后患者建立人工气道后呼吸道加温加湿功能和纤毛运动功能丧失，因此保证呼吸道充分的加温加湿十分重要。短时间可使用人工鼻，长时间使用呼吸机可接加温湿化装置进行主动加温湿化，并及时关注加温湿化效果、痰液黏稠度及量的情况。气道湿化液可选择灭菌注射用水、0.45%或0.9%氯化钠注射溶液，但加温湿化系统应选择灭菌注射用水。

5）气道吸引：按需吸痰，吸痰时机包括气管导管内可见痰液或闻及痰鸣音、SpO$_2$下降至95%以下、需要获取痰液标本、怀疑胃内容物反流误吸或上气道分泌物误吸、咳嗽排痰无力或双肺听诊出现大量湿啰音进行吸痰操作。吸痰管外径应占儿童和成人患者＜50%的气管插管管腔，新生儿＜70%。吸痰管宜选择有侧孔的吸痰管，吸痰效果更佳；负压的选择建议新生儿及儿童的吸痰负压为120mmHg以下，成人吸痰负压为200mmHg以下，但尽可能在有效清除分泌物的前提下设置较低的负压水平。每次吸痰时间尽可能短，不超过15s，常规使用浅吸痰技术以避免潜在的气道损伤，而深吸痰通常在浅吸痰无效时使用。浅吸痰是指吸痰管插入深度为人工气道的长度，而深吸痰是将吸痰管插至有抵抗处（即气管隆嵴处），再往外回提1cm。研究表明建议临床上加强对声门下分泌物引流的重视，首选间歇性声门下分泌物引流，也可尝试使用气流冲击法清除气囊上滞留物的方法，此方法简单可行，成本低，易于开展。对于预期有创机械通气时间超过48h或72h的患者，使用具有声门下吸引功能的气管导管可以预防误吸和减少VAP的发病率；加强气道廓清技术的应用，结合雾化、体位引流、胸背部物理治疗等技术，促进气道分泌物的排除。

6）基础护理：应保持室内的温、湿度，室温应保持在20～22℃，湿度维持在50%～60%，以提高空气湿化效果。机械通气患者病情危重，免疫力低下，应加强口腔护理，可通过每日使用负压牙刷来进行口腔护理。床头抬高30°～45°，床头抬高可显著降低VAP的发生率，有利于肺功能康复，防止误吸反流。进行康复功能锻炼时，可逐渐抬高床头，逐渐至端坐位，再过渡到床旁及下床活动，同时结合四肢功能锻炼。机械通气患者病情危重，卧床时间较长，有发生皮肤完整性受损的危险，应加强皮肤护理，通过保持床单位清洁、规律翻身变换体位、使用局部缓解压力的装置及新型敷料来避免患者发生压力性损伤。

7）心理护理：建立人工气道的患者，无法用语言表达，在清醒期间，容易产生紧张、恐惧、急躁、焦虑、缺乏安全感、无助、绝望等，护士可采取措施（如手势、写字板等）加强与患者沟通，针对患者心理特点进行干预，条件允许的情况下弹性家属探视和陪伴，促进信心，可以减轻患者的应激反应和炎性损伤，减少患者对机械通气的抵触情绪，缩短呼吸机应用时间，提高患者满意度。

8）加强营养支持：早期恢复肠道功能，进行肠内营养，能保护患者胃肠道黏膜结构的完整性，改善胃肠功能。机械通气患者加强营养支持能够预防营养不良、增强呼吸肌功能、提高免疫力、促进恢复，从而显著改善患者的预后。对于胃部进食不耐受、误吸风险高的患者，可考虑幽门后喂养。

9）早期康复：进行早期康复活动、被动活动、主动活动等，能有效预防 VAP、深静脉血栓、肌肉萎缩，能缩短机械通气时间，减少 ICU 入住时间，减少患者的医疗花费。

10）安全护理：采取适当的防护措施，如戴手套、面罩等，以减少交叉感染的风险。妥善固定气管插管和呼吸机螺纹管，定期检查气管插管的位置是否正确，避免插管过深或过浅，以确保有效通气和避免并发症，减少人机对抗。对清醒患者，做好解释工作，根据配合程度使用镇静镇痛药物，必要时行保护性约束，定期观察约束部位的皮肤情况。

三、循环功能监测

近年来随着社会医疗技术的发展进步，神经外科医疗技术不断推进及治疗体系的日益完善，神经外科患者的疾病救治率明显提高，循环功能恢复及神经系统功能损伤的修复成为影响患者疾病预后和生存质量的主要因素。

循环支持是目前神经外科领域的重要干预措施，主要通过生理功能调节、体液管理、营养干预等方面，从脑循环改善、神经元细胞保护及应激反应等多方面入手，对机体循环功能及神经功能方面起到改善作用。

（一）心电监测

1.心电监测定义　心电监测是通过心电监护仪对危重患者进行动态、持续的心电图观察，便于及时发现致命的心律失常、低氧饱和、危急血压等。提高危重患者的抢救成功率，因此心电监测是临床普遍且重要的技能。

2.心电监测的目的　神经肿瘤术后患者病情复杂，生命体征变化快，且后果均较严重，康复困难，预后期长，临床工作中可通过查看心电监护监测患者的生理参数，除了能给医护人员判断病情提供合理客观的依据外，对早期发现患者病情变化，预防并发症的发生也起到了重要的指导作用。

3.心电监测的内容　心电监测技术是临床常用的一种监护手段，可以同时对患者的心电图、呼吸、血压、脉搏等生理参数进行监测。

4.心电监护仪的使用

（1）报警值设定原则：①保证患者的安全；②不允许关闭报警功能，除非患者处于临终状态，家属要求放弃抢救及治疗；③报警范围的设定不是正常范围，而应是安全范围；④报警范围应根据情况随时调整，至少每班检查1次设置是否合理；⑤转运过程中，转运监护仪上的报警设定必须与床旁监护仪相同。

（2）报警值设定内容：①心率。正常心率为 60 ～ 100 次/分，若无特殊情况，上限设100次/分，下限设60次/分；心动过速，上限上浮5% ～ 10%，最高不超过140次/

分；下限下浮10%～20%，或遵医嘱设报警限；心动过缓，上限上浮15%～20%，下限根据血流动力学情况，可调至45～50次/分，或遵医嘱设报警限；有心脏起搏器的心率，上限上浮10%～20%，或遵医嘱设报警限；下限设置起搏器下限的频率。②血压。正常血压为90～140/60～90mmHg，若无特殊情况，收缩压上限设140mmHg，下限设90mmHg，舒张压上限设90mmHg，下限设60mmHg；血压高于正常者，上限设在现有血压上浮5%～10%，下限设在现有血压下浮10%～20%；或遵医嘱设报警限；血压低于正常者，上限设在现有血压上浮10%～20%，下限设在现有血压下浮5%；或遵医嘱设报警限；需要严格控制血压或使用血管活性药物的患者（如主动脉夹层、液体复苏过程），遵医嘱设报警限。③血氧氧饱和度。血饱和度常规设置上限100%，下限为95%；如因某些原因或吸氧状态无法维持在95%，如COPD患者上限设99%，下限设为90%，或遵医嘱设报警限。④呼吸值。患者自身呼吸上、下10%～20%；呼吸正常者，下限不得低于8次/分，上限不得高于30次/分；在呼吸报警中还有呼吸暂停时间的报警，通常应小于20s。

（3）心电导联线的正确安置位置：人体心电监护五导联的位置见图2-14。

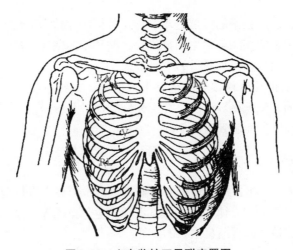

图2-14　心电监护五导联安置图

（4）心电监测的操作方法：①患者取平卧位或半卧位，卷衣袖露出一侧上臂，必要时脱袖；②检查监护仪功能及导线连接是否正常；③用砂片擦拭患者皮肤，保证电极与皮肤接触良好；④将电极片连接至监护仪导联线上，按照监护仪标识要求贴于患者胸部正确位置，避开骨隆突处、伤口敷料处、瘢痕、中心静脉插管、心脏起搏器，必要时避开除颤部位；⑤驱尽袖带内空气，平整地缠于上臂中部（袖带下缘应距肘窝2～3cm），松紧以能放入1指为宜。

（5）注意事项：①及时处理干扰及电极脱落、识别及处理心律失常；②躁动患者，应当固定好电极及导线，避免电极脱落及导线打折缠绕；③对于拟安装永久起搏器的患者，RA、LA电极片粘贴部位需避开起搏器植入部位；④避开除颤部位，心尖部为左侧腋前线第5～6肋间，心底部为胸骨右缘第2～4肋间。

（6）并发症及处理：①皮肤过敏。监护电极纸粘贴部位皮肤出现发红，起水疱甚至皮肤破损等。皮肤过敏者需定期更换粘贴部位，清洁皮肤；取电极时应小心谨慎，防止撕破皮肤；碘伏外涂消毒，如水疱较大可用无菌小针头刺破抽水，必要时用 TDP 治疗仪灯照，无菌纱块覆盖换药，避免用指甲抓破皮肤；有条件者可使用脱敏的监护电极纸。②局部血液循环受阻。测量血压的袖带或血氧探头夹受压时间过长或松紧不当，导致局部皮肤肿胀，发绀或湿冷，清醒患者主诉局部皮肤疼痛或麻木感。处理方法：观察受压部位循环情况，定时放松袖带，经常更换测量部位；抬高患处，肿胀明显皮肤无破损者可行湿热敷或用新鲜土豆片外敷，促进血液循环、组织吸收，同时注意保暖及避免皮肤破损，防止继续受压。

（二）动脉压监测

1.动脉压监测的定义　动脉压（ABP）即血压，动脉压监测是临床最基本、最简单的循环监测项目。心排血量和外周血管总阻力可通过动脉压反映出来，同时与血容量、血管壁弹性、血液黏滞度等因素有关，是反映心脏前后负荷、心肌氧耗与做功及衡量血液循环功能的重要指标之一，可分为无创动脉压监测和有创动脉压监测。而动脉内压力监测是经由患者外周动脉实施置管操作，并连接压力测量系统模块，从而对压力波开展电子信号转换操作，是一种连续、动态且准确的监测方法。

2.神经外科患者动脉压监测的目的　在神经肿瘤手术中由于病变部位切除，脑脊液引流不畅，下丘脑、脑干损伤等重要神经结构，导致神经调节紊乱，诱发颅内压增高，刺激压力传感器，引起交感神经兴奋和缩血管物质释放，从而导致高血压。高血压患者在神经外科手术后往往面临更高的出血风险，血压增高可导致脑血管充血和脑水肿，进一步引发颅内高压，从而导致患者病程延长、恢复期延长、神经系统并发症增多等问题，造成恶性循环。预防血压过高引起的脑水肿和术区出血、因此要积极控制血压，对血压进行实时动态监测。如果确实存在有颅内肿瘤的因素，要通过外科手术的方式进行切除，并且术后根据具体情况进行放、化疗处理。可根据医嘱给予甘露醇、尼莫地平、降压药等，由此可见血压监测对神经外科患者非常重要。

3.动脉压监测的禁忌证和适应证

（1）禁忌证：动脉压监测的禁忌证包括主动脉夹层动脉瘤、脑主动脉瓣反流、出血或不可逆性脑损伤、心脏病或其他疾病的终末期、严重的凝血机制障碍等。穿刺部位或周围组织存在感染者，ALLEN试验阳性者禁忌行桡动脉穿刺测压。

（2）适应证：各类危重患者和复杂大手术及有大出血的手术；体外循环直视手术；低温治疗或需控制性降压的手术；严重低血压、休克需反复测量血压的患者；需反复采取动脉血标本做血气分析的患者；需要应用血管活性药物的患者；心肺复苏术后的患者。

4.监测方法

（1）桡动脉：是首选途径，由于桡动脉的位置比较浅，相对固定（桡动脉穿刺部位：桡骨茎突内侧 1cm 与横纹肌上 1cm 交界处，即搏动最明显），穿刺容易成功。但首先应进行ALLEN试验。

ALLEN试验：①上肢抬高与心脏水平一致，检查者为阻断血流，同时用手指对患者桡、尺动脉进行压迫。②使患者放松，数次握拳动作，待静脉充分回流后将手伸展，此时可见手掌肤色发白。③上肢放平，操作者手指松开以解除对尺动脉的压迫，观察患者手掌肤色恢复情况：0 ~ 6s 表示尺动脉侧支循环良好，7 ~ 14s 为可疑，≥ 15s 为尺动脉侧支循环不良，则桡动脉穿刺置管禁止选用。临床工作中由于主观因素过多，存在一定的"假阴性"和"假阳性"，改进后可参考血氧饱和度检查：在患者待测手掌拇指上接上血氧饱和仪指套，先记录基本的血氧饱和度波形图，再压迫同侧动脉，阻隔桡动脉血流，观察此时血氧饱和度的数值和波动曲线，然后将血氧饱和仪指套与患者也可在拇指上携带血氧饱和仪时进行 ALLEN 试验，观察血氧饱和度在松开尺动脉后的恢复情况，以协助判断和尺侧支代的补偿。

（2）股动脉：遇有其他动脉穿刺困难时可选用，但应注意预防感染和加强固定。

（3）尺动脉：ALLEN试验证实手部供血以桡动脉为主者，选用尺动脉提高安全性，但成功率低。

（4）足背动脉：是下肢胫前动脉的延伸，是一根细长的动脉。

（5）肱动脉：穿刺点在肘窝部，亦有阻塞前臂和手部血供的危险。

5.动脉压波形　动脉压波形分为收缩相和舒张相。收缩相始于主动脉瓣开放，血液快速射入主动脉，动脉压迅速上升至峰值，即为收缩压。随后血液从主动脉流向周围动脉，压力逐渐降低。主动脉瓣关闭后进入舒张相，动脉内压力进一步降低，直至下一次心脏收缩之前，最低点即为舒张压。主动脉瓣关闭反映在动脉压波形上表现为重搏切迹，也是收缩相和舒张相的分界点。

（1）正常动脉压波形：见图2-15。

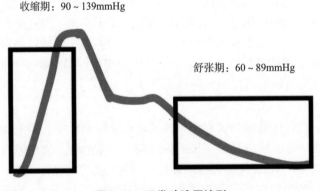

收缩期：90 ~ 139mmHg

舒张期：60 ~ 89mmHg

图2-15　正常动脉压波形

（2）异常动脉压波形：①波形高尖（图2-16），见于高血压、动脉硬化、主动脉瓣关闭不全、应用升压药和正性肌力药；②波形低钝（图2-17），见于低心排综合征、低血压、休克、主动脉瓣狭窄及导管不通畅；③波幅不规则，大小不等（图2-18），见于心律失常，尤其是心房颤动。

6.注意事项　动脉压监测中应预防局部出血和血肿，若患者应用抗凝药物，应警惕拔管后处理不当而导致穿刺处出血或皮下瘀斑。加压袋充气至300mmHg。校零时，需将转换器放置右心房的水平（腋中线第4肋间）。防止远端肢体缺血，桡动脉做 Allen 试

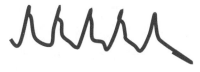

图2-16　波形高尖

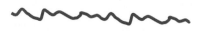

图2-17　波形低钝

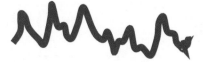

图2-18　波幅不规则

验法，穿刺动作轻柔准确，避免反复穿刺造成血管壁损伤，密切观察术侧远端手指的颜色与温度。预防形成血栓，每次经动脉导管取血或回血时，应立即用生理盐水进行快速冲洗，以防凝血。并且还应预防感染，严格无菌技术操作，穿刺部位每24小时用碘剂消毒及更换敷料1次，并用无菌敷料覆盖，防止污染。导管留置时间一般为72～96h，不应超过7d，留置期间严密监测穿刺点的局部变化，如局部出现红、肿、热、痛等感染征象应立即拔除导管。

（三）中心静脉压监测

1. 监测的定义　中心静脉压（central venous presure，CVP）是可通过置入中心静脉导管，直接测量上、下腔静脉进入右心房处的压力。CVP的正常值范围于20世纪60年代末达成共识，为5～10cmH$_2$O（1cmH$_2$O＝0.1kPa），主要作为评估心脏前负荷的指标，常用于指导临床上液体治疗的补液速度和补液量，而CVP＜2.5cmH$_2$O表示心脏充盈欠佳或血容量不足；＞15～20cmH$_2$O提示右心功能不全、静脉血管床过度收缩或肺循环阻力增高；若CVP超过20cmH$_2$O时，则表明存在充血性心力衰竭。

2. 监测的目的　中心静脉压监测适用于颅内肿瘤患者发生急性循环衰竭者，测定中心静脉压借以鉴别是否血容量不足，抑或心功能不全。需要大量补液、输血时，借以监测血容量的动态变化，防止发生循环负荷超重的危险。拟行大手术的危重患者，借以监测血容量维持在最适当水平，更好地耐受手术。血压正常而伴少尿或无尿时，借以鉴别是血容量不足还是肾衰竭，以避免输血、补液的盲目性。

3. 常用的液体监测方法及结果　CVP读数通过中心静脉压连接压力传感器生成，并在心电监护仪上显示为连续波形和CVP值，图2-19显示了使用压力传感器的CVP监测。以电子方式测量CVP所需的设备通常在预先准备好的套件中组装，该套件包含相关的一次性换能器、连接中心静脉导管（CVC）的管道和三通接头及一个连接阀。使用前需用加压袋将液体充满换能器的管路，以确保管路通畅并排出空气，以保持导管尖端通畅并防止远端腔内出现血凝块。冲管的液体应保持在超过袋子的1/4，以防止出现如读数不准确、管路堵塞、空气进入及CVC尖端血凝块形成等问题。管路连接成功后，医务人员应确保三通接头与患者的参考水平轴（第4肋间的腋中线）保持一致（图2-20），这是测量CVP的"零点"。需要注意的是，只要进行了可能影响读数的操作如机械通气、液体输注、体位改变等，都应该再次调零来确保数值的准确。

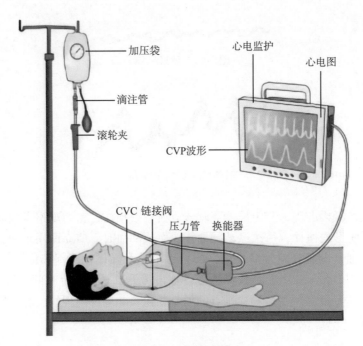

图2-19　CVP测量

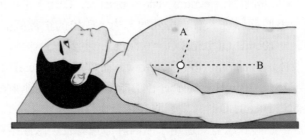

图2-20　CVP测量

A.第4肋间；B.腋中线

四、体液及电解质监测

人体总体液量包括细胞内液和细胞外液两部分。细胞外液又分为血浆和组织间液两部分。绝大部分组织间液能迅速与血管内液体或细胞内液交换，在维持机体水和电解质平衡起很大作用。电解质广泛存在于人的各类组织中，是构成人体组织和细胞内外环境的媒介，是人体组织和细胞维持生理功能和新陈代谢的基础。电解质主要包括钾、钠、钙、镁、磷等阳离子，以及氯、碳酸氢根、硫酸根等阴离子，当其中某个或多个离子的数值不在正常范围内，即称为电解质紊乱。神经外科重症患者的监测和管理是一个多方面的综合过程，涉及对体液、电解质、呼吸功能、营养状态和潜在并发症的全面评估和及时干预。通过这些监测技术，医护人员可以更好地维护患者的生理稳定，为患者提供有效的治疗和护理。

（一）液体监测

1.监测的目的 液体监测的目的是确保患者体内液体保持平衡，预防因液体失衡而引发的各种并发症，为医护人员提供实时的、准确的患者体内液体状态信息，从而指导治疗方案的调整和优化。

2.适应证

（1）颅内高压及脑水肿患者：这类患者常需使用脱水药物（如甘露醇）来降低颅内压，而脱水药物在迅速利尿的同时，也加快尿钠、尿钾的排出，从而导致低钠血症和低钾血症。

（2）大量输液或失血患者：神经外科手术过程中，患者可能需要大量输液以维持血容量和循环稳定，或者因手术导致失血过多，这些情况下，患者的电解质水平也会发生变化，需要进行监测和干预。

（3）电解质紊乱症状明显的患者：如患者出现精神淡漠、食欲缺乏、肌肉痉挛、全身乏力、腹胀、肌无力、腱反射减弱甚至消失等低钠血症和低钾血症表现时，应立即进行电解质监测，并根据监测结果采取相应的治疗措施。

（4）使用特殊药物的患者：如使用利尿剂、激素等药物的患者，这些药物可能会影响患者的电解质水平，需要定期进行监测。

（5）病情危重或复杂的患者：如合并多种基础疾病、年龄较大或病情较重的患者，其生理功能较弱，对水、电解质平衡的调节能力较差，容易出现电解质紊乱，因此需要加强监测。

在监测过程中，医护人员应准确、及时地采集标本，及时了解水、电解质及酸碱平衡变化，同时，还应注意观察患者的临床症状和体征变化，及时发现和处理电解质紊乱等异常情况。

3.常用的液体监测方法及结果

（1）尿量监测：包括使用集尿袋、尿壶等方法收集尿液，定时记录尿量。在实际操作中，医护人员需要确保尿量监测设备的准确性和可靠性，避免产生误差。同时，对于尿量异常患者，如尿量过多或过少，需要密切关注患者的病情变化，及时汇报医师，必要时协助处理。

（2）血流动力学监测：主要包括血压、心率、心排血量等指标的测量，这些指标能够直接或间接反映患者的心血管功能状态。

（3）中心静脉压（CVP）监测：CVP直接反映了患者心脏功能和血容量状态。根据血压与心排血量值调节补液量，血压是指血液在血管内流动时作用于单位面积血管壁的侧压力，而CVP是指上、下腔静脉回流到右心房的压力，两者之间的关系可以用来判断患者的血容量、心脏功能和肺循环状态。CVP与补液的关系见表2-46。

补液试验：晶体液250ml，于5～10min经静脉输入。

补液：成人每日静脉输入量1500～2000ml，其中等渗盐水应≤500ml，保持尿

表2-46　CVP与补液的关系

CVP	血压	原因	处理原则
低	低	血容量严重不足	充分补液
低	正常	血容量不足	适当补液
高	低	心功能不全或血容量相对过多	给强心药，纠正酸中毒，舒张血管
高	正常	容量血管过度收缩	舒张血管
正常	低	心功能不全或血容量不足	补液试验

量≥600ml/d；控制输液速度，防止短时间内输入大量液体，加重患者脑水肿。当颅内肿瘤患者下丘脑功能紊乱时，可中枢性尿崩症，多表现为多尿、多饮、烦渴、尿比重下降等。所以中心静脉压的监测尤为重要。

4.注意事项

（1）血容量监测：应使用侵入性或非侵入性技术定期检查患者的血压、心率和血流动力学状态。若有必要，可通过有创动脉压监测和中心静脉压监测来更准确地评估血容量状态。此外，合适的液体管理策略对于维持充足的脑灌注至关重要。

（2）血浆渗透压管理：通过定期测量血浆电解质和渗透压来评估。根据患者的具体情况调整液体治疗策略，可能需要适当使用等渗或高渗液体以防止或治疗脑水肿。

（3）血压控制：术后应设定个体化的目标血压范围，并根据这个范围调整护理计划。可能需要使用抗高血压药物或血管活性药物来维持血压在理想范围内。

（4）并发症监测：观察患者的神志状态、头痛、呕吐等症状，并及时进行神经系统评估。对于尿崩症和抗利尿激素异常分泌综合征等并发症，应密切监控尿量和尿液特异性重量，以及定时检测血液和尿液中的电解质浓度。

（5）营养支持：术后早期肠内或肠外营养支持对促进患者恢复非常重要。需要评估患者的营养状况，并在必要时请营养科医师会诊。

（6）预防感染：术后患者可能因为各种导管和伤口而易感染，因此要严格执行无菌操作和护理，及时更换敷料，并根据病情合理使用抗生素。

（7）深静脉血栓形成的预防：积极运用机械性或药物性的预防措施，如低分子肝素和压力袜，以减少术后患者卧床不动导致的血栓风险。

（8）疼痛管理：术后疼痛是患者常见的问题，需要通过多模式疼痛管理策略，包括药物治疗、物理治疗等方法，以提供有效的疼痛控制。

（二）电解质监测

1.监测的目的　电解质监测的目的是保持电解质平衡，及时发现并纠正电解质失衡。神经外科患者由于手术、创伤或疾病本身的影响，常会出现电解质失衡，不仅会影响患者的神经系统功能，还可能对心血管系统、呼吸系统等多个系统产生不良影响。例如高钠血症可能导致患者出现意识障碍、抽搐甚至死亡。低钠血症可能导致患者出现脑水肿、颅内压增高等严重并发症。高钾血症可能导致心脏停搏，而低钾血症则可能引发心律失常。

2. 适应证 同体液监测。

3. 电解质监测的常用方法

（1）血电解质检测方法：血电解质检测的方法多种多样，包括传统的实验室检测和床旁快速检测等。床旁快速检测如血气分析，医师可以实时了解患者电解质水平，及时调整治疗方案，确保患者得到及时有效的治疗。

（2）尿电解质检测：通过尿电解质检测，医护人员能够及时了解患者体内电解质的排泄情况，从而评估患者的电解质平衡状态。尿电解质检测主要包括尿钠、钾、氯等离子的测定，这些数据对于判断患者的电解质失衡类型及程度具有重要意义。

4. 电解质监测的结果

（1）血电解质检测结果：结果需要结合患者的具体情况进行综合分析。如在神经外科手术中，患者可能因为失血、输液等原因导致电解质水平发生变化，此时，医师需要结合患者的手术情况、生命体征等因素，对血电解质检测结果进行准确解读，以制订更加合理的治疗方案。

（2）尿电解质监测结果：以尿液钠离子检测为例，当神经外科患者出现高钠血症时，尿液钠离子的排泄量通常会减少，反之，低钠血症时则可能增加。通过连续监测尿液钠离子的变化，医护人员可以及时调整患者的治疗方案，如调整输液量、使用利尿剂或补充电解质等，以维持患者的电解质平衡。

结合血液电解质检测和尿液电解质检测的结果，可以更加准确地判断患者的电解质失衡类型及程度，为治疗方案的制订提供更加科学的依据。同时，医护人员还可以根据患者的具体情况，制订个性化监测方案，如增加监测频率、调整监测指标等，以提高监测的准确性和有效性。

5. 电解质监测的注意事项

（1）确保采集的样本准确无误：采集血液样本时严格无菌操作，勿剧烈振动，避免溶血和污染，尿液样本的采集则应注意避免被大便污染和稀释。

（2）标本的保存和运输严格遵守规定：正确采集标本后，应及时处理，尽快送检，尽量减少运输时间和保存时间。①培训专门运送标本的人员，避免因人为因素导致的送检标本不合格；②标本送检时应用专用容器，保证密闭，防止标本丢失和混淆，标本和检验申请单分开放置，避免造成交叉污染；③一般检验标本采集后应在1h内送检，当时不能检测的应将标本进行预处理后妥善保存，以确保检测结果的准确性。

（3）避免在输液侧肢体采集血标本，若患者正在静脉输注含有电解质（含钾、钠、氯离子）的液体时，建议3h以后采集静脉血标本，以防止上述检验项目因输液引起的假性升高。如因抢救等原因需要在输液同时采血的，一定要在输液对侧采集标本，医师应正确评价检测结果。对于病情稳定的患者，可以定期进行电解质检测；而对于病情危重或变化较快的患者，则需要增加检测频率，以便及时发现并处理电解质失衡。

（4）在解读电解质监测结果时，医护人员需要具备丰富的专业知识和临床经验，因为电解质水平的变化可能受到多种因素的影响，如药物作用、饮食摄入、肾功能等。

（5）患者出现电解质失衡时，需要及时采取相应的治疗措施。如高钠血症患者，限制钠盐摄入、增加水分摄入等方式进行纠正；对于低钾血症患者，则需要及时补充钾盐，以维持患者的正常生理功能。同时，医护人员还需要密切关注患者的病情变化，及时调整治疗方案，确保患者的治疗效果和生命安全。

五、营养监测

神经重症患者是指因神经系统疾病或损伤导致病情危重，需要密切监护和治疗的患者。这类患者往往处于高代谢状态，营养需求增加，同时可能存在吞咽困难、意识障碍等问题，导致营养摄入不足。因此，合理的营养支持对于神经重症患者的治疗和康复具有重要意义。神经重症患者的营养支持需要定期进行评估与监测，包括患者的体重、生化指标、营养状况等方面。通过评估与监测可以及时发现营养支持过程中存在的问题，并采取相应的措施进行调整和改进。

（一）胃残余量监测

1. 胃残余量监测（gastric residual volume，GRV）的目的　胃残余量的评估意义在于监测肠内营养患者的营养耐受性，监测胃排空情况，预防呕吐、反流、吸入性肺炎等并发症的发生，通过胃残余量监测可以及时调整肠内营养的方案，对神经重症患者肠内营养量及供给速度起到指导作用。因此胃残余量监测是神经重症患者营养支持治疗的重要组成部分，可以预防并发症的发生，更早地识别胃排空延迟的情况，从而将喂养不耐受的影响降到最小。

2. 胃残余量阈值

（1）近年来，随着对胃残余量阈值不断研究，发现胃残余量的阈值范围也在不断改变，其范围为50～500ml，国内常将胃残余量临界值设置在250ml。不同的胃残余量阈值对肠内营养支持产生不同的影响。当患者连续2次监测GRV＞250ml或GRV监测值超过前2h喂养量的50%时，即可视为高水平的GRV。

（2）高水平的GRV容易引发呕吐、反流、吸入性肺炎等并发症的发生，严重时可危及患者的生命。

3. 胃残余量监测方法

（1）空针回抽法：胃残余量的监测目前临床上最常用的方法是空针回抽法，首先抬高患者床头30°～45°，暂停管喂肠内营养，用30ml温开水冲管并夹闭，1h后用50ml注射器与胃管口连接，将胃内容物抽出，回抽出的容量即为胃残余量，不同的胃残余量处理方式不同，处理方案见表2-47。该方法虽然操作简单，但缺乏准确性，易受到鼻胃管材质、管径、放置的深度、开口位置及操作者手法等因素的影响，而且还可能存在护士的主观性，部分护士担心并发症的发生，从而人为增加胃残余量的汇报量。

（2）改良监测法：停止管喂后将鼻胃管的连接管接入胃残余量收集袋，并将其挂在床边或放在低位，15min后测量总量，若营养管内有气泡或者未见胃内容物自主流入收集袋，可轻压患者腹部。这种监测方法同样受鼻胃管材质、管径、放置深度、操作者手法等的影响。

（3）床旁超声监测：B超测量胃残余量是目前发展较为成熟、可行性高、准确性高，且应用较为广泛的检查方式，但其受到操作专业性强的影响，不易在临床推广使用。具体操作过程如下。

1）需经过专业化超声培训的临床护士。

表2-47　空针回抽法胃残余量监测

胃残余量（ml）	处理方案	备注
＜100	抽出的胃液全部注回胃内	
＞100且＜200	抽出的胃液其中100ml注回胃内	按原方案喂养
＞200	抽出的胃液其中100ml注回胃内	遵医嘱使用促胃动力药物
＞500	抽出的胃液其中100ml注回胃内	暂停喂养

2）探头选择凸阵探头。

3）患者抬高床头30°左右，取右侧卧位，将探头垂直于患者腹部放置于剑突下，标志点朝向头部，实施单切面胃窦扫查，B超探头以肠系膜上动脉、肝左叶和腹主动脉作为胃窦标志，得到椭圆形胃窦横切面，需要在胃窦静止时（收缩之间）测量胃窦的前后径与胃窦头尾直径，以免低估胃残余量。

4）胃窦面积可直接描记得出或者用双直径法测量，胃窦面积＝π×胃窦前后直径×胃窦头尾直径/4。

5）胃残余量的计算方式：胃残余量＝27.0＋14.6×右侧卧位胃窦横截面积−1.28×年龄。

6）超声半定量法评估胃残余量：患者完全空腹时，超声可观察到胃窦为圆形或椭圆形且小而空的腔室，呈"牛眼征"；摄入清亮液体后，超声可观察到胃窦填充扩张，呈低回声或无回声，当患者进食乳糜液或浓度较大的液体时，可观察到胃腔内乳糜颗粒等固态物质悬浮，呈"星夜征"。进食固体的胃腔内呈类似"磨玻璃样"的高回声，患者进食不同食物后，由于液体和固体密度的差异，导致回声不同，采用床旁超声可对胃内容物进行半定量判断，见表2-48。通常0级表示患者误吸风险低；1级和2级均需要进一步定量计算胃残余量，当右侧卧位时胃残余量＞1.5ml/kg，患者存在高误吸风险；3级则表示患者存在高误吸风险。

7）当胃残余量＜200ml时，维持原速度或根据患者的营养需求每6小时增加20ml，直至泵入速度达到每日营养目标速度（不超过120ml/h）；当200ml≤胃残余量＜350ml时，将泵入速度降为原有速度的50%，6h后再次评估；当350ml≤胃残余量＜500ml时，将泵入速度降为原有速度的25%，6h后再次评估；当胃残余量≥500ml持续6h时，立即暂停肠内营养，必要时考虑空肠营养。

表2-48　超声半定量法胃残余量监测

等级	胃内容物性质	胃内征象
0级	空腹	"牛眼征"
1级	液体（仅右侧卧位可见）	低回声，无回声或"星夜征"
2级	液体（右侧或仰卧位可见）	低回声，无回声或"星夜征"
3级	固体	"磨玻璃征"

（二）腹压监测

1.腹压（intra-abdominal pressure，IAP）定义及分级　腹压是腹腔密闭腔隙内稳定状态的压力，主要由腹腔内脏器的静水压产生。健康成年人腹压范围为0～5mmHg（1mmHg＝0.133kPa）；儿童低于成年人；肥胖症患者、孕妇腹压慢性升高可达10～15mmHg而不导致器官生理功能障碍；ICU内重症患者由于液体潴留、腹部手术、使用呼吸机等原因，通常导致腹压高于正常值，一般维持在5～7mmHg。当腹压持续≥12mmHg时，称为腹腔高压。当腹压持续≥20mmHg且合并新发器官功能障碍和衰竭，伴或不伴腹腔灌注压≤60mmHg时，则被定义为腹腔间室综合征（abdominal compartment syndrome，ACS）。

2.腹压监测的目的　神经重症患者因受到创伤、感染等因素的影响，易出现全身炎症反应，使机体处于应激性高代谢分解状态，同时伴随一定的免疫调节失衡，继而引起营养不良。腹压水平作为反映胃肠道功能的有效参考指标，在肠内营养启动时机选择、启动输注速度设置和输注速度调整方面起到了导向作用。

3.腹压监测的适应证　适用于不存在禁忌证的神经重症患者，有研究表明不存在禁忌证的危重患者，推荐在住院48h内进行营养支持，并且在3～7d应达到目标喂养量。通过早期进行肠内营养改善肠道菌群，促进胃肠道激素分泌，以此改善胃肠道功能，促进胃肠道对营养物质的吸收，进而改善患者机体营养状态，提升机体免疫力，预防并发症的发生，促进患者恢复。

4.腹压监测方法

（1）直接测压法：在腹腔内放置一根导管或粗针头，利用水压计或压力传感器来测量腹压，或者用腹腔镜气腹机、充气气囊置入腹腔测量。直接测压法为有创性操作，加之临床上患者腹部情况复杂，如肠管高度膨胀、内脏重度水肿等，故一般不采用直接测压法，只有当患者存在开腹或腹部手术时才建议使用。

（2）间接测压法：通过测量腹腔内脏器压力间接反映腹腔内压力，间接测量法包括膀胱内压测量法、胃内压测量法、上下腔静脉压测量法、经直肠测压法、腹腔压力动态监测仪等。

1）膀胱内压测量法：首先排空患者膀胱尿液，关闭导尿管排泄腔，嘱患者采取平卧位。测定时须在患者无腹肌紧张状态下进行。保持测压管上两通阀闭，旋转三通阀使其保持三通状态，根据需要注入20～200ml的37～40℃生理盐水，再次旋转三通阀，使导尿管测压腔与测压管相通，将测压管向上垂直，打开两通阀，调整测压管上水平垂直件位置，使水平垂直件底缘（底面）轻触耻骨联合顶点或腋中线，保持测压管自然垂直不动，待测压管内液柱高度稳定时，读取液柱对应的刻度数值，即为膀胱内压测压完成后，打开导尿管排泄腔，排出测压管内液体，关闭测压管两通阀，关闭三通阀。目前被临床广泛应用的测量方法，膀胱内压与腹压有很好的相关性，且具有操作简单易行、可重复操作性强、费用低廉等优点。缺点是容易发生泌尿系统逆行感染，且膀胱内压测量受患者体位、注入膀胱内生理盐水的液体量、速度、温度的影响，导致测量值不精确。另外，若患者存在膀胱肿瘤、膀胱损伤、神经源性膀胱、腹腔粘连、尿道狭窄，断裂等禁忌证，此时选择其他测压途径。

2）胃内压测量法：首先置入鼻胃管，然后通过鼻胃管注入50～100ml生理盐水，将鼻胃管近端提起，使之与地面垂直，以腋中线为零点，液面高度即为胃内压。也可直接将鼻胃管与压力换能器连接，直接读取数据。注意：胃内压检测前6h禁食、禁饮，测量结束应尽快恢复胃肠营养，对于需要持续胃内压监测的患者，可考虑放置胃空肠管，开口在胃腔的导管用于测压，开口在空肠的导管用于输注营养液。腹压与胃内压有较好的相关性，但胃内压容易受到胃蠕动及胃内空气等因素的影响，该操作需要禁食禁饮或抽空胃内容物，会影响肠内营养的实施。由此可见，通过监测胃内压来反映腹压也有一定的局限性。

3）上、下腔静脉压测量法：由于治疗需要大多数神经重症患者留置深静脉导管，目前临床上通过颈内静脉穿刺置入深静脉接压力传感器测量上腔静脉压力，或经股静脉穿刺置入深静脉导管测量下腔静脉压力。上、下腔静脉压测量法的优势是可以连续监测，但属于有创操作，存在导管相关血流感染的风险，且长期应用会并发深静脉血栓，导致肺栓塞。

4）经直肠测压法：患者平卧，双腿伸直，接延长管或输液管，将导管头端剪出2～3个侧孔，末端插入肛门约5cm，连接测压装置读取数据。注意若直肠内有大便，需灌肠排出大便后进行测压检查，且接受直肠、结肠手术患者为禁忌证。但此操作会出现穿孔或出血，需要谨慎操作。

5）腹腔压力动态监测仪：腹内压力动态监测仪将压力传感器嵌入尿液引流管中，保持尿液引流管的密闭性，通过人体尿液自然充盈和排泄产生的压力可获得膀胱内压力的准确数值，极大地降低了导尿管相关感染的风险。

（三）血糖监测

1.血糖监测的目的　应激性高血糖是严重脑损伤患者的常见并发症，也是脑损伤恶化、临床预后不佳和死亡率高的独立危险因素。神经外科重症患者的血糖控制需要避免血糖过高或过低，血糖过高（＞11mmol/L）将明显增加神经疾病患者不良结局，而血糖过低（＜8mmol/L）将增加低血糖发生率并导致不良结局；神经外科重症患者容易出现应激性血糖增高，应激性高血糖是神经外科重症患者急性期最常见的代谢紊乱表现，是以糖异生增强、胰岛素抵抗为突出表现的糖代谢紊乱，发生率为40%～60%。高血糖与炎症反应激活有关，应激时下丘脑-垂体-肾上腺素轴激活及炎症因子活化，导致糖皮质激素、儿茶酚胺、胰高血糖素、生长激素等升糖激素的分泌增加，糖异生增加；同时胰岛素抵抗，外周组织利用糖障碍，从而引起血糖的升高；蛋白质的分解增加，脂肪动员，导致血游离脂肪酸水平升高，产生脂毒性。另一方面，激素及营养的补充进一步加重高血糖。

2.血糖监测的方法　包括静脉血监测、动脉血监测、毛细血管监测、动态血糖连续监测。获取准确可靠的血糖数据是优化血糖控制的前提。对于重症患者，血糖监测的优先顺序为动脉血＞静脉血＞毛细血管血。

（1）动脉血监测：大多数重症患者都留置了有创动脉导管，抽取患者的动脉血进行血糖监测可以更便捷地获取准确的动脉血血糖值。

（2）静脉血监测：即"抽血"，反映瞬间血糖水平，常用于诊断糖代谢异常及糖尿病，但易受到饮食、运动、药物、情绪、应激等因素的影响。

（3）毛细血管监测：即使用血糖仪检测的血糖，也称全血血糖值，在血细胞比容正常的情况下，比静脉血浆葡萄糖低约15%，且受末梢灌注、组织水肿等多种因素的影响，结果存在一定的不准确性。但毛细血管监测操作方便，结果迅速，适合糖尿病患者在家中自我监测血糖使用。

（4）动态血糖连续监测：通过植入皮下葡萄糖传感器，对于皮下组织液葡萄糖浓度进行实时监测，可以减轻患者频繁扎指尖的痛苦，提供持续14d的全天血糖信息。由于检测的是组织液葡萄糖，其浓度变化较慢，存在一定的滞后性，当血糖在短时间内迅速上升或下降时，相较于指尖血糖存在一定的差值。

因此，对于神经重症患者，首选监测动脉血血糖，而仅在没有有创动脉或轻症患者中可监测毛细血管血血糖。连续血糖监测可用于血糖波动较大需频繁监测的危重症患者。

3.血糖监测的时机　除了应激和基础疾病状态的影响外，神经重症患者的血糖水平还与营养治疗密切相关。指南推荐神经重症患者应早期进行肠内营养，以利于维持和保护患者的胃黏膜和消化道功能，提高患者的免疫力，减少感染的风险，促进疾病的恢复。但是，神经重症患者急性期应激激素生糖效应使胃肠道消化吸收功能受损，尤其是液体复苏后缺血-再灌注损伤，不同的肠内营养配方和输注速度、喂养方式等都可影响血糖水平并造成血糖波动，其中，喂养方式（持续喂养/间断喂养）对血糖的影响是近来最受临床关注的。所以启动营养治疗时需监测血糖，通常前两天至少需要4h测量1次血糖。当血糖水平超过10mmol/L时予胰岛素治疗，血糖控制目标建议在7.8～10.0mmol/L即可，不低于6.1mmol/L；无须强化降血糖治疗将血糖控制在正常值，急性期建议使用胰岛素泵入，病情稳定后可使用长效胰岛素替代。在开始胰岛素治疗后，一般每小时监测1次血糖，将血糖水平维持在设定的目标范围内；连续3次血糖控制在7.8～10.0mmol/L区间可改为2h监测1次血糖。患者血糖水平持续稳定12～24h，且胰岛素泵入速度稳定，营养摄入量未改变，可改为4h监测1次血糖。

4.肠内营养与血糖的关系　肠内营养液中含有一定浓度的钠离子，短时间内输注量过大会导致肠腔内钠离子浓度快速增高，影响小肠上皮细胞葡萄糖转运体的顺浓度扩散作用而诱发高血糖。因此，应严格控制管喂速度，血糖波动较大的患者应使用营养泵匀速输注。在营养液速度达到可耐受最大速度后，根据患者血糖水平动态调整营养液的输注速度，有利于降低血糖波动幅度。有研究发现，在肠内营养液总量一定的情况下，动态调整肠内营养液输注速度不会对血糖造成影响，不仅可以满足患者的营养需求，还能减少高血糖的发生。

（四）营养指标监测

神经外科重症患者中，营养状态的监测是一个复杂且重要的任务。神经外科住院患者容易发生营养不良风险，对其进行动态营养指标监测可指导营养支持的合理应用，营养指标监测是预防和治疗营养不良的重要方式，对于评估患者的营养状况和制订营养支持方案至关重要。

住院患者营养指标监测分为体格检查指标和营养生化指标，包括身高、体重、大腿围、小腿围、上臂围、腹围、血清总蛋白、白蛋白、血红蛋白、血钙、血钾、血钠、血糖等。

1. 关键营养指标监测

（1）营养生化指标监测项目

1）血清白蛋白（serum albumin）：反映肝脏合成功能和营养状态，低水平可能提示营养不良或慢性疾病。正常范围：3.5～5.0g/dl。

2）前白蛋白（prealbumin）：短期营养状态的良好指标，半衰期较短（约2d）。正常范围：16～35mg/dl。

3）转铁蛋白（transferrin）：与铁代谢有关，也反映蛋白质营养状况。半衰期8～10d。正常范围：200～400mg/dl。

4）总淋巴细胞计数（total lymphocyte count，TLC）：反映免疫功能和营养状态。特别是蛋白质-能量营养不良，可能导致淋巴细胞减少，因为淋巴细胞的生成和功能需要充足的营养支持。正常范围：1000～4800cells/μl。

5）氮平衡（nitrogen balance）：是临床上评估蛋白质代谢状态的重要指标。它是通过计算氮摄入和氮排出之间的差异来确定的。正氮平衡：当氮摄入量大于氮排出量时，表示机体处于正氮平衡状态。这通常发生在生长期、妊娠期、恢复期或进行力量训练时，表示蛋白质合成大于分解。负氮平衡：当氮排出量大于氮摄入量时，表示机体处于负氮平衡状态。这可能由于营养不良、疾病、创伤、感染等导致，提示蛋白质分解大于合成，可能需要增加蛋白质摄入或进行营养干预。评估蛋白质代谢和营养状态。正氮平衡表明蛋白质摄入充足，负氮平衡则提示分解代谢增加或摄入不足。正常范围：0或0以上表示正氮平衡。

6）血糖（blood glucose）：血糖水平可以反映营养摄入情况，尤其在重症监护病房（ICU）患者中，血糖管理是营养支持的一部分。高血糖或低血糖均可影响病情恢复，尤其在脑外伤患者中需严格监控。正常范围：3.9～6.1mmol/L（空腹），建议神经外科重症患者血糖水平控制在7.8～10mmol/L。

7）血脂（blood lipids）：包括胆固醇、三酰甘油等，评估脂类代谢和营养状况。正常范围：总胆固醇：<200mg/dl，三酰甘油：<150mg/dl。

8）血清电解质（electrolytes）：钠、钾、氯、钙、镁等电解质水平反映体内水、电解质平衡，异常可能影响神经系统功能。血清钠（serum sodium）：监测水和电解质平衡，神经外科患者易受脑水肿和低钠血症影响。正常范围：135～145mmol/L。血清钾（serum potassium）：维持细胞功能和神经传导，钾离子紊乱可引发严重的心律失常。正常范围：3.5～5.0mmol/L。

9）微量营养素指标：铁，正常范围为60～170μg/dl，铁缺乏可能导致贫血，影响能量水平和康复。钙，正常范围为8.5～10.2mg/dl，钙缺乏可能影响骨骼健康和神经功能。锌，正常范围为70～120μg/dl，锌缺乏可能影响免疫功能和伤口愈合。维生素B_{12}，正常范围为200～900pg/ml，维生素B_{12}缺乏可能导致神经系统问题。叶酸，正常范围为3～17ng/ml，叶酸缺乏可能导致神经管缺陷和贫血。

10）免疫功能指标：白细胞计数，正常范围为（4～10）×10^9/L，白细胞计数升高可能提示感染或炎症。C反应蛋白（CRP），正常范围为0～10mg/L。CRP升高通常与急性炎症或感染相关。

11）维生素水平：水溶性维生素（如维生素C、B族维生素）和脂溶性维生素（如维生素A、维生素D、维生素E、维生素K）的水平。

12）血气分析：评估酸碱平衡和氧合状态，间接反映营养状态。

13）尿量和尿比重：评估水分摄入和排出情况，间接反映营养状态。

（2）营养体格指标监测项目和其他评估

1）体重（weight）：反映总体的营养状况，体重过低或过高均可能表示营养失调。测量方法：标准体重秤测量。体重测量注意事项：①测量时间。体重应在相同时间测量，最好是在早晨起床后，空腹且排尿之后，以保证数据的一致性。②穿着。测量时应穿着轻便衣物，避免衣物和鞋子的额外重量影响测量结果。③设备校准。定期对体重秤进行校准，以确保测量的准确性。

2）身高（height）：用于计算体重指数（BMI）等参数，评估生长发育情况。测量方法：标准身高测量工具。

3）体重指数（BMI）：用于评估体重是否在正常范围。正常：18.5～24.9；过轻：＜18.5；超重：25～29.9；肥胖：≥30。测量方法：BMI＝体重（kg）/身高^2（m^2）。

4）腰围（waist circumference）：评估腹部脂肪堆积，预测代谢综合征风险。男性正常值：＜90cm，女性正常值：＜80cm。测量方法：使用软尺在髂嵴和下肋缘中间测量腰围。

5）皮褶厚度（skinfold thickness）：测量皮下脂肪以评估脂肪储存和总体营养状况。

6）握力（handgrip strength）：评估肌肉力量和功能状态，低握力可能提示肌肉消耗和营养不良。

7）食物摄入量：记录患者每日的食物摄入量，包括蛋白质、脂肪、碳水化合物的摄入情况。

8）肠道功能监测：包括腹胀、腹泻或便秘的发生情况，以判断肠道耐受和营养吸收情况。

2.监测方法

（1）临床评估

1）体重测量：建议每周测量一次体重，特别是在术后恢复期间。

2）饮食记录：记录每日饮食摄入量和食物种类，以评估营养摄入是否充分。

3）症状监测：记录患者的食欲、体力、消化情况等变化。

（2）实验室检查

1）定期血液检查：每周或每月检查血清蛋白水平、微量元素和维生素水平。

2）炎症标志物检测：根据需要检查白细胞计数和CRP水平，以监测炎症。

（3）功能评估

1）肌肉力量测试：使用握力计等工具评估肌肉力量，了解营养对肌肉质量的影响。

2）身体成分分析：使用生物电阻抗分析（BIA）等技术评估身体脂肪和瘦体重成分的变化。

3.实施方法　营养师在患者入院2d内完成首次营养指标动态监测并记录，后续评估由主管护士每周筛查和监测1次并记录，专科营养师在患者出院后对患者测量数据进行汇总，结合临床，制订营养治疗计划。

4.营养支持策略

（1）启动营养治疗的时间：重症患者营养治疗时间分为超急性期（血流动力学不稳定）、急性期和后急性期。急性期又分为急性早期，重症发病后24～48h；急性后期，重症发病后3～7d。营养原则强调早期启动、缓慢增加和重视蛋白补充，建议入院48h内即启动肠内营养（enteral nutrition，EN），初期1～3d可供给的目标能量建议40%～70%，随后增加到80%～100%，神经外科重症患者EN优于肠外营养（parenteral nutrition，PN），同时，当遇到严重营养不良患者或者患者EN不足以满足其营养需要时，3～7d应启动PN。

（2）能量供给目标：实施EN时，蛋白质能量比为16%，脂肪能量比为20%～35%，其余是碳水化合物，热氮比在130∶1左右。PN时建议糖脂比5∶5，热氮比100∶1；实施PN时，碳水化合物最低需求为2g/（kg·d）以维持血糖在适当水平，静脉脂肪混乳剂1.5g/（kg·d），复方氨基酸1.3～1.5g/（kg·d）。重症患者建议20～25kcal/（kg·d）作为能量供应目标。急性早期也可以采取低热量［15～20kcal/（kg·d）］，但此时要求蛋白的补充必须足量，甚至加强，待机体全身情况稳定及需要长期营养治疗时，再补充足量能量。同时蛋白达到1.2g/kg即可视为达到全能量目标。对于肾功能不全及已经存在肾衰竭又没有肾替代疗法的患者，蛋白质的摄入可个体化。要关注患者肌松剂的使用、体温、镇痛镇静及β受体阻滞剂等导致能量需求变化的情况，进行个体化调整。建议神经外科重症患者血糖水平控制在7.8～10mmol/L。

（3）营养支持的路径、方法、监测和调整：神经外科重症患者绝大多数胃肠结构完整，因此EN是重要且主要的营养途径，包括鼻胃管、鼻空肠管、经皮内镜下胃造口、经皮内镜下空肠造口等。短期（＜30d）EN首选胃管喂养途径，患者不能耐受胃管或者有反流高风险时可以实施幽门后喂养（鼻空肠管），鼻肠管对营养剂颗粒细致度要求较高，容易发生堵管。实施EN前，可对患者进行洼田饮水试验等吞咽功能检查。如果患者存在消化性溃疡或出血等而不耐受EN时，可选择早期PN。超过7d EN仍无法达标时（＜60%能量目标），建议补充PN。EN持续需超过4周者，推荐进行经皮内镜下胃造口（PEG）或经皮内镜下空肠造口（PEJ）。对于能逐步经口进食者，可选择经口营养支持（oral nutrition support，ONS）。

（4）EN营养配方选择：EN支持时应根据患者胃肠功能、合并疾病选择营养配方。可选用整蛋白均衡配方、短肽型或氨基酸型配方、糖尿病型配方及高蛋白配方等。

（5）护理要点：EN营养剂的应用强调先低渗后高渗，喂养速度先慢后快（首日输注速度20～50ml/h，次日后可调至60～100ml/h），建议使用专用加温胃肠营养泵。每4小时检查胃管位置，抽吸胃液检查潴留情况，如果抽吸胃液＞200ml，结合当日喂养总量、颜色和性状及患者情况，可暂停喂养。如胃内容物颜色和性状可疑出血，应当送检排除。

5.营养相关并发症监测

（1）肠内营养并发症

1）胃肠道不适：呕吐、腹泻、便秘等症状的监测与处理。

2）营养液不耐受：评估患者对营养液的耐受性，调整输注速度或配方。推荐对患者进行腹压监测（IAP）及胃内残留量监测（GRV），每4～6小时监测1次。当IAP 12～15mmHg时，可以继续进行常规肠内营养；IAP 16～20mmHg时，应采用低速滋养型喂养；当IAP > 20mmHg时，则应暂停肠内营养。当GRV > 200ml可低速肠内喂养，当GRV > 500ml时应暂停肠内营养。

3）吸入性肺炎：预防措施如下。①体位管理：进食时保持坐姿或半坐姿，避免平卧，以减少误吸的发生。②吞咽康复：通过专业的吞咽康复训练，逐步恢复患者的吞咽功能，减少误吸风险。③呼吸康复：通过呼吸训练、雾化治疗等方法，改善呼吸功能，增强肺部排痰能力。这些措施可以有效减少神经外科患者发生吸入性肺炎的风险，提高患者的生活质量。特别是对于老年人和脑梗死后遗症患者，改善吞咽功能和保持呼吸道清洁尤为重要。

（2）肠外营养并发症

1）导管相关性血流感染：置管前评估导管置入的指征，做好皮肤清洁。置管时严格无菌操作，选择单腔中心静脉导管，避免从股静脉置管，遵循最大的无菌屏障原则（医患双方无菌化）。置管后妥善固定管路，做好输液接头的清洁及消毒，撤去不必要的输液装置，每日评估导管功能。一旦出现导管相关性血流感染，应立即停止输注，抽吸残留液体，抬高肢体，局部换药，应用冷冻疗法和封闭疗法，经验性覆盖革兰阳性球菌抗感染治疗。

2）代谢性并发症：①血糖控制。对于糖尿病患者，建议将胰岛素单独一路输注，避免胰岛素直接加入营养液中，以防止因3L袋材料对胰岛素的吸附作用导致患者发生低血糖。②高血糖或低血糖。监测患者血糖水平，及时调整胰岛素剂量和营养液成分，确保血糖控制在适宜范围内，建议神经外科重症患者血糖水平控制在7.8～10mmol/L。

3）机械性并发症：①导管固定和通畅性。定期更换导管敷料，确保导管固定牢固，无滑脱、扭曲或裂损。注意置管处有无红肿、渗出等炎症表现。②血栓预防。保持导管输液的连续性，评估血栓发生高危患者，避免导管堵塞和血栓形成。

4）其他并发症：①脂肪乳剂沉积。保持静脉导管输液过程中的连续性，避免导管堵塞。处理方法：如发生脂肪乳剂沉积，需停止输注，进行相应处理。②微粒沉积。使用相容性和稳定性好的全营养混合液，避免使用可能导致微粒沉积的药物。处理方法：如微粒沉积引起肺栓塞，需立即停止输注，进行相关检查和治疗。

6.个体化营养支持方案

（1）营养需求评估

1）能量需求：根据患者的代谢状态、活动水平和病情评估每日能量需求。

2）蛋白质需求：评估蛋白质需求，确保肌肉质量维持和组织修复。

3）液体需求：评估液体需求，避免脱水或水肿。

（2）动态调整营养方案：根据病情变化和监测结果，及时调整营养支持策略，频繁监测及调整以确保营养支持的有效性和安全性。

（3）多学科团队合作：营养师、医师、护士协同工作，定期讨论与调整治疗方案。通过多学科团队合作，制订和实施个体化营养支持计划。

总结：营养支持是神经外科重症患者管理的重要组成部分，直接影响患者的免疫功能、伤口愈合、肌肉质量和总体康复。良好的营养状况有助于抵抗感染，减少并发症的发生。营养不良会导致免疫力下降、肌肉萎缩、创伤愈合延迟、住院时间延长和死亡率增加。通过定期监测，及时发现并纠正营养问题，确保患者获得足够的营养支持，改善治疗效果和预后。

六、镇静镇痛监测

在现代医学进步中，神经外科领域不断发展，为患者提供了更多的治疗选择。然而，这些治疗手段，特别是对重症神经外科患者的手术和干预，往往伴随着复杂的镇静与镇痛管理挑战。镇静和镇痛不仅仅是为了患者的舒适，还直接影响术后恢复、并发症的发生及总体预后。因此，对于神经外科重症患者来说，科学精准的镇静镇痛管理至关重要。

（一）概述

1.镇静镇痛的基本概念

（1）镇静与镇痛的定义

1）镇静：通过药物或其他干预手段降低患者的觉醒水平，使其处于安静的状态。

2）镇痛：通过药物或其他方法减轻或消除疼痛。

（2）镇静镇痛的药物分类

1）镇静药物：巴比妥类药物、苯二氮䓬类药物（如地西泮、咪达唑仑）、非苯二氮䓬类药物（如丙泊酚、瑞马唑仑）等。

2）镇痛药物：非甾体类、阿片类、其他类（如曲马朵）等。

2.镇静镇痛的评估方法

（1）临床评估

1）病史收集：包括患者的既往病史、手术史、药物过敏史等。目的：了解患者的基本健康状况，以便制订个体化的镇静镇痛方案。

2）体格检查：包括神经系统检查、心肺功能检查等。目的：评估患者的整体状态，检查是否有镇静镇痛药物的副作用。

（2）监测指标

1）心率、血压、呼吸频率：监测镇静镇痛药物对生理参数的影响。

2）体温：观察是否有因药物使用或病情变化引起的体温异常。

3）实验室检查：血液指标，如血常规、电解质、肝肾功能等。目的：检测药物代谢情况和潜在的不良反应。

（3）评估工具与量表

1）镇静评估量表：RASS、SAS等。

2）镇痛评分量表：NRS、VAS、CPOT等。

（二）镇静镇痛药物的应用

1.镇静药物　镇静药物用于减轻焦虑、促进睡眠、减轻患者的紧张感。它们可以帮助患者在手术或重症监护中保持舒适和放松。

（1）苯二氮䓬类：目前临床常用的是地西泮及咪达唑仑。

1）地西泮：具有抗焦虑、镇静、抗惊厥和肌松作用。作用快，心血管反应轻，半衰期短，排泄快，剂量范围宽，特异性拮抗剂氟马西尼可逆转镇静作用，但容易引起呼吸抑制、低血压、尤其引起静脉炎。用药时应仔细监测镇静深度，长期用药应减少剂量，缓慢减量停药，以减少戒断综合征。

2）咪达唑仑：水溶性镇静药，起效快，临床用药呈现剂量相关的催眠、抗焦虑、顺行性记忆丧失、抗痉挛等作用，为临床上常用镇静药物。与地西泮相比，其起效时间更快（1～2min:1～1.5min），维持时间更长（15～30min:2～3h），但长期应用咪达唑仑也可引起并发症，容易产生快速耐受，导致剂量渐进性增加，颅内压难以控制，并可能在停药后出现戒断症状。

3）其他苯二氮䓬类：例如劳拉西泮，因为其更长的半衰期，不太适合在重度颅脑创伤患者连续镇静。

（2）巴比妥类药物：随剂量由小到大，相继出现镇静、催眠、抗惊厥和麻醉作用，可不同程度地降低脑组织代谢率，抑制脑脊液生成，与低温疗法并用，对于神经重症患者镇静效果更好。应用此类药物应注意以下几点：①不可突然停药，否则易发生"反跳"现象，从而使患者继续服药，久之引起成瘾，成瘾后若再次停药，会出现明显的戒断症状，表现为激动、失眠、焦虑，甚至惊厥，诱发癫痫发作。②严重呼吸功能不全者会因变态反应引起呼吸、循环系统抑制，导致危险性增大。在欧洲和北美洲指南中，大剂量应用巴比妥类药物常作为姑息挽救性治疗措施。③颅内压管理。巴比妥类药物可能导致脑灌注压降低，对于颅内压增高患者使用此类药物具有较大风险，初始时可能降低颅内压，但随后可能导致颅内压突然增高，甚至危及患者生命。

（3）冬眠合剂：以往神经外科常用镇静药中，最常见的是冬眠Ⅰ号方及通用方。但冬眠合剂在镇静及中枢性降温过程中对脑细胞产生抑制作用，可使患者意识加深，造成延迟清醒，影响呼吸及心血管中枢等并发症。基于上述不良反应，现临床上此药物应用呈逐渐减少趋势。

（4）非苯二氮䓬类：如丙泊酚。丙泊酚为烷基酸类的短效静脉麻醉药，低于麻醉剂量使用时具有镇静、抗焦虑、抗惊厥、遗忘、很强的催眠和麻醉作用。为脂溶性，起效快，一般40s内可产生睡眠状态。由于其脂溶性很高，血浆浓度较低，易通过血脑屏障，几乎无药物蓄积，恶心呕吐发生率低。丙泊酚的半衰期短，苏醒也快。可降低颅内压，减少脑耗氧和脑血流量，因此适用于重型颅脑损伤及机械通气的患者。不良反应：可引起注射部位疼痛，呼吸抑制，容易出现丙泊酚输注综合征（propofol infusion syndrome，PRIS），高三酰甘油血症，造成胰腺炎、过敏，长期使用并发症也显著增多。PRIS主要表现为乳酸性酸中毒和心电图改变，之后出现横纹肌溶解、肾衰竭和循环衰竭，危险因素包括剂量超过5mg/（kg·h）、用药时间超过48h，以及同时应用儿茶酚胺类和皮质醇类药物。目前对于重症颅脑创伤，丙泊酚与咪达唑仑仍是临床最常用的镇静药物。从临床实际应用角度考虑，快速苏醒和无中枢神经系统不良反应是选择药物时必须考虑的两个重要因素，咪达唑仑和丙泊酚兼具这两个特点，因此在神经重症患者中的应用也最多。

2.镇痛药物　镇痛药物用于缓解患者的疼痛，改善其生活质量，尤其是在术后或疾病过程中。

（1）阿片类药物

1）吗啡：一种强效镇痛药，对于其他镇痛药无效的急性锐痛作用明显，在临床上应用广泛，但易引起成瘾性及低血压和支气管痉挛，在使用时应注意其呼吸抑制及对瞳孔的影响。

2）芬太尼：较吗啡镇痛作用更强，起效更快，同时具有价格优势，因此目前在NICU中应用较广泛。其与咪达唑仑合用，能够减少药用剂量，使患者对药物的依赖性减少，能够达到镇痛镇静的协同作用。但亦有呼吸抑制作用（0.1～0.5mg），大剂量应用可导致胸腹壁肌肉强直，在老年人可引起轻度心动过缓（阿托品对抗），有心律失常者慎用。

3）舒芬太尼：起效和清除快，可间断给药或持续给药，其呼吸抑制作用较小且作用时间较短，因而适用于短期机械通气且需要镇痛的患者，其无肾脏蓄积作用，也不会导致肝衰竭。

4）地佐辛：为苯吗啡烷类衍生物，主要用于术后镇痛，效果良好，苏醒迅速、平稳，肌内注射时，药物吸收缓慢，血药浓度峰值低于静脉注射时所产生的峰值，并且有利于药物在体内维持一个长时间、稳定的浓度，能够产生较长时间的镇痛效果。

（2）非甾体抗炎药（NSAID）：如布洛芬（Ibuprofen）、萘普生（Naproxen）、阿司匹林（Aspirin）等。通过抑制环氧合酶（COX）酶，减少前列腺素的生成，减轻炎症和疼痛。

1）药物特性：抗炎作用：除镇痛作用外，还具有抗炎效果。

2）临床应用：用于轻到中度疼痛，特别是由炎症引起的疼痛。根据患者的情况和药物反应调整剂量。

3）副作用：包括胃肠不适、出血风险、肾功能损害、头晕、嗜睡、皮疹、过敏性鼻炎、哮喘、神情恍惚、耳鸣和视力减退等。

4）注意事项：长期使用需注意胃肠道不良反应，特别是在高剂量使用时。

3. 镇静镇痛目标

（1）镇静目标

1）意识状态控制：①适度镇静。目标是使患者保持适度的镇静状态，避免过度镇静导致昏迷或呼吸抑制。常用的镇静评分系统包括 RASS 和 Ramsay 镇静评分系统。②清醒合作。对于需要评估神经功能的患者，镇静水平应允许患者在检查时能够清醒并合作。

2）减少焦虑和应激反应：①焦虑控制。通过适当镇静减少患者的焦虑和应激反应，防止因焦虑引发的心血管和代谢波动。②稳定情绪。保持患者情绪稳定，避免出现激动、烦躁或谵妄。

3）保护脑功能：①脑保护。通过适度镇静降低脑代谢率，减少脑组织的氧需求，从而保护脑功能。②防止颅内压增高。避免因镇静不足导致的疼痛或应激反应引起颅内压增高。

（2）镇痛目标

1）有效疼痛控制：①疼痛缓解。通过使用镇痛药物和非药物疗法，有效缓解患者的疼痛。②维持基本活动。确保患者在镇痛管理下能够进行基本活动，如翻身、咳嗽等，以减少并发症的发生。

2）防止疼痛引发的并发症：①减少应激反应。通过控制疼痛，减少疼痛引起的交感神经兴奋和应激反应，从而稳定心血管和呼吸功能。②促进恢复。有效的疼痛管理有助于促进患者康复，提高生活质量。

（三）监测技术与方法

1.生理监测　生理监测是镇静镇痛管理中的关键部分，帮助医师及时了解患者的生理状态，调整治疗方案。

（1）心率、血压、呼吸频率监测

1）心率监测：心电图（ECG）和心率监测仪，成人正常心率通常为60～100次/分。如心动过速（＞100次/分）或心动过缓（＜60次/分）可能提示药物过量或存在其他生理问题。临床应用于实时监测心率变化，以检测镇静药物对心脏功能的影响，及时调整药物剂量。

2）血压监测：非侵入性血压计（自动或手动）和动脉导管，成人正常血压范围为90～140/60～90mmHg。高血压（＞140/90mmHg）和低血压（＜90/60mmHg）可能与药物不良反应或疾病进展相关。临床应用于监测药物对血压的影响，调整药物或治疗方案以维持血压在安全范围内。

3）呼吸频率监测：呼吸频率监测仪和脉搏血氧仪，成人正常呼吸频率为12～20次/分。呼吸急促（＞20次/分）或呼吸抑制（＜12次/分）可能是药物过量的标志。临床应用于及时发现呼吸抑制或过度镇静的迹象，调整药物以防止呼吸衰竭。

（2）血氧饱和度与气体交换监测

1）血氧饱和度监测：脉搏血氧仪（pulse oximeter），正常范围血氧饱和度通常在95%～100%。血氧饱和度＜95%可能表明氧合不良或存在呼吸问题。临床应用于监测镇静镇痛药物对氧合的影响，必要时补充氧气。

2）气体交换监测：动脉血气分析仪（ABG），正常范围：包括动脉血氧分压（PaO_2）、二氧化碳分压（$PaCO_2$）、pH等。如高$PaCO_2$可能指示呼吸抑制，低PaO_2则可能指示氧合不足。临床应用于监测气体交换情况，调整呼吸支持或镇静镇痛药物以维持正常气体交换。

2.镇静的主观评估　通过患者的反馈来评估镇静效果，通常需要结合客观监测来全面了解患者状态。

（1）症状评分工具

1）RASS镇静评分（richmond agitation-sedation scale，RASS）。从＋4（极度激动）到-5（极度镇静），该评估系统（表2-49）临床应用于评估患者的镇静水平，帮助调整药物剂量以达到理想的镇静状态。

2）Ramsay镇静评分。1～6分，是一种常用的临床工具，用于评估和管理重症监护病房（ICU）患者的镇静深度。该评分系统（表2-50）简单易用，帮助医护人员根据患者的反应调整镇静剂的剂量。

（2）镇静深度的评估：脑电图（ECG）、脑电双频指数（BIS）、麻醉趋势指数（NI）、状态熵（SE）、患者状态指数（PSI）等。

表 2-49　RASS 镇静评分

分值	描述	定义
+4	有攻击性	有暴力行为
+3	非常躁动	试着拔出呼吸管，胃管或静脉滴注
+2	躁动焦虑	身体激烈移动，无法配合呼吸机
+1	不安焦虑	焦虑紧张但身体只有轻微移动
0	清醒平静	清醒自然状态
-1	昏昏欲睡	没有完全清醒，但可保持清醒保持 10s
-2	轻度镇静	无法维持清醒超过 10s
-3	中度镇静	对声音有反应
-4	重度镇静	对身体刺激有反应
-5	昏迷	对声音及身体刺激都无反应

表 2-50　Ramsay 镇静评分

分数	状态	表现
1	清醒	烦躁不安
2	清醒	清醒、安静合作
3	清醒	对指令有反应
4	睡眠	浅睡眠状态，可迅速唤醒
5	睡眠	入睡，对呼叫反应迟钝
6	睡眠	嗜睡，对呼叫无反应

1）脑电图（EEG）监测：脑电图仪，正常 EEG 显示清晰的 α 波、β 波、θ 波和 δ 波。异常波形如癫痫样放电、异常慢波可能与药物或病理状况相关。应用于监测药物对脑电活动的影响，判断镇静程度及可能的神经损伤。

2）脑电双频指数（BIS）监测：是将脑电图的功率和频率经双频分析做出的混合信息，用 0～100 反映镇静深度和大脑清醒程度，数值在 40～65 是麻醉抑制状态，65～85 是镇静状态。能迅速反映大脑皮质功能状况，因此被认为是评估意识状态，包括镇静深度最敏感、准确的客观指标。

3）麻醉趋势指数（narcotrend index，NI）：是一种通过连续的皮质电监测提供不间断的信息，无须施加评估诱发唤醒风险的刺激，从而准确评估患者镇静深度的工具。

3. 镇痛的主观评估　通过患者的反馈来评估镇静效果，通常需要结合客观监测来全面了解患者状态。

（1）症状评分工具

1）NRS 镇痛评分（numerical rating scale，NRS）：0（无痛）～10（最严重的疼痛）（图 2-21）。清醒患者，评估患者的疼痛程度，以确定镇痛药物的效果并调整治疗方案。

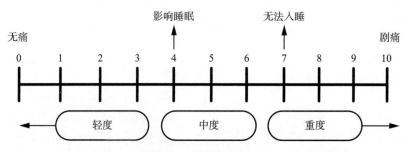

图2-21　NRS镇痛评分

0分：无疼痛；1～3分：轻度疼痛；4～6分：中度疼痛；7～10分：重度疼痛

2）VAS镇痛评分（visual analog scale，VAS）：通过标记在0到10的直线上来评估疼痛程度（图2-22）。临床应用于清醒患者，提供患者主观疼痛感受的量化评估。

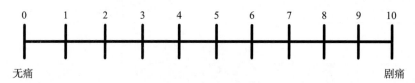

图2-22　VAS镇痛评分

0分：无痛；1～3分：轻度疼痛；4～6分：中度疼痛；7～9分：重度疼痛；10分：不可忍受的疼痛，即剧痛

3）CPOT评分：即重症监护疼痛观察工具（critical-care pain observation tool，CPOT）。是一种用于评估重症监护室中患者的疼痛程度的工具，其评分范围从0分到8分，分数越高表示患者可能越疼痛（表2-51）。该量表具有较高的信度和效度，每项所得分数之和即为CPOT评分分值。

表2-51　重症监护疼痛观察工具法（CPOT）

指标	描述	评分	
面部表情	未观察到肌肉紧张	自然、放松	0
	表现出皱眉、眉毛放低、眼眶紧绷和提肌收缩	紧张	1
	以上所有面部变化加上眼睑轻度闭合	扮鬼相	2
体动	不动（并不表示不存在疼痛）	无体动	0
	缓慢、谨慎的运动，触碰或抚摸疼痛部位，通过运动寻求关注	保护性体动	1
	拉拽管道，试图坐起来，运动肢体/猛烈摆动，不遵从指挥令，攻击工作人员，试图从床上爬起来	烦躁不安	2
肌肉紧张：通过被动的弯曲和伸展上肢来评估	对被动的运动不做抵抗	放松	0
	对被动运动做抵抗	紧张和肌肉紧张	1
	对被动运动剧烈抵抗，无法将其完成	非常紧张或僵硬	2

续表

指标	描述		评分	
对呼吸机的顺应（气管插管患者）	无警报发生，舒适地接受机械通气	耐受呼吸机或机械通气	0	
	警报自动停止	咳嗽但是耐受	1	
	不同步：机械通气阻断，频繁报警	对抗呼吸机	2	
或发声（拔管后的患者）	用正常腔调讲话或不发声	正常腔调讲话或不发声	0	
	叹息，呻吟	叹息，呻吟	1	
	喊叫，抽泣	喊叫，抽泣	2	
总分0～8分				

（2）痛苦评估与管理：结合CPOT、NRS、VAS等工具评估患者的痛苦程度及其变化，根据评估结果调整镇痛药物和镇静药物的剂量，及时解决患者的不适。

4.通过观察患者的行为和生理参数来评估镇静镇痛效果

（1）视觉和听觉的影响

1）行为观察：如意识水平、反应能力、运动协调性，观察患者的行为变化，判断镇静和镇痛的效果，及时调整治疗方案。

2）听觉反应：使用语言刺激或声音刺激评估患者的反应能力，帮助评估镇静水平及调整药物剂量。

（2）行为变化与反射监测

1）行为变化：如患者的活动水平、交流能力、疼痛表现，监测行为变化以评估镇静和镇痛效果。

2）反射监测：如瞳孔对光反射、肌肉反射，检测镇静药物对神经系统的影响，及时调整治疗方案。

（四）并发症的预防

1.呼吸抑制

（1）监测呼吸功能：使用脉搏氧饱和度监测（SpO_2）和呼气末二氧化碳（$EtCO_2$）监测，持续观察患者的呼吸频率和深度。

（2）呼吸支持：必要时提供氧疗或机械通气支持，特别是当患者的呼吸频率过低或出现呼吸暂停时。

（3）药物调整：选择适当的镇静剂和镇痛药物，避免使用高剂量的呼吸抑制药物，如丙泊酚和阿片类药物。根据患者的呼吸状态及时调整药物剂量。

2.血流动力学波动

（1）监测血压和心率：使用连续血压监测（如动脉插管）和心电图（ECG）监测，及时发现和处理血压和心率的异常变化。

（2）液体管理：合理补液以维持血容量稳定，避免过度补液或脱水。使用平衡盐溶液或胶体溶液，根据患者的具体情况选择适当的液体类型。

（3）药物管理：根据需要使用血管活性药物（如去甲肾上腺素或多巴胺）以维持血

流动力学稳定。同时，注意避免使用可能导致血压骤降的药物，如高剂量的咪达唑仑或丙泊酚。

3. 意识障碍

（1）避免过度镇静：使用镇静评分系统（如RASS或SAS）评估镇静深度，调整镇静剂的剂量以避免过度镇静。

（2）预防谵妄：减少环境噪声和光线刺激，提供昼夜节律的环境，定期唤醒患者进行意识评估。必要时使用抗精神病药物，如氟哌啶醇或喹硫平。

4. 颅内压增高

（1）药物选择和剂量调整：选择不会显著增加颅内压的镇静药和镇痛药物，避免使用可能导致颅内压增高的药物（如过量的丙泊酚）。

（2）头部位置管理：保持患者头部抬高30°以促进静脉回流，减轻颅内压。

（3）监测和干预：使用颅内压监测设备持续监测颅内压，必要时使用甘露醇或高渗盐水降低颅内压。

5. 术后恢复

（1）逐步减少镇静药和镇痛药物：术后应根据患者的恢复情况，逐步减少镇静药和镇痛药物的使用，避免突然停药导致戒断反应。

（2）多模态镇痛：结合使用不同类型的镇痛方法（如局部麻醉、非甾体抗炎药物等）以减少阿片类药物的使用和依赖。

（3）康复护理：配合物理治疗和康复护理，促进患者的早期活动和功能恢复。

6. 感染预防

（1）无菌技术：严格遵守无菌操作规程，减少感染风险，特别是在进行插管、导管等操作时。

（2）抗生素使用：根据患者的感染风险评估，合理使用预防性抗生素，避免不必要的抗生素滥用。

（3）定期监测：定期监测患者的体温、白细胞计数和感染标志物（如C反应蛋白、降钙素原等），早期识别和处理感染。

7. 肾功能保护

（1）液体管理：保持适当的液体平衡，避免过度补液或脱水，防止急性肾损伤。

（2）药物选择：避免使用肾毒性药物或调整剂量，特别是对于有肾功能不全风险的患者。

（3）电解质平衡：定期监测和调整电解质水平，预防电解质紊乱对肾功能的影响。

8. 肝功能保护

（1）避免与阿片类药物联合使用对乙酰氨基酚：对乙酰氨基酚的代谢产物对肝脏有毒性，与阿片类药物联合使用可能增加肝损伤的风险。限制每日对乙酰氨基酚摄入量不超过4g，长期服用的患者每日摄入量不超过3g。

（2）选择适当的药物：尽量避免使用对肝脏有负担的药物，特别是在肝、肾功能不全的患者中。根据患者的具体情况和药物的药理特性选择药物，特别是对于血流动力学不稳定、肝肾功能不全、老年人和肥胖患者。

（3）进行肝功能监测：在使用这些药物期间，定期进行肝功能检查，以便及时发现并处理任何潜在的肝损伤。

（4）避免长期使用非甾体抗炎药物（NSAID）：NSAID会增加消化道出血的可能性，加重消化性溃疡，特别是对于具有消化性溃疡病史、酗酒史或器官功能障碍（如肝功能障碍）的老年患者。

七、亚低温治疗监测

神经外科重症患者通常包括严重脑外伤、脑出血、脑梗死及心搏骤停后脑损伤等。这些患者常伴随脑水肿、颅内高压、缺血再灌注损伤等复杂病理生理变化。尽管近年来在手术技术、重症监护和药物治疗方面取得了显著进展，但这些患者的预后仍不尽如人意。亚低温治疗（therapeutic hypothermia，TH）作为一种潜在的神经保护策略，近年来在神经外科重症治疗中引起了广泛关注。通过将患者体温降至正常体温以下（$32 \sim 34℃$），亚低温治疗可以减缓脑代谢率，减少氧耗和二氧化碳生成，稳定细胞膜，抑制兴奋性神经递质释放，减少炎症反应和自由基生成，从而保护脑组织，改善患者预后。

亚低温治疗（TH）是以物理方式降低患者全身温度或局部温度，从而达到治疗效果的一种途径。治疗性低温在临床上分为轻度低温（$33 \sim 35℃$）、中度低温（$28 \sim 32℃$）、深度低温（$17 \sim 27℃$）、超深低温（$0 \sim 16℃$），其中轻度和中度低温（$28 \sim 35℃$）又称为亚低温。亚低温治疗的应用可以追溯到20世纪50年代，当时被用于心脏手术以减少术中脑损伤。20世纪90年代后期，几项重要的临床试验验证了亚低温治疗在心搏骤停后的脑保护效果，使其成为指南推荐的标准治疗方法之一。随后，亚低温治疗在急性脑损伤、缺血性脑卒中等领域也逐渐得到应用和推广。

（一）亚低温治疗的原理

1.代谢减缓

（1）减少脑细胞代谢：低温可以显著降低脑细胞的代谢率。这是因为酶反应的速度随着温度的降低而减缓。

（2）减少能量需求：降低体温可减少脑组织对能量的需求，减轻缺血情况下的能量缺乏问题。

2.减少脑细胞凋亡

（1）抗凋亡作用：亚低温治疗通过影响细胞内的凋亡途径，减少细胞凋亡。

（2）减少凋亡因子的表达：低温可以减少脑组织中凋亡因子的表达，如凋亡相关蛋白（Bax）和抗凋亡蛋白（Bcl-2）的比例，进一步保护脑细胞。

3.保护脑血管功能

（1）减少脑血管通透性：亚低温可以降低脑血管的通透性，减轻血脑屏障的破坏。这样可以减少脑组织内的炎症介质和有害物质的积累。

（2）减轻脑水肿：低温能够减少脑组织的水肿。这是因为低温降低了血管通透性，减少了脑组织内的液体积聚，减轻了脑水肿的程度。

4.抗炎作用

（1）抑制炎症反应：亚低温治疗通过减少炎症介质的释放，如肿瘤坏死因子α

（TNF-α）和白细胞介素（IL-1β），降低炎症反应。

（2）减缓免疫反应：低温能够减缓免疫系统的过度反应，降低免疫细胞的激活和迁移，从而减少局部炎症。

5. 改善脑血流

（1）维持脑血流动力学：亚低温可以通过改善脑血流动力学，保护脑组织免受进一步损伤。

（2）减少血管收缩：降低体温可减少脑血管的收缩反应，维持血流的稳定性。

6. 抗氧化作用

（1）减少自由基生成：亚低温能够降低自由基的产生。自由基是造成细胞损伤的重要因素，尤其是在缺血再灌注的情况下。

（2）增强抗氧化防御：低温治疗有助于提高细胞内抗氧化物质的水平。

7. 影响脑电活动

（1）改变脑电图（EEG）特征：亚低温可以改变脑电图的特征，包括降低脑电图的频率和振幅。这可能有助于减少癫痫发作的风险，并保护脑组织。

（2）稳定脑电活动：低温对脑电活动的影响可以帮助稳定神经网络的功能，减轻脑部的过度兴奋。

（二）亚低温治疗的适应证和禁忌证

1. 适应证

（1）脑外伤：用于重型脑外伤患者，以减少继发性脑损伤。

（2）缺血性脑卒中：对急性缺血性脑卒中患者进行亚低温治疗，以减少梗死体积。

（3）心搏骤停后的脑损伤：在心搏骤停后应用亚低温治疗，用于保护脑组织、改善患者预后具有重要意义。

（4）颅内高压：各种原因引起的颅内高压（如脑出血、脑肿瘤等）患者，通过亚低温治疗可以减轻脑水肿，降低颅内压。

2. 禁忌证

（1）严重感染或脓毒症：亚低温治疗可能抑制免疫系统，增加感染风险或加重现有感染。

（2）凝血功能障碍：患者如果存在严重的凝血功能障碍（如DIC），亚低温可能增加出血风险。

（3）血流动力学不稳定：心脏功能不全、严重低血压或其他导致血流动力学不稳定的情况下，亚低温治疗可能进一步影响心脏功能和血压。

（4）低温症（hypothermia）：原发性低温症患者不适合进行亚低温治疗，因其已经处于低温状态。

（5）重度电解质紊乱：如严重的低钾血症或高钾血症，亚低温治疗可能进一步加剧电解质不平衡。

（6）近期进行过某些类型的大手术：特别是需要严格体温管理的手术后，亚低温治疗可能影响术后恢复。

（7）过敏或对冷却设备的不良反应：个别患者可能对亚低温治疗使用的设备或方法

产生过敏反应或其他不良反应，应谨慎使用。

（三）亚低温治疗的实施

亚低温治疗的实施过程包括以下几个关键步骤：制冷方法、目标体温和降温速度及治疗的各个阶段。

1. 制冷方法

（1）外部降温

1）冰毯（cooling blanket）：这是一种常用的外部降温设备，冰毯内含循环的冷却液体，通过与患者体表接触，帮助降低体温。它可以调整温度以确保达到目标体温。外部降温设备适用于各种体型的患者，但需要定期检查皮肤状况，防止皮肤损伤。

2）冷却垫（cooling pads）：类似于冰毯，冷却垫是放置在患者身体特定部位的设备，用于局部降温。它们通常用于辅助外部降温或在需要局部控制温度时使用。

3）冷却帽（cooling caps）：主要用于头部的冷却。通常用于治疗脑部疾病或在某些神经外科手术中使用。这些冷却帽可以帮助局部降温，并减少脑组织的温度。

（2）内部降温

1）食管冷却管（esophageal cooling tube）：这种方法通过将冷却管插入食管中，利用管内的冷却液体直接降温。食管冷却管可以提供精确的体温控制，并且能够快速降温。

2）膀胱冷却导管（bladder cooling catheter）：这种方法通过膀胱内的冷却液体来降低体温。膀胱冷却导管是一种有效的内部降温方法，能够提供稳定和可调节的温度控制。

3）腹腔冷却（intra-abdominal cooling）：将冷却液体注入腹腔，通过腹腔的广泛血管网络传递冷量。这种方法也可以实现有效的体温控制，但相对较少使用。

2. 目标体温和降温速度

（1）目标体温

1）范围：亚低温治疗的目标体温通常设定在32～34℃。具体目标体温的选择取决于患者的病情、治疗方案及临床指导原则。

2）依据：选择目标体温时，需要综合考虑患者的体质、病情严重程度及临床经验。例如，某些研究建议32～33℃对于急性缺血性脑卒中可能效果最佳，而对于心搏骤停后的治疗，34℃可能更为常见。

（2）降温速度

1）逐渐降温：亚低温治疗应逐渐进行，以降低体温0.5～1.0℃的速度较为合适。快速降温可能会导致体内生理失衡，增加并发症风险。

2）过程控制：在降温过程中，需要持续监测体温变化，并根据实际情况调整降温速度。避免体温过快或过慢变化，保持稳定的降温过程有助于减少不良反应。

3. 治疗的各个阶段

（1）诱导期

1）目标：从开始降温到达到目标体温的过程。通常需要4～6h，具体时间取决于患者的体型、初始体温及使用的制冷方法。

2）监测：在诱导期中，持续监测体温、心率、血压和呼吸频率等指标，确保体温逐渐下降并维持在预期范围内。调整制冷设备以控制体温变化。

（2）维持期

1）目标：维持体温在目标范围内的阶段，通常为24～72h。维持期的长度依据患者的具体情况和治疗目标。

2）管理：在维持期中，需要对体温进行严格的监测和控制，确保其稳定在目标范围内。应定期检查患者的其他生理指标，如血流动力学、神经功能等，以调整治疗方案。

（3）复温期

1）目标：将体温缓慢恢复到正常范围（36～37℃）。复温期的速度应控制在每小时升温0.5～1℃。

2）步骤：逐渐停止降温设备，并逐步加热患者体温。注意避免快速复温，因快速升温可能导致体内代谢异常或诱发并发症。

3）监测：在复温期中，继续监测体温及其他生理指标，及时处理可能出现的并发症，如电解质失衡或心律失常。

（四）亚低温治疗的监测

1.体温监测

（1）核心体温监测

1）直肠温度：直肠温度计是一种常用的核心体温监测工具，能够准确反映核心体温。适用于大多数重症患者，但可能对患者造成一定的不适。

2）膀胱温度：通过膀胱内的温度传感器监测体温，具有较好的精确度。适合长期监测，但需要插入导尿管，可能带来感染风险。

3）食管温度：食管温度传感器可以通过经鼻插入的导管进行测量，适用于需要持续体温监测的患者，提供准确的核心体温数据，但可能对患者造成不适。

（2）监测频率和数据分析

1）监测频率：在治疗初期，建议每小时测量体温一次，随着治疗进展和体温稳定后可以减少频率。需要根据患者的具体情况和治疗阶段调整监测频率。

2）数据分析：记录体温变化趋势，确保体温保持在目标范围内。分析体温波动的原因，及时调整降温或加热策略。

2.血流动力学监测

（1）心率和血压

1）心率监测：使用心电图（ECG）监测心率变化。亚低温治疗可能导致心律失常，因此需要密切监测。

2）血压监测：使用自动或手动血压计测量血压。亚低温治疗可能引起血压波动，因此需要定期测量，并根据需要调整药物治疗。

（2）心排血量和中央静脉压（CVP）

1）心排血量监测：通过侵入性或非侵入性方法（如热稀释法、超声心动图）监测心排血量，评估心脏功能和血液循环状态。

2）中央静脉压：通过中央静脉导管监测中央静脉压，评估血液回流情况和右心房功能。

3.神经功能监测

（1）脑电图（EEG）

1）用途：监测脑电活动，评估脑功能状态，识别可能的癫痫活动或其他异常脑电图表现。

2）方法：可以使用常规EEG或长时间EEG监测（如视频EEG），在需要时记录持续时间较长的脑电活动。

3）数据分析：分析脑电图中的波形和频率，监测异常活动并调整治疗方案。

（2）脑氧饱和度监测（rSO$_2$）

1）用途：监测脑组织的氧合状态，评估脑部氧供应是否充足。

2）方法：通过近红外光谱（NIRS）技术进行监测，设备通常佩戴在额头部位。

3）数据分析：记录脑氧饱和度的变化，调整治疗策略以确保脑组织的氧合状态正常。

4.实验室监测

（1）血气分析

1）用途：评估血液中的氧气、二氧化碳及酸碱平衡状态。

2）方法：通过动脉血气分析仪进行检测，定期获取动脉血样本。

3）数据分析：监测血气指标（如pH、PaO$_2$、PaCO$_2$），根据结果调整呼吸支持和其他治疗措施。

（2）电解质监测

1）用途：监测体内主要电解质（钠、钾、钙）的水平，防止电解质失衡。

2）方法：通过血液生化检查获取电解质水平。

3）数据分析：定期检查电解质水平，纠正任何异常值，确保电解质平衡稳定。

（3）凝血功能

1）用途：评估血液的凝血功能，预防和管理凝血障碍。

2）方法：通过常规凝血功能测试（如PT、APTT、INR）进行监测。

3）数据分析：监测凝血指标，根据需要进行凝血因子的补充或其他干预。

5.其他监测

（1）体液平衡监测

1）用途：评估体液的进出量，防止体液过多或不足。

2）方法：记录液体摄入和排出量，包括口服液体、静脉输液、尿液排出等。

3）数据分析：根据体液平衡数据调整液体治疗方案，防止液体负荷过重或不足。

（2）体温变化的影响监测

1）用途：评估体温变化对其他生理参数的影响。

2）方法：结合其他监测数据，如心率、血压、血气分析等，综合评估体温对整体生理状态的影响。

3）数据分析：分析体温变化对生理参数的影响，调整治疗策略以确保综合治疗效果。

（五）亚低温治疗的并发症和管理

1.寒战 体温下降时，身体通过寒战来产生热量。寒战可能导致体温波动，影响治疗效果，并增加代谢负担。

（1）预防策略

1）预防寒战的措施：在诱导阶段应逐渐降低体温，避免快速降温。使用适当的体温控制设备，如加热毯，确保体温稳定。

2）药物预防：可以使用镇静药物（如苯二氮草类药物）或抗寒战药物（如沙丁胺醇）来预防寒战。

（2）处理策略

1）药物处理：如果寒战发生，通常使用肌肉松弛药物（如异丙嗪）来缓解寒战。必要时，使用温暖的环境和加热设备来帮助缓解寒战。

2）温度调整：如果寒战持续或严重，可能需要调整体温控制策略，例如略微提高体温。

2.感染　低温可能抑制免疫系统，使患者更易感染。尤其是在侵入性操作或使用冷却导管时，感染的风险增加。

（1）预防策略

1）严格无菌操作：在进行亚低温治疗时，尤其是在放置冷却导管时，严格遵循无菌操作原则，以降低感染风险。

2）定期监测：定期检查患者的体温、白细胞计数和其他感染指标，以早期发现感染迹象。

（2）处理策略

1）抗生素治疗：发现感染后，及时给予适当的抗生素治疗。根据感染的类型和敏感性选择药物。

2）调整治疗：根据感染的严重程度，可能需要调整亚低温治疗的策略，例如暂停使用侵入性冷却设备。

3.血功能异常和血小板功能障碍　低温可以使血小板变形，储存入肝窦、脾脏等，导致血小板数量减少，凝血因子的酶活性降低，影响血小板的凝血功能。这可能导致出血倾向，需要密切监测凝血指标，及时发现并处理凝血功能障碍。

（1）预防策略

1）密切监测凝血指标：在亚低温治疗期间，应定期监测患者的凝血指标，如凝血酶原时间（PT）、活化部分凝血活酶时间（APTT）、血小板计数等，以及时发现凝血功能障碍。

2）及时调整治疗方案：根据凝血指标的变化，及时调整治疗方案，如补充凝血因子、调整药物剂量等。

3）避免降温过度：降温速度不宜过快，降温幅度不宜过大，以免影响凝血功能。

4）综合管理：亚低温治疗期间，应综合管理患者的整体状况，包括营养支持、感染控制等，以维护血小板数量和质量。

5）避免药物影响：某些药物可能影响血小板功能，应提前告知医师患者正在使用的药物，以便医师调整药物方案。

6）及时干预：如发现血小板功能障碍的迹象，如血小板计数降低、出血倾向等，应及时采取干预措施，如输血小板、调整药物等。预防寒战的措施。在诱导阶段应逐渐降低体温，避免快速降温。使用适当的体温控制设备，如加热毯，确保体温稳定。

（2）处理策略

1）监测凝血指标：在亚低温治疗过程中，需要密切监测患者的凝血指标，如血小板计数、凝血酶原时间等。

2）及时调整治疗方案：如果发现凝血功能异常，应及时调整治疗方案，可能包括减少亚低温治疗的时间和温度，以避免进一步损伤凝血系统。

3）预防性使用抗凝药物：在必要时，预防性使用抗凝药物可以帮助防止出血倾向。

4）避免剧烈搬动：在亚低温治疗期间，应尽量避免激烈搬动或翻动患者，以减少对血小板功能的影响。

5）预防性输注血小板：必要时，可预防性输注血小板，以维持血小板数量在正常范围。

4.心律失常　亚低温可能导致心律失常，如心动过缓、心房颤动等。低温对心脏的影响可能会加重原有的心血管问题。

（1）预防策略

1）心电监测：在亚低温治疗过程中，持续监测心电图（ECG），及时发现和处理心律失常。

2）控制体温：维持体温在适当范围内，避免过度降低体温，以减少对心脏的影响。

（2）处理策略

1）药物治疗：对于心律失常，使用抗心律失常药物（如利多卡因）进行治疗。必要时，使用电复律或其他心脏干预措施。

2）调整体温：如果心律失常严重或难以控制，可能需要调整体温控制策略，例如缓慢升高体温。

5.电解质失衡　低温可能影响体内电解质的平衡，导致钠、钾、钙等离子的浓度异常，影响心脏和其他器官的功能。

（1）预防策略

1）监测电解质水平：定期检查血液中的电解质水平，如钠、钾、钙、镁等，及时发现电解质异常。

2）补充电解质：根据需要给予电解质补充。

（2）处理策略

1）纠正电解质失衡：对于电解质失衡，给予相应的补充液体或药物，如氯化钠、氯化钾等。

2）调整治疗方案：如果电解质失衡严重，可能需要调整亚低温治疗方案，以控制体内环境。

6.低血糖　低温治疗可能影响患者的糖代谢，尤其是糖尿病患者，导致血糖水平下降。

（1）预防策略

1）血糖监测：定期监测血糖水平，特别是对于糖尿病患者。根据血糖水平调整治疗方案。

2）饮食调整：确保患者在治疗期间有足够的糖分摄入，防止血糖过低。

（2）处理策略

1）补充葡萄糖：如果发现低血糖，及时给予葡萄糖或含糖液体。

2）调整药物：调整降糖药物的剂量，以防止低血糖发生。

7.体液失衡　低温治疗可能导致体液排泄增加或体液分布不均，影响体液平衡。

（1）预防策略

1）监测体液平衡：定期检查尿量、血容量等指标，评估体液平衡状态。

2）补充液体：根据需要给予补液，维持适当的体液水平。

（2）处理策略

1）调整补液策略：如果出现体液失衡，调整补液方案，例如使用不同类型的液体补充。

2）监测效果：继续监测体液平衡指标，确保处理措施的有效性。

8.肺部并发症　低温治疗可能导致呼吸道感染、肺水肿等肺部并发症。

（1）预防策略

1）呼吸道管理：维持呼吸道通畅，使用适当的呼吸支持设备，如气道加温器，以减少肺部并发症的风险。

2）监测呼吸功能：定期检查呼吸功能和气体交换情况，评估肺部功能情况。

（2）处理策略

1）治疗肺部感染：如果出现肺部感染，给予适当的抗生素治疗。

2）提供呼吸支持：对于严重的呼吸问题，给予机械通气或高流量氧疗。

（六）复温阶段的管理

1.复温策略　缓慢复温。

（1）复温速度：应缓慢进行，通常建议每小时升温 0.5 ～ 1℃，以避免因快速升温而引发的并发症。复温的总时间通常与降温时间相当，即通常需要数小时到十几小时不等。

（2）体温目标：复温的目标是将体温升至正常范围（36.5 ～ 37.5℃），确保稳定并逐步恢复体温。

（3）复温方法：外部加热，使用加热毯、温水毯或加热的空调设备等来加热患者体表。确保加热均匀，避免局部过热。内部加热，如果使用内部冷却导管（如食管冷却管），在复温阶段应逐步调整导管的温度，以控制体温升高速度。

2.复温过程中的监测

（1）体温监测

1）监测工具：继续使用直肠温度、膀胱温度、食管温度等监测工具来准确测量核心体温。选择合适的监测点确保数据准确。

2）数据分析：监测体温的变化趋势，确保升温过程稳定。根据需要调整复温策略。

（2）血流动力学监测

1）心率和血压：继续监测心率和血压，复温过程中观察是否出现心慌、血压异常情况。复温过程中可能引发血压波动或心律失常。

2）心排血量：通过心排血量监测，评估心血管系统的反应，确保血液循环的稳定。

（3）神经功能监测

1）脑电图（EEG）：监测脑电活动，注意是否出现异常或复温过程中的神经功能变化。

2）脑氧饱和度监测（rSO_2）：继续监测脑氧饱和度，确保脑组织的氧合状态正常。

（4）实验室监测

1）血气分析：定期进行血气分析，监测氧气、二氧化碳和酸碱平衡，以调整呼吸和代谢支持。

2）电解质和凝血功能：监测电解质水平和凝血功能，确保在复温过程中维持正常水平。

3.并发症管理

（1）心血管并发症

1）心律失常：复温过程中可能引发心律失常，如心房颤动或室性期前收缩。应持续监测心电图，必要时使用药物干预。

2）血压波动：复温过程中可能出现血压波动。根据需要调整药物治疗，确保血压稳定。

（2）电解质失衡

1）电解质调整：复温过程中可能出现电解质失衡，如低钠血症或高钾血症。

2）定期检查电解质水平，及时补充或调整药物。

（3）体温波动：复温过程中应避免体温剧烈波动。使用恒温设备和监测工具，确保体温稳定在正常范围内。

（4）感染风险：复温过程中可能增加感染风险。加强感染预防措施，定期检查感染指标。

4.复温后的患者管理和康复

（1）患者评估

1）神经功能评估：复温后，评估患者的神经功能状态，检查意识水平、运动功能和认知能力。

2）生理状态评估：评估患者的生理状态，包括体温、血压、心率等，以确保身体各系统恢复正常。

（2）康复计划

1）康复治疗：根据患者的恢复情况制订个性化康复计划，包括物理治疗、职业治疗和语言治疗等，以促进功能恢复和提高生活质量。

2）长期管理：制订长期管理计划，跟踪患者的康复进程，调整治疗方案以适应患者的恢复需求。

（3）支持和教育

1）家属教育：向患者家属提供关于复温阶段和康复过程的教育，帮助他们理解和支持患者的康复。

2）心理支持：提供心理支持和咨询，帮助患者应对治疗过程中的心理挑战。

第三节　神经外科重症患者护理康复期技术

一、气管切开护理

气管切开术，也称经皮气管切开术，是一种经皮切开颈段气管，放入气管切开套管以建立人工气道的创伤性操作，其目的主要是维持气道通畅、连接呼吸机治疗和进行气道内操作等；相比气管插管而言，气管切开具备减少鼻窦炎及咽喉损伤，降低镇静药物需求，易于口咽卫生护理，增加患者舒适性及便于交流，便于护理操作，保留吞咽功能，声带可关闭，以及易于更换等优点。

（一）适应证

①上气道阻塞：任何原因引起的上气道阻塞，包括气管上段的严重狭窄，尤其是病因不能快速解除的严重阻塞，如喉头水肿、喉咽部肿瘤、声带病变、声门下气道狭窄、特别严重的睡眠呼吸暂停综合征等。②气道保护：严重颅脑病变、重症肌无力、重症肺炎等原因导致下呼吸道分泌物潴留；不能纠正的反复误吸状态，如鼻咽癌放化疗后，舌体、喉部部分切除术后等；某些口腔、鼻咽、颌面、咽、喉部大手术前预防性气管切开。③长时间机械通气：气管插管留置时间超过72h，仍需要呼吸机支持者。④极度消瘦、恶病质状态。⑤极度呼吸困难无条件行气管插管者。

（二）禁忌证

①血流动力学不稳定；②颅内高压：颅内压＞15mmHg（1mmHg＝0.133kPa）；③严重缺氧：PaO_2/FiO_2＜100mmHg，呼气末正压（positive end expiratory pressure，PEEP）＞10cmH$_2$O（1cmH$_2$O＝0.098kPa）；④未纠正的出血性疾病：血小板＜50 000/mm^3，国际化标准比值（international normalized ratio，INR）＞1.5，和（或）部分凝血酶原时间（partial thromboplastin time，PTT）＞2倍正常值等；⑤患者和（或）家属拒绝；⑥患者处于濒死状态或已放弃继续积极治疗。

（三）气管切开术前管理

1.术前告知：①气管切开的目的、大致流程、可能的并发症及不可预测的意外情况；②术后近期、远期的照护及康复方法；③气管切开套管的拔管指征；④长期带管者居家管理和随访方法。

2.患者术前备皮、剃须。

3.选择合适的气管切开点及合适型号的气管切开套管。

（四）气管切开术后管理

1.一般护理

（1）操作流程：见表2-52

表2-52　气切护理操作流程

内容		具体流程
操作前 准备	护士准备	仪表端庄、着装整洁、七步洗手法洗手、戴口罩
	用物准备	用物准备：检查所备物品名称、有效期，包装是否完整。治疗盘［气管切开护理包、吸痰管、开口纱、双层纱布、PE手套、棉签、安尔碘、2%过氧化氢、生理盐水、弯盘、毛刷（棉签）、负压装置］
操作过程		核对医嘱，携用物至床旁
		核对患者信息，解释并取得合作
		检查负压装置，检查正确负压值80～120mmHg（痰液黏稠者可适当增加负压值）
		取合适体位
		评估患者病情及合作程度
		移去生理盐水纱布，评估气管切开口周围情况
		评估患者痰液情况
		洗手、开盘
		连接负压引流管、吸痰管，吸痰（插入吸痰管时0负压，每次吸痰时间＜15s）
		洗手
		更换气切护理盘
		选择合适的消毒剂，由内到外弧形消毒皮肤至少2遍，皮肤消毒直径＞8cm
		生理盐水由内向外清洗托盘2遍
		一手持平镊固定托盘，另一手持平镊垫开口纱，妥善固定
		气管切开口覆盖双层湿纱布
		清洗消毒内套管，合理选择消毒方法消毒内套管（高压蒸汽灭菌法、煮沸消毒法、浸泡消毒法）
		持平镊取内套管，生理盐水冲净，待干备用
		移去双层湿纱布，再次吸痰
		对光检查内套管，轻轻放入外套管内，锁住开关
		检查系带松紧，以1指为宜
		气管切开口覆盖双层湿纱布
		取合适体位，整理床单位，行健康指导
		整理用物，洗手记录
		再次核对，PDA执行确认，记录

（2）气管切开套管位置和固定的评估：恰当的位置和固定是维持气道通畅和避免意外滑脱的重要措施。常规的评估可以通过观察气管切开套管与皮肤的关系和位置来判断，固定套管的松紧度以固定带与皮肤之间刚好可容纳1个手指空间为宜。特殊情况下可以通过支气管镜、X线胸片等检查确认气管切开套管位置。

（3）评估通过气管切开套管是否可以正常通气：①患者呼吸情况和肺部听诊；②呼吸机通气波型、气道峰压；③负压吸引管是否可以顺利进出气道及可进入的最大深度；

④支气管镜检查。

2.分泌物清除和微反流误吸的预防

（1）口鼻腔分泌物管理：气管切开患者口鼻腔分泌物增加，患者清除能力下降，是呼吸机相关性肺炎（ventilator-associated pneumonia，VAP）发生的主要原因。①体位管理：间断采取侧卧位，减少口鼻腔分泌物因重力作用误吸入气道。②定期人工负压吸引清除口鼻腔分泌物，根据分泌物量调整吸引的时间间隔。使用质地柔软、顺应性高的吸引管，减少口鼻腔黏膜损伤。如气囊上方引流管处吸引的分泌物量较多，提示口鼻腔分泌物吸引不够及时。③主动吞咽功能训练可以减少口鼻腔分泌物滞留。

（2）气管切开套管气囊上方声门下分泌物的引流（subglottic secretion drainage，SSD）：①抽吸气囊上引流管。持续吸引或间断吸引，前者较后者可以更好地清除气囊上方的分泌物，但易导致气道黏膜损伤、干燥、出血。间断吸引应按需实施，尽量减少分泌物滞留。②松气囊气道吸引。针对不带气囊上引流管的气管切开套管。两位护理人员配合操作，一位操作者抽出气囊气体的同时，由另一位操作者迅速通过事先放置在气道内的吸引管吸除分泌物。此种方法仍有引起分泌物流入气道的风险，建议常规使用带气囊上引流管的气管切开套管。③气流冲击法。在患者吸气开始瞬间提高呼吸机吸气压力或送气容积，或借助球囊送气，通过气流冲击将气囊上滞留物送入口腔后，再经口吸引清除。气流冲击法来源于针对气管插管患者的临床研究，也可应用于不带气囊上引流管的气管切开患者，但此种方法同样有引起分泌物流入气道的风险，建议常规使用带气囊上引流管的气管切开套管。

（3）下气道分泌物管理：①及时清除气道分泌物，根据分泌物量调整吸引间隔；咳嗽反射差或纤毛功能障碍者，可使用支气管镜吸引；对管路漏气耐受性差的患者（如急性呼吸窘迫综合征、严重低氧血症等），可以使用密闭式吸引管。②增加气道分泌物流动性。使用呼气末正压使小气道保持通畅、增加吸入气体温度和湿度、使用祛痰药物、通过振荡气流/胸壁物理振荡/体位引流等物理治疗促进分泌物流动等。

（4）气道湿化管理：机械通气或气道分泌物较多的患者，吸入气体温度过低或湿化不充分，将导致纤毛功能障碍及分泌物难以清除。因此，所有气管切开患者均应进行气道加温加湿管理，充分湿润气道黏膜及分泌物，促进黏膜纤毛系统正常运动，稳定肺泡表面活性物质，避免低通气和继发感染。一般认为，吸入气体应该在Y形管处保持相对湿度100%，温度在37 ℃；可根据分泌物量及黏稠度、负压吸引频率等选择湿化装置，包括注射泵持续推注湿化法、人工鼻、主动加温湿化器或加热超声雾化器等，其中文丘里装置连接主动加湿湿化器可用于脱机患者。文丘里装置的原理是利用氧射流产生负压从侧孔带入空气，从而稀释氧气，以达到控制性氧疗的效果。该装置应用于脱机后的患者，可以精准有效地控制吸氧浓度，而且能够控制气道内的湿度和温度。呼吸机上的主动加温湿化装置有加热底座，可将湿化液加温后给患者恒定的温度及湿度达100%的湿化气体以满足患者的需要，无须另外购买呼吸湿化治疗仪，并且能达到理想的温湿化效果。

（5）气管切开套管气囊的管理：气囊的作用是密封气道、固定套管等，既是机械通气实施所必需的条件，同时也可以减少声门下分泌物微误吸，减少VAP。气囊充分的注气及维持一定的压力对于良好地封闭气道非常重要，因此需常规监测气囊内压力及评估有无漏气。但是，气囊压力过高引起气管黏膜坏死性损伤是气管狭窄最主要的原因。当气囊压力＞30cmH$_2$O时，黏膜毛细血管血流开始减少，持续血流减少将导致气管黏膜缺血性损伤甚至造成气管壁坏死。因此大部分研究采取的注气后气囊内合适的压力为25～30cmH$_2$O。如气囊压力需超过30cmH$_2$O才能有效封闭气道，注意鉴别是否气囊壁有皱褶形成或套管/气囊直径过小等，必要时需更换套管。当患者进行吞咽进食训练、体位引流等容易发生分泌物微误吸时，可适当临时增加气囊压力减少微误吸。

（五）拔管管理

当患者可经口鼻呼吸、经口自主排痰时，可考虑拔出套管。拔管前，通常需要进行试堵管，目的在于观察患者是否可以经口鼻呼吸。患者病情平稳后，可酌情试堵塞，首先放气囊前要先清理声门下的分泌物，否则可能引起患者剧烈的咳嗽，甚至吸入性肺炎。如果患者吞咽功能良好，吃东西无呛咳，一般将气管切开套管先堵塞一半，观察24～48h，观察患者有无呼吸困难等不适，血氧饱和度有无异常。若患者呼吸正常且能自行排痰，即可将气管切开套管全部堵塞，继续观察48h，如呼吸平稳、发声好、咳嗽排痰有力，可考虑拔除气管切开套管，并且床旁准备气管切开包及急救物品，以防患者呼吸困难。拔管后，伤口处覆盖无菌纱布，也可先以蝶形胶布将伤口左右拉紧靠拢，伤口能自然愈合。带管时间长者，拔管前要做纤维喉镜或气管镜检查，发现瘘口周围有肉芽时应先摘除，再堵管、拔管。

二、口腔护理

口腔是人体与外界相通的重要通道，其内部环境特别适合病原微生物的寄居和繁殖，人体通过自我清洁可以有效清除口腔内的病原微生物，因而很少会引起严重感染。然而，当机体患病时，特别是意识障碍或严重疾病时，机体自洁活动减少，导致病原微生物大量繁殖，进而引起呼吸道感染，甚至血流感染。口腔护理是指通过采用一定的方法，结合相应的口腔护理用具，选择适当的口腔护理液，以达到清洁口腔、去除菌斑、监测口腔状况并提供病情信息、防治口腔炎症、减少吸入性肺炎风险，以及提升生活质量的目的。目前国内没有统一的口腔护理频次标准，通常根据患者口腔情况及病情来决定。

（一）口腔状况评估

口唇颜色、皮肤完整性；牙龈有无红肿、萎缩；龋齿、牙列缺损及义齿佩戴情况；唾液的量，黏膜是否湿润、有无异味、有无白斑等；有无感染状况。

（二）口腔护理方法

1.擦拭法 见表2-53。

表2-53 口腔护理操作流程

操作前准备	评估	了解患者的年龄、病情、意识；心理状态、自理能力、配合程度；口腔卫生状况，有无活动义齿
		环境整洁、安静、安全，光线充足
	护士	洗手、戴口罩、着装整洁
	用物	检查并备齐用物；治疗车上层中：治疗盘内备口腔护理包（内有治疗碗盛棉球、弯止血钳2把、弯盘、压舌板）、水杯（内盛漱口溶液）、吸水管、棉签、液状石蜡、手电筒、纱布数块、治疗巾及口腔护理液、治疗盘外备速干（免洗）手消毒液、必要时备开口器和口腔外用药；治疗车下层：医疗垃圾桶，可回收污物桶
操作过程		携用物到床旁，用两种以上方法校对患者姓名、床号、住院号
		自我介绍（职务、姓名）；解释操作目的、程序；询问大小便
		拉上围帘，协助患者侧卧或仰卧，头偏向一侧，面向护士
		铺治疗巾于患者颈下，置弯盘于患者口角旁
		倒口腔护理液，湿润并清点棉球数量，润湿压舌板
		止血钳夹取棉球湿润口唇
		协助患者用吸水管吸水漱口（昏迷患者此步骤略）
		再次检查口腔情况
		用镊子夹取棉球，与止血钳联合拧干棉球，在拧干时保持镊子在上，棉球应包裹止血钳尖端
		叮嘱患者咬合上、下齿，用压舌板轻轻撑开对侧颊部，纵向清洗牙齿的对侧外侧面，由白齿洗向门齿；同法擦洗牙齿近侧外侧面
		叮嘱患者张开上、下齿，擦洗牙齿对侧上内侧面、上咬合面、下内侧面、下咬合面，弧形擦洗对侧颊部；同法擦洗近侧
		"Z"形擦洗硬腭部、舌面，再擦洗舌下
		擦洗完毕，再次清点棉球数量
		协助患者再次漱口（昏迷患者此步骤略），纱布擦净口唇；再次评估口腔状况
		操作过程中注意观察患者反应，适时安抚情绪
		口唇涂液状石蜡或润唇膏，酌情涂药
		撤去弯盘及治疗巾，协助患者取舒适卧位，整理床单位
		清理用物，按规范处理
		洗手；记录口腔情况及护理效果；签名

2. 冲洗法 冲洗法是指利用注射器或注洗器，抽取生理盐水或口腔护理液，从多个角度对患者牙面、颊部、舌面、咽部、硬腭进行缓慢冲洗，同时利用吸引管将口腔内液体吸净。冲洗法具有操作简单、产生的压力大、口腔清洗彻底的优点，适用于口腔损伤严重、大面积口腔溃疡、颌间固定的患者。采用这种方式，可以有效去除口腔内分泌物和坏死组织，但单纯的口腔冲洗只能清洁口腔、刺激黏膜组织而不能有效去除牙菌斑，对气管插管患者进行口腔护理时，必须结合口腔擦拭或使用牙刷用具才能有效去除牙菌斑。

3. 含漱法 适用于神清合作的患者，经常漱口能够使口腔湿润，清除大块食物残渣和分泌物，减少牙菌斑形成，含漱动作还有利于口腔周围的肌肉运动，促进口腔的自洁作用。含漱的方法是用舌上下、左右、前后反复地搅动口内液体，每次含漱＞3min，每日含漱＞5次，针对口腔状况选用适当含漱液和频率可有效预防口腔并发症。含漱法操作简单易行，对清醒合作患者来说，是保持口腔卫生、防治口腔感染的最佳选择。

4.刷牙法　牙刷是一种常见的口腔清洁工具，也是去除牙菌斑、刺激黏膜的最有效用具之一，随着人们对口腔护理效果认识的不断深入，牙刷用具在口腔护理中的研究及应用受到越来越多的关注，有报道指出，意识清醒的患者取半卧位或坐位，在护理员、护士指导或协助下自行用牙膏刷牙，刷牙前后用清水漱口，相较于棉球擦拭，这种方法可以减少咽喉干痛发生率，使口腔清新率更高。新型牙刷用具在使用设计上更具特点，应用范围更广泛，如负压牙刷，在适量给水的同时，能将唾液和水强力吸出，从而避免了误咽及误吸的发生，适用于为生活完全不能自理的患者行口腔护理；一种针对牙齿间隙增大的患者设计的刷牙工具，称为齿间刷，在口腔护理中发挥着重要作用；而在为经口气管插管患者进行口腔护理时使用儿童牙刷更为方便，可以有效清除牙菌斑，提高口腔护理的质量。建议每天刷牙2次，每次持续至少2min。

（三）K点刺激

K点位于人体磨牙后三角高度，腭舌弓和翼突下颌帆的中央位置，位于两牙线交点的后方（图2-23），K点刺激是指对K点施加压力，能增强口腔感觉刺激，减轻口腔高敏和低敏状态，提高神经末梢敏感性，诱发患者吞咽反射和张口反应，并增强吞咽肌群的运动，这种刺激有助于提高吞咽功能和口腔护理操作质量，减轻口腔组织损伤，提高医务人员口腔护理操作及诊疗效率。操作方法：选择合适的操作工具，包括操作者的手指、棉棒、棉签、棉球和口腔护理牙刷的"刮苔器"等，目前尚无统一的关于K点刺激的频率、时间与周期规定，单次K点刺激治疗持续时间通常为15～20min，每天2～3次，过程中对K点进行重复刺激，10s内刺激8～10次，共2～4周。

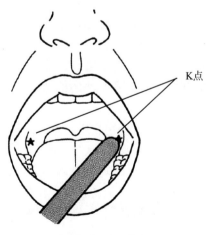

图2-23　K点

（四）常用口腔护理液

1. 生理盐水　能够清洁口腔、促进舒适，价格便宜，在临床广泛应用。

2. 碳酸氢钠液　对口腔环境进行调节，维持弱碱性是碳酸氢钠液的作用。这种环境不利于真菌生长，同时又保持口腔正常功能，能有效抑制病原菌繁殖，从而降低肺部感染的发生率。

3. 过氧化氢溶液　其遇有机物分解释放新生态氧，形成氧化作用强的自由基，能杀灭细菌、真菌、病毒及芽孢，具有除臭、抗菌的效果，能彻底清除口腔内食物残渣及脓性分泌物。0.3%过氧化氢溶液能改善口腔pH，减少口臭产生的可能性，但长期使用会导致口腔黏膜萎缩变薄，脆性增加。

4. 氯己定　具有广谱抗菌作用，可有效去除菌斑，持续时间可长达12h，同时，它对口腔黏膜及牙齿表面有很强的亲和力，可较强抑制和杀灭口腔内较常见的条件致病菌。

5. 含碘消毒剂　碘伏具有强有力的杀菌效果，使用后可形成一层极薄的菌膜，缓慢持久地释放有效碘，对各种细菌、真菌、病毒、原虫有广谱杀菌作用。使用0.05%碘伏（必要时配合0.5%过氧化氢溶液）进行口腔护理，可实现口腔的清洁和杀菌效果，对预防肺部感染有一定作用。

6. 甲硝唑　在无氧环境中，硝基被还原成一种细胞毒，从而作用于细菌的DNA代谢过程，促使细菌死亡，对部分消化球菌和消化链球菌均有较好的抗菌效果。甲硝唑作用于口腔内的厌氧菌，能改善组织内的缺氧状态，抑制细菌生长，减少溃疡面的分泌物，从而改善口腔溃疡的局部血液循环，促进愈合，适用于口腔溃疡患者。

7. 呋喃西林溶液　是广谱抗菌药物，有消毒、防腐作用，对组织黏膜几乎没有刺激性，能有效杀灭口腔内细菌，减少口腔炎症和呼吸机相关性肺炎的发生率，且不易产生耐药性。

（五）并发症的预防及处理

1. 窒息

（1）发生原因：①为昏迷患者或吞咽功能障碍患者进行口腔护理时，棉球过湿或遗留在口腔内，漱口液流入或棉球进入呼吸道内，导致窒息；②有活动性义齿的患者，操作前未将其取出，操作时脱落入气管，造成窒息；③为兴奋、躁动、行为紊乱患者进行口腔护理时，因患者不配合操作，造成擦洗的棉球松脱，掉入气管或支气管，造成窒息。

（2）临床表现：呼吸困难、缺氧、面色发绀，重者出现面色苍白、四肢厥冷、大小便失禁、鼻出血、抽搐、昏迷，甚至呼吸停止。

（3）预防和处理：①在为昏迷、吞咽功能障碍的患者行口腔护理时，应采取侧卧位，夹取棉球最好使用弯止血钳，以确保不易脱落；并在操作前后清点棉球数量，防止棉球遗留在口腔内；棉球不宜过湿，以防误吸；发现痰液多时及时吸出。②仔细询问及检查牙齿有无松、脱，义齿是否活动等。如为活动性义齿，操作前取下存在有冷水的杯中。③对于兴奋、躁动、行为紊乱的患者尽量在其相对平静的状态下进行口腔护理，最好取坐位。④如患者出现窒息，务必迅速有效地清除吸入的异物，以解除呼吸道梗阻。⑤当异物进入气管时，患者出现呛咳或呼吸受阻，先用粗针头在环状软骨下1～2cm处刺入气管，以争取时间行气管插管，在纤维支气管镜下取出异物，必要时行气管切开术解除呼吸困难。

2.吸入性肺炎

（1）发生原因：多发生于意识障碍的患者，口腔护理的清洗液和口腔内分泌物容易误入气管，从而成为导致肺炎的主要原因。

（2）临床表现：主要临床表现有发热、咳嗽、咳痰、气促、胸痛等，叩诊呈浊音，听诊肺部有湿啰音，胸部X线可见斑片状阴影。

（3）预防和处理：①对于昏迷或有吞咽功能障碍的患者，在口腔护理时，患者取仰卧位，将头偏向一侧，防止漱口液流入呼吸道。②进行口腔护理的棉球要拧干，不应过湿，昏迷患者不可漱口，以免引起误吸。③患者气促、呼吸困难，可给予吸氧。④已出现肺炎的患者，必须根据病情选择合适的抗生素积极抗感染治疗，并结合相应的临床表现采取对症处理，高热可用物理降温或用小量退热剂；气急、发绀可予吸氧；咳嗽、咳痰可用镇咳祛痰剂。

3.口腔黏膜损伤及牙龈出血

（1）发生原因：①擦洗过程中，护理人员操作动作粗暴，止血钳夹碰伤口腔黏膜及牙龈，尤其是肿瘤患者出现凝血机制障碍，更易引起口腔黏膜损伤及牙龈出血；②为昏迷患者牙关紧闭者进行口腔护理时，开口器的使用方法不正确或施加力度不当，可能会导致口腔黏膜受损；③漱口液温度过高，造成口腔黏膜烫伤；④在对牙龈炎、牙周炎患者进行操作时，若操作不当触及患处可能会导致患处血管破裂并出血。

（2）临床表现：口腔黏膜充血、出血、水肿、炎症、疼痛、溃疡形成，严重者出血、脱皮、坏死组织脱落。凝血功能障碍患者牙龈出血持续不止。

（3）预防和处理：①为患者进行口腔护理时，要动作轻柔，特别是对于接受放疗的患者，不要用棉签的尖部或血管钳与患者口腔黏膜直接接触，正确使用开口器，应套以橡皮套，从臼齿处放入，牙关紧闭者不可暴力使其张口；②选择温度合适的漱口液，避免烫伤口腔黏膜；③操作中加强对口腔黏膜的观察，发生口腔黏膜炎时，应用0.1～0.2%过氧化氢或呋喃西林液含漱；④如有口腔溃疡疼痛时，溃疡面可用锡类散吹敷或西瓜霜喷敷，必要时用2%利多卡因喷雾止痛或将氯己定漱口液直接喷于溃疡面，每日3～4次；⑤若出现口腔及牙龈出血者，止血方法可采用局部止血如明胶海绵填塞压迫，必要时行全身止血治疗，如肌内注射酚磺乙胺、卡巴克洛，同时应针对原发疾病进行治疗。

4.恶心、呕吐

（1）发生原因：咽喉部受到棉签、血管钳等物品的刺激，易引起恶心呕吐。

（2）临床表现：表现为上腹部不适，伴随着想吐的感觉，以及一些自主神经异常的症状，例如面色苍白、口水增多、出汗、血压下降和心率减慢等情况；呕吐是少部分小肠内容物，经过口腔与食管逆流排出体外，呕吐物含有胃液和部分肠道内容物。

（3）预防和处理：①口腔护理时动作轻柔，擦舌部和软腭时不要触及咽喉部，以免引起恶心；②止吐药物的应用，常用的有多潘立酮、甲氧氯普胺。

三、引流管护理

（一）脑室引流管

脑室外引流（external ventricular drain，EVD）是一种常见的神经外科治疗方式，用于引流脑室内的血液和积液到脑外，以起到降低颅内压（intracranial pressure，ICP）、廓清血性或感染的脑脊液等作用，广泛应用于脑室内出血和脑积水引流的治疗中；EVD在发挥引流和救治作用的同时，其术后并发感染仍是目前面临的巨大难题，医疗人员必须密切观察导管情况、监测脑脊液，并准确记录，这些是保证有效排液和安全管理的关键要素。

1. 适应证　①急性症状性脑积水或脑出血的脑脊液释放和外引流，如伴意识下降的脑出血和脑室出血、因动脉瘤性蛛网膜下腔出血或颅内占位导致的急性梗阻性脑积水；②正常压力脑积水测定脑脊液压力和脑脊液释放试验；③急性脑损伤的脑室内颅内压监测和治疗性脑脊液外引流；④脑室炎、脑膜炎的抗菌药物或其他疾病的经脑室药物治疗；⑤蛛网膜下腔出血的抗脑血管痉挛治疗；⑥神经肿瘤围手术期预防小脑幕切迹上疝和术前松弛脑组织。

2. 禁忌证　EVD并没有绝对禁忌证，仅将凝血功能障碍和穿刺部位皮肤感染列为相对禁忌证。

3. 观察和记录

（1）标识：为确保引流管的管理安全，对EVD管进行标识是至关重要的环节，可通过合适的标签或其他易识别的方法来实现，促进护理人员对管道的辨识，确保引流管的管理安全。

（2）评估

1）脑脊液颜色和性状：脑脊液正常为无色透明或淡黄色。

2）引流管情况：是否出现弯曲、脱落、堵塞。保持引流通畅是关键，如果发现引流管内水柱液面停止波动，应查找原因，确认是否打折或堵塞，必要时更换引流袋，或在无菌操作下用注射器抽取5ml生理盐水冲洗，以确保引流通畅。

3）ICP值（正常值5.26～15.00mmHg）、ICP趋势、ICP与脑灌注压及其他多模态监测数据的关系。

4）临床症状：术后需要密切监测患者的生命体征，包括血压、脉搏、呼吸和血氧饱和度，同时要留意瞳孔状况和意识变化，评估是否存在意识异常情况。如出现头痛、呕吐、烦躁等症状，应考虑颅内压增高的可能性，并立即通知医师。

（3）记录：每小时记录引流相关信息。①ICP值；②脑脊液引流颜色、性状、量；③相对于参照水平的引流高度；④引流管的夹闭状态。

4. 管理

（1）敷料管理：应用无菌敷料覆盖穿刺点，保持清洁干燥，建议每48小时更换1次，如果出现渗血或渗液应立即更换。

（2）管道管理

1）位置：引流管固定在头皮，引流装置则稳固固定在床头，引流管高度应保持在侧脑室平面以上10～15cm，以维持正常颅内压，避免颅内低压的发生，同时需避免位置过高导致引流不畅，影响治疗效果。

2）引流速度：早期要控制引流速度，引流量一般控制在200ml/d，不超过500ml/d，平均引流速度 < 15 ~ 20ml/h，以免短时间内大量引流导致塌陷引发硬膜外或硬膜下血肿。

3）严格无菌操作：应减少不必要的引流装置的操作，进行开放操作时需要遵循无菌操作原则。

4）夹闭与断开：在更换体位时，需确保在患者病情稳定的前提下夹闭引流管；在院内转运过程中，应谨慎考虑是否对引流管进行夹闭操作，具体取决于个体情况。应避免常规夹闭引流管，若转运中需夹闭引流管，在夹闭引流管时需同时夹闭管道的近端和远端位置；当引流管意外断开时，应立即夹紧，避免过度引流。

5）更换：在更换引流袋时，应首先关闭引流管，以防止引流液回流。更换完成后立即打开引流管，以免发生颅内高压；引流管并非定期更换，只有在引流管出现故障、堵塞且冲洗后无法恢复通畅时才考虑更换。

6）拔管：患者病情稳定后，建议尽早拔除引流管，一般不超过7d；若发生非计划拔管，不可直接将引流管插回脑室，而是应该由护理人员先用无菌敷料盖住伤口，然后通知医师进行处理。

（3）脑脊液采样：脑脊液化验是作为判断患者颅内感染的重要手段之一，不推荐常规采集脑脊液。当出现临床指征，如不明原因的发热、头痛、颈项强直、意识水平改变、外周白细胞增多，并且排除其他感染因素时，才进行脑脊液分析，且应由专科护士或神经外科医师操作留取脑脊液标本。

（二）腰大池引流管

腰大池置管引流（large drainage tubedrainage，LDTD）是利用腰椎穿刺技术在腰大池内置入细管，连接引流袋或引流瓶，通过调整引流袋的高度，使患者的脑脊液能够均匀缓慢地经由腰大池引流管引出体外。具有操作简单、创伤小、安全等优点，避免患者多次腰椎穿刺的痛苦和感染机会。但需要注意的是，管道作为连接颅内和外部环境的通道，可能使细菌进入颅内，导致颅内感染，甚至引起病情恶化危及生命。为降低并发症风险，必须加强对管道的管理。

1.适应证　目的与EVD基本一致，主要包括：①部分Fisher3 ~ 4级的蛛网膜下腔出血；②部分脑室出血；③中枢神经系统感染的抗菌药物治疗；④脑脊液漏的辅助治疗；⑤为使脑组织松弛的颅内肿瘤围手术期准备等。

2.禁忌证　脑疝为绝对禁忌证。相对禁忌证：①颅内压严重增高者；②穿刺部位腰椎畸形或骨质破坏、造成腰椎穿刺或置管困难者；③全身严重感染（如严重脓毒症）、休克或濒于休克及生命体征不稳的濒死者；④高颈段脊髓占位性病变，特别是脊髓功能完全丧失者；⑤脑脊液循环通路不完全梗阻者。

3.术前护理

（1）术前详细告知患者及其家属腰大池引流管的留置意义、操作步骤、注意事项、并发症及置管手术风险，并取得患者及其家属的同意和配合。

（2）提前30min打开病房窗户通风，用消毒湿纸巾擦拭患者床铺，并更换所有床上用品，确保室内空气清新，物品清洁。有条件时，在隔离病房或抢救室每天进行2～3次空气消毒，或相对无菌的房间进行。

（3）术前30min遵医嘱给予甘露醇注射液125～250ml快速静脉滴注，控制患者的颅内压，预防术中出现脑疝；躁动者，遵医嘱给予镇静剂。

4.术中护理　为患者上心电监护，备齐相关急救物品与药物，医护人员协助患者侧卧位，双手抱膝，头向前胸靠拢呈弓形，充分暴露腰椎。协助医师床旁无菌下行腰椎穿刺置管术，穿刺成功后抽取脑脊液做常规检查。在操作中密切关注患者的生命体征变化，如呼吸、意识、瞳孔、血压等，及时与患者沟通。观察患者意识情况，如果出现异常情况，如意识模糊、瞳孔异常、呼吸心率异常，有呕吐、恶心、头痛等及时通知医师立即停止操作并配合抢救。

5.术后护理

（1）基础护理：保持呼吸道通畅，及时清除呼吸道分泌物，必要时进行雾化吸入以帮助痰液排出，减少咳嗽刺激，从而预防颅内压增高；保持摄入均衡营养的饮食，按时翻身拍背以防止压力性损伤的发生；增加水分摄入以预防尿路感染和便秘，长时间便秘会使颅内压增高；密切观察患者瞳孔、意识的改变，发现意识不清、瞳孔散大或缩小、对光反射迟钝或消失、是否恶心呕吐、头晕头痛等异常病情变化时告知医师进行相应处理。

（2）引流管护理：①引流管应沿脊柱方向往上用透明薄膜敷贴固定在肩部，以便观察，每次巡视时，要注意检查导管是否受压、弯曲、折叠等，确保引流管通畅。②在搬动患者或外出检查时，应先夹闭引流管，以免引起脑脊液逆流；对烦躁不安的患者，需采取适当的镇静或约束，以防引流管意外被拉扯移位或拔出。③术后先予去枕平卧6h，将引流袋放置于患者双外耳道连线上10～15cm，6h后将床头抬高20°～30°，根据患者的体位情况及时调整引流袋的悬挂高度；密切观察脑脊液引流的颜色、速度和量的变化。引流量应保持在150～250ml/d，如引流过多或过少时应及时调整引流袋的高度，避免引流过多导致低颅压综合征的发生。引流过少时应检查管道是否堵塞，如果引流液由清亮变浑浊，应怀疑可能发生感染，应立即通知医师并配合对症处理。④预防颅内感染的发生。引流装置中各衔接处必须密闭，并在三通管处使用无菌纱布包裹。在患者腰背部的位置放置一张无菌治疗巾，并每班更换1次，减少对置管穿刺口处的污染；病房每天早晚通风各1次，用消毒湿巾擦拭病床、床头柜、床旁桌等，同时控制家属和朋友探视，限制人员流动；定时更换置管部位敷料，保持敷料清洁、干燥；护理人员要协助患者擦浴，以确保背部和臀部皮肤的清洁和干燥，并且需要仔细观察置管部位皮肤是否出现感染迹象；更换引流袋或倾倒引流液时必须严格无菌操作。倾倒引流液时注意关闭三通阀开关防止液体逆流，一只手用纱布包裹固定瓶口，另一只手用2支碘伏棉签消毒引流瓶口。打开开关倒出引流液，再用2支碘伏棉签消毒，关闭开关。操作过程中要严格遵守无菌操作原则，防止液体逆流导致感染，倾倒完毕后打开三通阀调节滴数。

（3）拔管前后的护理：拔管前的主要任务是预防意外拔管情况的发生，对意识不清或躁动患者，需要给予镇静治疗。同时在与家属签署约束同意书后，可以考虑使用手套限制双手活动，必要时还可使用安全背心进行约束，以避免管道脱出、拉断或意外拔除；腰大池引流管的最佳留置时间为5～7d，最多不超过14d。在拔管前3d开始间断夹闭引流开关，密切观察患者的生命体征，包括血压、心率、意识、瞳孔、呼吸频率、颅内压及颅内病情症状。进行头颅CT复查以评估出血点情况，并进行脑脊液常规检查，做细菌培养看感染症状是否改善。需患者各项生理指征和生命体征平稳后才能考虑拔管，拔管后保持去枕平卧6h，注意观察置管部位是否有脑脊液漏出，如穿刺处出现脑脊液漏或渗液，则应配合医师及时给予缝合和加压包扎等处理；鼓励患者进食高维生素、高蛋白、高热量、易消化的食物，多摄入新鲜水果和蔬菜，避免高脂肪和刺激性食物，有助于促进穿刺口愈合。

（4）预防肺部感染、下肢深静脉血栓（DVT）的形成：因病情重、置管时间长，患者需要长期卧床休息，加上甘露醇的使用易使血液黏稠度升高，提高了DVT形成的风险。护理人员应主动向患者及其家属讲述DVT形成的原因和危害，指导并协助患者进行下肢运动，每天3～4次，每次30min，必要时可采用穿戴弹性袜或进行下肢气压治疗，以促进血液循环。每班观察患者双下肢皮肤颜色和温度，是否有肿胀等情况。

四、中心静脉通路护理

中心静脉通路指的是CVC、PICC、PORT等输液管道的植入，其临床应用主要体现在中心静脉压监测、急诊抢救、长期肠外营养支持、高渗药物及血管活性药物输注、减少反复穿刺带来的痛苦等方面，神经外科术后患者会使用甘露醇来降低颅内压及使用肠外营养支持治疗，故50%以上的神经外科患者术前选择中心静脉通路植入。

（一）常用的中心静脉通路

1. CVC

（1）概念：CVC是指经皮肤直接自颈内静脉、颈外静脉、锁骨下静脉和股静脉等进行穿刺，沿血管走向直至腔静脉的导管。

（2）CVC不同置管部位特点的比较

1）锁骨下静脉：穿刺置管操作风险大，易误伤动脉，造成静脉血气胸，置管长度为12～15cm。

2）颈内静脉：穿刺置管刺激性小，置管时间长，一般置静脉管长度为14～18cm。

3）股静脉：穿刺置管感染率高，易形成深静脉血栓，适用于短期置管患者，一般置管长度为20～25cm。

（3）CVC置管适应证和禁忌证

1）适应证：①急性复苏的患者；由于外伤意外和疾病造成呼吸、心搏停止的抢救；由于失血、过敏等造成血容量低、严重休克需要快速补液的患者；危重及大手术患者。②预期治疗时间小于30d的患者，外周静脉穿刺困难，但需长期使用刺激性药物、输注高渗、发疱剂及刺激性药物的患者；需要进行中心静脉压监测的患者。③进行心导管检查、安装心脏起搏器、需要插入漂浮导管进行血流动力学监测的患者。④需要血液透析、血液滤过和血浆置换的患者。

2）禁忌证：①穿刺部位皮肤有破损或感染；②凝血功能障碍，有出血倾向者；③各种原因造成的上腔静脉阻塞综合征患者；④不合作、躁动不安的患者。

（4）CVC置管后注意事项：①按压穿刺点20～30min，血小板偏低或凝血功能异常者需适当延长按压时间。②居家维护：穿宽松开衫衣服，穿、脱衣服时，动作幅度不要过大，动作不要太猛，防止牵拉导管使导管脱出。可适当进行日常活动，避免剧烈运动、频繁弯腰，避免头部活动太大，导致导管滑脱。③保持局部清洁干燥，不要擅自撕下贴膜，如贴膜有卷曲、松动、潮湿等异常时，应及时请护士更换。指导患者睡觉时尽量取平卧位或置管对侧在下的侧卧位，卧床休息时，防止导管打折、受压，避免堵管。④CVC留置有效期为2～4周，常规每周进行维护1次，若有穿刺点周围渗血渗液或敷贴卷边等情况，随时维护。⑤留置CVC后，建议每天饮水量大于2000ml，这有助于降低血液黏稠度，防止血流缓慢，从而降低血栓形成的风险。

2. PICC

（1）概念：PICC是指经手臂上的一条较粗的静脉（贵要静脉、肘正中静脉等）进入胸腔内大静脉的一种置管技术，又称经外周插管的中心静脉导管。

（2）PICC置管适应证和禁忌证

1）适应证：①适用于任何性质药物的静脉输注；②需要长期静脉输液的患者；③外周静脉条件差，并有锁骨下或颈内静脉置管禁忌证的患者；④输注刺激性、腐蚀性药物的患者；⑤输注高渗性液体，如胃肠外营养液的患者；⑥需反复输血或血制品的患者。

2）禁忌证：①纵隔肿瘤或淋巴结肿大导致上腔静脉压迫综合征。②穿刺部位有感染、损伤、瘢痕或皮疹；③置管途径有外伤史、血管外科手术史、放射治疗史、静脉血栓形成史；④严重的凝血障碍；⑤乳腺癌根治术和腋下淋巴结清扫术患者的患侧上肢；⑥安装起搏器的同侧肢体；⑦菌血症；⑧动静脉瘘；⑨对导管材料有过敏史。

（3）PICC使用注意事项：①注意保持局部卫生清洁，不要擅自撕下贴膜，贴膜有卷曲、松动、潮湿时请及时请医护人员处理；②戴PICC可以选择淋浴，但绝不能盆浴，洗澡时需在贴膜外包3层保鲜膜，保鲜膜外面再用干毛巾包好，干毛巾外面再包3层保鲜膜，并用胶布封闭两端。③更换敷料原则。贴膜下有出汗时。透明贴膜应在导管置入后第一个24h更换，常规每7天换药1次。发现贴膜被污染（或可疑污染）、潮湿、脱落或危及导管时随时更换。经常观察穿刺点有无红肿、硬节、渗出物，应及时做换药处理。④治疗间歇期，每7天返院对导管进行维护。⑤居家维护。可以从事一般日常生活工作、家务劳动，可适当做握拳、松拳运动，避免穿刺侧手臂长时间下垂，避免置管侧提过重的物体（不超过5kg），起床时置管侧手臂不可以用力撑床，或做引体向上，托举哑铃等持重锻炼，避免游泳、打球等；穿脱衣物动作应轻柔，置管侧手臂先穿衣、后脱衣，避免在置管侧肢体测量血压。⑥PICC留置有效期为6～12个月，常规每周进行维护1次，若有穿刺点周围渗血渗液或敷贴卷边等情况，随时维护。

3. 输液港（PORT）

（1）概念：PORT是一种完全植入体内的闭合静脉输液系统，主要由供穿刺的注射座及静脉导管两部分组成。蝶翼针（又名无损伤针）是与输液港配套使用的输液套件，其特点是小针座，容易固定，使用舒适。

（2）PORT置管优点和缺点

1）优点：①感染风险低，因皮下埋植，降低感染风险；②方便患者，埋植皮下不易让人发现，可洗澡；③保护血管，减少穿刺血管，减少药物外渗机会；④维护简单，1个月一维护即可；⑤使用期限长，输液港可使用8～10年，可穿刺达1000次以上；⑥输液港埋植期间可进行日常生活及工作。

2）缺点：①需要经过培训的医师进行手术植入；②拆除需要再进行一次手术；③输液港功能发生异常时纠正手段更复杂、困难；④价格比传统的CVC或PICC更昂贵；⑤每次穿刺时患者有轻微痛感。

（3）PORT留植注意事项：①术后次日伤口换药，之后每隔3d换药1次直至伤口完全愈合。伤口在术后10d拆线。②伤口完全愈合后，可进行洗澡、洗头、游泳，不影响日常生活和一般活动。③输液期间，穿宽松衣服（最好是低领、开衫衣服），穿脱衣服、翻身、活动时注意不要将注射座的穿刺针带出。带有外穿刺针洗澡时避免将敷料浸湿。④避免剧烈活动、牵拉穿刺侧肢体，避免撞击输液港植入部位。⑤保持港体周围皮肤清洁干燥，如局部皮肤出现红、肿、热、痛或胸闷、气紧，肩颈部及同侧上肢肿胀时请务必返院救治。⑥不能用于高压注射（耐高压输液港除外）。⑦出院后每月到医院接受一次输液港维护或者听从换药护理人员建议。⑧患者不再需要使用输液港后按医嘱取出输液港。

（二）中心静脉导管护理

1. 维护流程　①环境宽敞明亮，适合操作，护士着装整洁；②用物准备：消毒液（建议选择2%葡萄糖氯己定乙醇溶液）、棉签、纱布、治疗盘（抽吸肝素盐水的10ml注射器）、预冲式导管冲洗器、输液接头、透明敷贴、思乐扣（根据情况备用）、手套、弯盘、胶布、锐器盒、免洗手消毒液、签字笔；③携用物至床旁，核对医嘱，PDA核对患者信息，至少使用两种身份识别方法；④自我介绍，向患者解释目的、方法和注意事项，指导患者配合，协助患者取合适体位；⑤暴露穿刺置管部位，评估导管穿刺处及周围皮肤情况；⑥放弯盘，去除固定输液接头的胶布，洗手；⑦铺治疗巾，准备纱布、透明敷贴、输液接头、预冲式冲洗器（输液接头接预冲式冲洗器排气备用）；⑧开治疗盘，准备肝素盐水；⑨戴手套，准备消毒液、棉签；⑩取下输液接头，摩擦消毒螺纹口5～15s；⑪连接输液接头，抽回血（回血不可抽至输液接头内），观察回血是否正常；⑫生理盐水脉冲式冲管、肝素盐水正压封管；⑬去除透明敷贴，再次观察穿刺点、局部皮肤及导管刻度；⑭脱手套，洗手，以穿刺点为中心，由内向外摩擦消毒局部皮肤及外露导管至少2遍（消毒范围直径应≥10cm或消毒范围大于敷贴面积，每次消毒至少摩擦30s）；⑮待干，调整导管位置（若导管刻度变化，导管进入体内需退出至正常刻度，脱出的导管不可再送入体内）；⑯正确粘贴透明敷贴，妥善固定导管；⑰注明换药时间，洗手，PDA再次核对患者信息，协助患者取舒适体位，进行健康指导；⑱整理用物，按规范处理，洗手，记录。

2. 维护注意事项　①患者准备和体位应符合操作者节力原则、便于无菌操作、保证患者安全，拉床栏。②第一遍由穿刺点开始由内向外消毒，包含导管。第二遍由穿刺点及导管下面的皮肤开始由内向外消毒。第三遍由穿刺点及导管下面的皮肤开始由内向外消毒，注意敷料覆盖处均应该消毒，注意支点。③若导管外露较长，建议导管柄向外侧，敷贴横贴，缺口朝外。若导管外露太长不便固定，可借助无菌棉签。若需要安装思乐扣，则要佩戴无菌手套。

3.拔管注意事项　①拔管时应轻柔、匀速，拔管后应立即检查导管是否完整无缺；②拔管后应轻柔按压穿刺点，预防出血及空气栓塞，操作者左手示指贴于穿刺点，中指、环指沿血管走向按压，保证有足够的按压面积，力度适应（一般以 0.4 ~ 0.8kg 的力按压）；③拔管后应使用无菌密闭式敷料覆盖穿刺点至少24h，防止空气吸入；④拔管后患者应卧床休息30min，以保持稳定的中心静脉压和胸腔压力；⑤拔管后告知患者不要立即做剧烈运动、剧烈咳嗽、大笑、深呼吸等；⑥拔管后24h内评估穿刺点周围皮肤有无肿胀、敷料有无渗出，如有不适及时告知医师处理。

（三）小结

由于神经外科患者术后多有肢体障碍，双上肢障碍时，血流速度缓慢，所以不宜选择PICC植入，更加容易生成血栓。输液港有价格昂贵，使用年限太长等问题。所以神经外科患者在无其他明显禁忌证的情况下，优先选择CVC植入。

五、肢体功能锻炼

（一）概述

1.肢体功能障碍　肢体功能障碍指运动系统的任何部位受损所导致的骨骼肌活动异常，可分为瘫痪、不自主运动及共济失调等。

2.适应证及禁忌证

（1）适应证：①神经系统疾病。脑卒中（脑血管疾病）、脑病变（如帕金森病等）、脑创伤、脊髓损伤、周围神经疾病或损伤、颅脑肿瘤术后患者。②骨骼肌肉系统疾病。软组织损伤、骨折术后、截肢、脊柱侧弯、手外伤、运动伤害、关节炎。③发育障碍。脑性瘫痪、唐氏综合征、发育迟缓。

（2）禁忌证

1）绝对禁忌证：①生命体征不平稳，特别是脑出血或脑血栓急性期；②严重的并发症，如下肢静脉血栓，可能导致栓子脱落，引发肺栓塞，严重时可致命；③新发骨折术后，容易产生骨折的二次损伤。

2）相对禁忌证：①严重的高血压，可能导致脑出血或脑卒中；②严重的糖尿病，可能影响伤口愈合和血管健康。

3.锻炼目的　①恢复肢体功能。②促进神经功能恢复。③预防并发症：术后患者容易出现肌肉萎缩、关节僵硬、肺部感染、深静脉血栓、肺栓塞等并发症，锻炼可以预防这些并发症的发生。④增强患者信心：随着功能的恢复，患者可以逐渐恢复自主生活能力，增强自信心和自尊心，更好地融入社会。⑤改善心理状态：锻炼有助于缓解焦虑、抑郁等情绪。

（二）评估

肢体功能训练前评估内容包括肌力、协调与平衡功能、姿势与步态、日常生活活动能力及全身情况，详见本章第二节。

（三）肢体功能锻炼

1.生活护理　可根据Barthel指数评分确定神经外科患者的日常生活活动能力，并根据自理程度给予相应的协助。重度依赖患者应保持床单位整洁、干燥、无渣屑，减少对皮肤的机械性刺激；垫气垫床或按摩床，抬高患肢并协助被动运动，必要时对骶尾部及足跟等部位给予减压贴保护，预防压疮和下肢静脉血栓形成；帮助患者建立舒适卧位，协助定时翻身、拍背；每天全身温水擦拭1～2次，促进肢体血液循环，增进睡眠；中度依赖患者需在床上大、小便时，为其提供方便的条件、隐蔽的环境和充足的时间；指导患者学会和配合使用便器，便盆置入与取出时动作轻柔，注意勿拖拉和用力过猛，以免损伤皮肤；鼓励和帮助患者摄取充足的水分和均衡的饮食，养成定时排便的习惯，便秘者可适当运动和按摩下腹部，促进肠蠕动，预防肠胀气，保持大便通畅；注意口腔卫生，每天口腔护理2～3次，保持口腔清洁；提供特殊的餐具、牙刷、衣服等，协助患者洗漱、进食、如厕、沐浴和穿脱衣服等，增进舒适感和满足患者基本生活需求。轻度依赖患者保证其安全，超出其能力范围时，及时给予帮助。

2.运动训练

（1）评估：运动训练应考虑患者的年龄、性别、体能、疾病性质及程度，选择合适的运动方式、持续时间、运动频度和进展速度。

（2）个体化运动训练：瘫痪患者肌力训练应从助力活动开始，鼓励主动活动，逐步训练抗阻力活动。当肌力小于2级时，一般选择助力活动；当肌力达到3级时，训练患肢独立完成全范围关节活动；肌力达到4级时应给予渐进抗阻训练。

（3）训练前准备：应告知患者并帮助做好相应准备，如合适的衣着、管路的固定等。

（4）训练过程：训练过程中应向患者分步解释动作顺序与配合要求，并观察患者的一般情况，注意重要体征、皮温、颜色及有无局部疼痛不适；同时应注意保护或辅助，并逐渐减少保护和辅助量。

3.安全护理　护理运动障碍的患者重点要防止坠床和跌倒，确保安全。床铺高度适中，应有保护性床栏；呼叫器和经常使用的物品应置于床头患者伸手可及处；运动场所要宽敞、明亮，无障碍物阻挡，建立"无障碍通道"；走廊、厕所要装扶手，以方便患者起坐、扶行；地面要保持平整干燥，防湿、防滑；患者最好穿防滑软橡胶底鞋，穿棉布衣服，衣着应宽松；患者在行走时不要在其身旁擦过或在其面前穿过，同时避免突然呼唤患者，以免分散其注意力；上肢肌力下降的患者不要自行打开水或用热水瓶倒水，防止烫伤；行走不稳或步态不稳者，选用三角手杖等合适的辅助具，并有人陪伴，防止受伤。

4.早期康复干预

（1）重视对患侧肢体的刺激：通常患侧的体表感觉、视觉和听觉减少，加强患侧肢体刺激可以对抗其感觉丧失，避免忽略患侧身体和患侧空间。房间的布置应尽可能地使患侧肢体在白天自然地接受更多的刺激，如床头柜、电视机应置于患侧；所有护理工作如帮助患者洗漱、进食、测血压、脉搏等都应在患侧进行；家属与患者交谈时也应握住患侧手，引导偏瘫患者头转向患侧；避免手的损伤，尽量不在患肢静脉输液；慎用热水袋热敷等。

（2）保持良好的肢体位置：正确的卧位姿势可以减轻患肢的痉挛、水肿，增加舒适感。患者卧床时床应放平，床头不宜过高，尽量避免半卧位和不舒适的体位。如患手应张开，手中不应放任何东西，以避免让手处于抗重力的姿势，不在足部放置坚硬的物体以避免足跖屈畸形，因为硬物压在足底部可增加不必要的伸肌模式的反射活动。不同的体位均应备数个不同大小和形状的软枕以支持。避免被褥过重或太紧。

（3）正确的体位变换（翻身）：翻身主要是躯干的旋转，它能刺激全身的反应与活动，是抑制痉挛和减少患侧受压最具治疗意义的活动（患侧卧位：是所有体位中最重要的体位，肩关节向前伸展并外旋，肘关节伸展，前臂旋前，手掌向上放在最高处，患腿伸展、膝关节轻度屈曲。仰卧位：为过渡性卧位，因为受颈牵张性反射和迷路反射的影响，异常反射活动增强，应尽可能少用。健侧卧位：患肩前屈，手平放于枕头上，伸肘，下肢患侧膝、髋屈曲，髋稍内旋。偏瘫、截瘫患者每2～3小时翻身1次）。

5.床上运动训练

（1）Bobath握手：两手握在一起，十指交叉，患侧拇指置于最上面，双手叉握充分向前伸，然后上举至头上，鼓励患者在双手与躯体成90°和180°位置稍作停留，以放松上肢和肩胛的痉挛，避免手的僵硬收缩，刺激躯干活动与感知觉。应鼓励患者每天多次练习，即使静脉输液，也应小心地继续上举其患肢，以充分保持肩关节无痛范围的活动。

（2）桥式运动（选择性伸髋）：指导患者抬高臀部，使骨盆呈水平位，治疗师一手下压患侧膝关节，另一手轻拍患侧臀部，刺激其活动，帮助伸展患侧髋部。该运动可以训练患腿负重，为患者行走做准备，防止患者在行走中膝关节锁住（膝过伸位），同时有助于卧床患者床上使用便器。

（3）关节被动运动：进行每个关节的各方位的被动运动，可维持关节活动度，预防关节僵硬和肢体挛缩畸形。

（4）起坐训练：鼓励患者尽早从床上坐起，由侧卧位开始，健足推动患足，将小腿移至床缘外。坐位时应保持患者躯干的直立，可用大枕垫于身后，髋关节屈曲90°，双上肢置于移动桌上，防止躯干后仰，肘及前臂下方垫软枕以防肘部受压。轮椅活动时，应在轮椅上放一桌板，保证患手平放于桌板上，而不是悬垂在一边。

6.恢复期运动训练　恢复期运动训练主要包括转移动作训练、坐位训练、站立训练、步行和实用步行训练、平衡共济训练、日常生活活动训练等。上肢功能训练一般采用运动疗法和作业疗法相结合，下肢功能训练主要以改善步态为主。具体方法有踝关节选择性背屈和跖屈运动、患侧下肢负重及平衡能力训练等。运动训练应在康复师的指导下由易到难，循序渐进，持之以恒。

7.综合康复治疗　根据病情，指导患者合理选用针灸（内关穴、足三里、三阴交、合谷）、理疗（肌肉电磁疗法等）、按摩等辅助治疗，以促进运动功能的恢复。此外，还可应用脚踏车、握力球、拉力训练器等进行肢体功能的锻炼。

六、血栓预防训练

（一）概念

静脉血栓栓塞症（VTE）包括深静脉血栓形成（DVT）和肺血栓栓塞（PTE）；

DVT是指血液在深静脉内不正常的凝固、阻塞管腔，从而导致静脉回流障碍，是常见的血栓类疾病。急性期，当血栓脱离腿部的静脉，游走到肺，阻塞肺部血管，可形成PTE。

（二）术后患者血栓的预防训练

1. VTE评估

（1）评估工具：Caprini风险评估模型的VTE风险因素评分分值为1～5分，各项得分相加后，总分0分为极低危，1～2分为低危，3～4分为中危，5～8分为高危，>8分为极高危。

（2）评估时机：①护士评估时机在患者入院时、术前、手术当天、转科、出院及病情发生严重变化时。②所有患者入院24h内完成血栓风险评估。手术患者术后6h内、转科患者转入6h内及患者出院前应再次评估，当患者VTE危险因素变化时随时评估。

（3）评估内容：①踝泵运动前应仔细评估是否存在以下情况：如股静脉置管、血栓形成、病理性骨折或踝部骨折未内固定及全身情况极差、病情不稳定。②弹力袜至少每天1次评估腿套位置、压力及加压部位的皮肤情况，以观察机械预防的不良反应。③使用机械装置前评估患者的依从性，根据临床情景、患者意识状态和偏好等制订适应的机械预防护理方案。

2. B超检查　检查时机：建议术后第3天、第7天行双下肢超声检查。

3. 机械预防

（1）间歇充气加压装置（IPC）：建议采用间歇充气加压（IPC-6000型空气波压力循环治疗仪）预防静脉血栓栓塞，IPC压力值20～200mmHg，治疗时间每次20～30min，每日3次，连续干预2周。IPC腿套长度类型分别选择大腿型或膝下型，充气压力值35～40mmHg，约10s/min。有症状性VTE高危的开颅手术患者单独使用IPC。使用IPC，应在手术前和入院时使用，持续使用（患者实际行走时除外），并经常检测以优化依从。患肢无法或不宜佩戴机械装置者，可在对侧肢体实施。

（2）弹力袜（GCS）：抗栓塞袜被推荐用于外科患者的预防。膝下弹力袜其舒适度最高的压力范围一般为15～18mmHg，入院后即可使用弹力袜预防静脉血栓，每日检查3次，每隔5～6h穿脱1次，间歇时间为12h，能保证患者舒适感。增压弹力袜的型号依据患者大小腿腿经选择，大腿周径≥63.5cm选长型弹力袜，小腿周径≤30.5cm选小号，30.5～38.1cm选中号，38.2～44.51cm选大号。建议在患者处于直立位时，在腿上进行测量，特殊情况如不能站立，仅能坐位或平卧位患者，无须勉强其站立，可以在坐位或平卧位测量。建议在手术前甚至入院时即可穿戴GCS，同时在活动量恢复正常前尽可能长时间穿着。在无禁忌证情况下，患者术中也可采用GCS预防VTE。

（3）电刺激疗法：神经肌肉电刺激仪电极片粘贴位置于大腿前内侧、小腿后部，每次30min，启动刺激强度为1级，一般为2～3级，每次1～2h，每日2～3次，7d为1个疗程。经皮穴位电刺激治疗，其包含足三里、三阴交、阴陵泉穴、太冲穴等，同时在清洁穴位皮肤后方可粘贴电极片，刺激频率30～100Hz，刺激强度20～30mA，通过刺激部位肌肉震颤幅度确定。

（4）药物预防：①若患者遇到意外危险因素，包括高龄、女性、既往有VTE或脑癌，有选择性推荐药物预防；②有症状性 VTE 风险非常高的患者，一旦建立足够的止血措施和确定出血风险较低，建议增加药物预防；③在药物预防期间，应密切检测患者的出血情况和凝血功能情况，特别是应注意观察有无创口渗血或血肿，有无牙龈、消化道、泌尿道出血及瞳孔和意识的变化等。

（5）基础预防

1）体位：休息时抬高患肢至高于心脏平面 20～30cm，膝关节微屈，适当进行足背屈伸运动，逐渐增加活动量，以促进下肢深静脉再通和侧支循环建立。避免屈膝、屈髋或穿过紧衣物影响静脉回流。

2）功能锻炼：麻醉苏醒后，通过医护人员的评估，鼓励患者早期床上活动，如下肢屈曲、踝泵运动、抬臀、翻身等肢体功能的锻炼。踝泵运动：20～30组/次，每日10～15次，时间节点可安排在早、中、晚或早、中、晚、睡前，每次 3～5min，踝关节实施过程中尽量缓慢匀速，从跖屈到中立位再达背伸 30°，停留 3s 后再缓慢恢复到中立位，停留 3s 为一组。

3）液体管理：在患者病情允许下，予以适度补液，保证患者足够的水化，避免血液浓缩，在能够饮水的情况下，建议患者饮水 1200～1500ml/d，若不能饮水，在病情允许条件下，予以适度补液。

4）术中预防：体温管理。建议维持术中中心体温（> 36℃），手术室环境温度 ≥ 21℃，术中尽可能监测患者体温，主动采取保温措施如等候区保温、温床垫、温毯、加温和加湿麻醉气体、输血输液加温装置等维持体温 > 36℃。

（6）健康教育：①宜进食低脂、高纤维食物，多饮水，保持大便通畅，避免因用力排便引起腹压增高而影响下肢静脉回流；②采用各种非药物手段缓解疼痛，必要时遵医嘱给予镇痛药物；③戒烟，防止烟草中尼古丁刺激引起血管收缩；④出院 3～6 个月后到门诊复查，告知患者若出现下肢肿胀疼痛，平卧或抬高患肢仍不缓解时，及时就诊。

（三）特殊患者的血栓预防训练

1. 脑出血

（1）机械预防：对于脑出血合并 VTE 风险的患者，早期给予机械预防是安全有效的。对于脑出血 VTE 高风险合并出血高风险的患者，推荐使用间歇充气加压装置预防血栓。不推荐脑出血患者常规使用逐级增压弹力袜预防 VTE。在排除相关禁忌证的情况下，推荐脑出血患者尽早启动机械预防，入院即开始进行。对于脑出血住院患者，间歇充气加压装置可持续使用 30d，直到患者恢复正常活动。建议脑出血发病后使用间歇充气加压来预防静脉血栓栓塞效果最佳时间为 3d 内，持续时间为 10～35d。

（2）药物预防：脑出血发生后短期内无法活动的患者，经过多学科的综合衡量，若患者血栓风险高、颅内出血复发风险低，可以在出血性卒中发生 4～8 周考虑抗凝治疗，可选择 LWMH，在抗凝治疗前应进行头颅 CT 或 MRI 等影像学检查。若脑出血手术患者 NIHSS 的评分 > 14 分、D-二聚体 > 0.8μg/ml，可采取药物预防措施。脑出血患者通过注射依诺肝素预防静脉血栓栓塞的效果（40mg，每日 1 次，持续 10d）优于注射普通肝素（5000U，每日 2 次，持续 10d）。皮下注射那屈肝素钙 4100U（每日 1 次或每 12 小时1 次）联合口服利伐沙班（每次 15mg，每日 2 次或每次 30mg，每日 1 次）治疗优于传统疗法（皮下注射那屈肝素钙4100U）。

2.脊髓损伤

（1）机械预防：对于有额外危险因素（活动受限、癌症活跃、手术复杂）的脊柱手术患者，建议术前开始IPC机械血栓预防。对于有脊髓损伤或运动障碍的患者，建议将血栓预防延长至医院护理的康复阶段。建议在脊髓受伤后72h内尽早开始VTE预防。

（2）药物预防：一旦出血得到控制，建议采用LMWH或调整剂量的UFH预防VTE。复杂脊柱手术建议IPC、GCS联合使用LMWH或UFH。有脊髓损伤的颈椎损伤或前胸腰段手术，无论脊髓损伤如何，对于脊髓损伤病例或手术延迟的病例，术前应尽快开始药物性血栓预防；并建议在损伤后至少使用3个月。脊柱手术患者在出血风险降低时，术后增加LMWH。脊柱手术患者如使用LMWH，至少延迟至术后24h。

3.动脉瘤蛛网膜下腔出血（aSAH）

（1）机械预防：一旦aSAH患者入院，立即开始IPC预防VTE。

（2）药物预防：部分病情稳定的aSAH患者使用UFH预防VTE。在通过手术入路或盘绕固定动脉瘤后至少24h后用UFH预防VTE。建议aSAH患者24h内使用普通肝素预防VTE。

4.脑肿瘤 药物预防：建议在大出血风险低且缺乏出血性转化迹象的脑肿瘤患者住院时使用LMWH或UFH预防VTE。建议颅脑肿瘤患者术前2h给予低剂量肝素或LMWH，可降低VTE发生的风险。

5.创伤性脑损伤 药物预防：如创伤性脑损伤患者出现VTE，脑损伤平稳且抗凝治疗获益大于颅内出血风险，无抗凝药物的禁忌证，则建议可考虑使用抗凝药物，如低分子量肝素或普通肝素。

（四）文书管理、健康宣教及质量管理

1.护理文书护理文书记录 VTE风险因素及采取的预防措施等反映VTE预防内容。及时记录机械预防措施的应用和解除时间及评估机械预防时患者皮肤情况。记录药物预防管理，包含药物名称、剂量、时间、途径、并发症等。记录与VTE预防规范有任何差异的原因（如患者应采用机械/药物预防但实际未应用等情况）。

2.健康宣教 建议宣教时机在患者门诊即入院前即可开始术前宣教，直至手术前持续进行，有利于患者充分时间提出问题，同时注重信息被患者充分理解。建议护士在使用机械装置前，以口头联合书面的形式向患者及其家属提供机械预防的必要性，取得知情同意。宣教方式：制作/更新VTE健康教育资料。

3.质量管理管理团队 建议成立VTE防治管理的团队，可降低院内VTE的发生率。将药师纳入VTE防治管理团队，以降低患者VTE发生率。科室管理：定期进行病区VTE护理质量的自查。科室VTE护理质量指标如风险评估率、预防措施实施率、健康教育实施率等应及时完成并整理反馈，明确改善重点，促进科室VTE有效预防质量持续改进。

七、呼吸功能训练

神经外科患者因颅脑损伤或疾病导致呼吸中枢受损或呼吸肌麻痹，出现严重呼吸困难致呼吸衰竭，呼吸功能训练能够及时纠正患者的缺氧及二氧化碳潴留，通过改善患者的呼吸功能，增加组织的氧供及营养物质的输送，利于神经功能的恢复及重建。神经外科患者长期卧床或意识障碍等因素容易导致肺部感染、肺不张等并发症，呼吸功能训练可以降低并发症的发生，提高患者的治愈率及生活质量。

（一）定义

呼吸功能训练是以进行有效的呼吸，增强呼吸肌力量（特别是膈肌）为主要原则的治疗方法，旨在减轻呼吸困难，提高机体活动能力，预防呼吸肌疲劳及呼吸衰竭，从而提高患者生活质量，分为主动呼吸功能训练及被动呼吸功能训练。

（二）适应证

1.气道黏液高分泌状态　慢性气道疾病，如慢性阻塞性肺疾病、支气管哮喘、弥漫性泛细支气管炎、肺不张、肺炎、支气管扩张、囊性纤维化等。

2.呼吸肌无力及咳嗽受损　神经、肌肉疾病，如肌萎缩侧索硬化症、重症肌无力、进行性肌营养不良等、脊髓损伤、原发性神经疾病及全身无力等。

3.外科术后　胸腹部手术、头颈部手术、骨科手术、外周神经肌肉相关手术等。

4.呼吸道传染类疾病　肺结核、新型冠状病毒肺炎等。

5.其他　长时间机械通气、高龄卧床患者、颈髓损伤、胸腰椎损伤等。

（三）禁忌证

没有绝对禁忌证，医务人员应结合患者实际情况进行综合判断是否可以呼吸功能训练。

1.血流动力学不稳定（心率 < 60次/分或 > 130次/分，收缩压 < 90mmHg 或 > 180mmHg，或平均动脉压 < 60mmHg或 > 100mmHg）。

2.不稳定型心绞痛或心律失常。

3.颅内压 > 20mmHg。

4.活动性出血。

5.可疑或存在活动性咯血。

6.未经引流的气胸。

7.不稳定的深静脉血栓或肺动脉栓塞。

8.不稳定脊柱、长骨骨折。

9.不稳定的头颈部损伤。

（四）主动呼吸功能训练

适用于意识清醒且能有效配合训练的患者，主要训练方式包括腹式呼吸、缩唇呼吸、主动呼吸循环技术（ACBT）、有效咳嗽、局部呼吸训练、呼吸功能训练器、全身呼吸操等。

1.腹式呼吸　腹式呼吸以膈肌运动为主，吸气时膈肌收缩下降，腹压增加，导致腹部起伏，因此又称为横膈膜呼吸。

（1）取坐位或卧位，全身放松，一手放在胸前，另一手放在脐上方。紧闭嘴唇，用鼻慢慢深吸气同时腹部凸起，心里默数1、2、3，屏气1s。

（2）呼气时，缩唇如吹口哨状，缓慢吐气同时腹部收紧，心里默数1、2、3、4、5、6。

（3）重复吸气、吐气动作直至练习完成。

2.缩唇呼吸　鼻子吸气，呼气时嘴呈缩唇状施加一些抵抗而缓慢呼气的方法。

（1）取坐位或卧位，身体放松。紧闭嘴唇，用鼻慢慢深吸气2～3s，屏气1s。

（2）缩唇如口哨状，缓慢吐气4～6s。

（3）重复吸气、吐气动作直至练习完成。每次10～20min，每日2次，可根据患者情况增加练习次数。

3.主动呼吸循环技术（ACBT）　主动呼吸循环技术是一种综合性的呼吸训练方法，由呼吸控制、胸廓扩张运动及用力呼气技术3个关键环节组成。

（1）呼吸控制：是通过腹式呼吸实现。患者处于放松状态，一手平放于胸部，另一手平放于腹部。经鼻深吸气，吸气时腹部隆起；用嘴缓慢呼气，呼气时嘴唇呈吹口哨状，腹部内陷。控制吸呼比为1:2～1:4，有助于调节呼吸频率及深度。

（2）胸廓扩张运动：患者经鼻深吸气，使胸廓充分扩张，在吸气末屏气片刻，然后缓慢呼气。这一动作可以增加肺容量，改善通气血流比例，并有助于松动气道内的分泌物。

（3）用力呼气技术：也称为"呵气"，患者在正常吸气后，张开嘴，保持声门开放，快速收缩腹肌及胸部肌肉，用力呵气。这种快速的呼气产生的湍流可以松动及推动分泌物向大气道移动，便于咳出。

4.有效咳嗽　咳嗽是机体的一种反射性保护动作，借助咳嗽反射以清除呼吸道分泌物及异物，从而有利于改善肺通气，维持呼吸道通畅，预防感染，改善肺功能。无效的咳嗽不仅会增加患者的痛苦及消耗体力，进而加重呼吸困难及支气管痉挛。因此，掌握有效咳嗽的方法非常重要，具体操作方法如下。

（1）患者放松，坐位或身体前倾，颈部稍微屈曲。坐位双脚着地，身体稍前倾，双手环抱枕头。

（2）患者双手置于腹部且在呼气时做3次哈气以感觉腹肌收缩，练习发"哈"的声音，以感觉声带绷紧，声门关闭及腹肌收缩。

（3）结合以上动作，进而深而放松的吸气，接着做急剧的双重咳嗽，以有效排出痰液。

5.局部呼吸训练　针对某些区域可能出现换气不足，对肺部特定区域进行扩张训练。

（1）自我单侧或双侧肋骨扩张训练：训练者坐位或屈膝仰卧位，双手置于下肋骨侧方，进行呼吸训练。训练者吸气时感受自己手掌的压力和位置，同时给予下肋区轻微阻力以增强抗阻意识。呼气时，手轻柔地向下向内挤压胸腔来协助。

（2）后侧底部扩张训练：训练者坐位，身体前倾，髋关节屈曲。按上述"扩张肋骨"的方法进行呼吸训练。

6.呼吸功能训练器　是一种用于主动吸气锻炼的装置，采用抗阻训练的原理，使用者呼吸时需要抵抗训练器设定的抗阻，从而增加呼吸肌的力量，增加呼吸肌强度与耐受度。呼吸功能训练器分为流量依赖型呼吸训练器及容量依赖型呼吸训练器。

（1）流量依赖型呼吸训练器操作方法：①取出呼吸训练器，连接软管及吸气容量主体腔的接口、连接咬嘴、沿着吸气或呼气箭头指示方向垂直摆放，保持正常呼吸。②含住咬嘴吸气或呼气，以深长均匀的吸气或呼气使浮子逐渐升起，并使浮子尽量长时间保持升起状态。③含住咬嘴吸气或呼气结束松开咬嘴呼气或吸气。④可重复第②步、第③步进行呼吸训练，每日2次，10～15次/分。⑤每次使用后将呼吸训练器的咬嘴用水清洗、晾干备用。

（2）容量依赖型呼吸训练器操作方法：①取出呼吸训练器，将连接管与外壳的接口、咬嘴连接，垂直摆放，保持正常呼吸。②根据医务人员练习指导建议，将仪器右侧黄色指标移动至目标毫升数用作练习参考对比，含住咬嘴吸气，以深长均匀吸气使浮子保持升起状态，并尽量长时间的保持。③放开咬嘴缓慢呼气，不断重复上述步骤，进行吸气训练10～15min后休息。

7. 全身呼吸操　要求配合呼吸锻炼，通过腹式呼吸与缩唇呼吸联合应用的全身参与运动的呼吸训练方式。这种训练方式通过上肢活动、侧弯活动、转体活动等扩大了胸廓及膈肌的活动度。具体操作步骤如下：①平静呼吸；②两脚分开与肩同宽，双手叉腰，立位吸气，前倾呼气，再吸气再前倾呼气；③单臂上举吸气，双手压腹呼气，左右交替，举吸压呼；④平举上肢吸气，双臂下垂呼气，举吸垂呼；⑤平伸上肢吸气，双手压腹呼气，伸吸压呼；⑥双手抱头，转体呼气，旋呼复吸；⑦上肢上举吸气，蹲位呼气，举吸蹲呼；⑧腹式缩唇呼吸，隆吸复呼；⑨平静呼吸。

（五）被动呼吸功能训练

适用于意识障碍患者，被动呼吸功能训练主要方式有体位引流、有效排痰、膈肌放松技术、体外膈肌起搏训练等。

1. 体位引流　体位引流技术一般取侧卧位或俯卧位，利用重力作用促使分泌物向大气道移动。治疗方式、时间及频次因人而异，也可通过血氧饱和度、心率、呼吸频率等同步监测合理调整治疗方案。

2. 有效排痰　通过一系列专业的护理措施，帮助患者有效清除呼吸道分泌物，保持呼吸道通畅，改善呼吸功能的一种治疗方法。

（1）胸部叩拍与振动：①胸部叩拍。协助患者摆好体位，将手掌微曲成弓形，五指并拢，以手腕为支点，借助上臂力量有节奏的叩拍患者胸部，叩拍幅度以10cm左右为宜，叩拍频率2～5次/秒，每个治疗部位重复时间3～5min，单手或双手交替叩拍，可直接或隔着衣物（不宜过厚）叩拍，重点叩拍需引流部位，沿着支气管走向由外周向中央叩拍。②胸部振动。用双手手掌交叉重叠在引流肺区的胸壁上，双肘关节保持伸直，嘱患者深吸气，在呼气的同时借助上肢重力快速振动胸壁，频率在12～20次/秒，每个治疗部位振动时间3～5min，指导患者咳嗽，咳痰无力者可行气管内吸引以清除痰液，操作过程中注意观察患者病情变化。

（2）机械振动排痰：属于气道外振荡。①协助患者摆好体位，选择合适的叩拍接头（年老体弱用轭状接头或圆形海绵接头，青壮年可选用圆形滑面橡皮接头，胸腔闭式引流患者宜用小号圆形海绵接头）；②设置初始频率20次/秒，根据患者临床症状及操作模式的需要调节频率（治疗频率范围为 20 ～ 35 次 / 秒；由外向内，由下往上（下肺）、由上往下（上肺）治疗患者胸部，胸壁承受压力为 1kg 左右（相当于叩击头重量）；③重点治疗病变部位，先叩拍 3 ～ 5min，再振动 3 ～ 5min（叩拍：振动频率减小，振动部位与操作柄垂直；振动：振动频率增大，振动部位与操作柄平行）；④指导患者咳嗽，咳痰无力患者可行气管内吸引以清除痰液，操作过程中注意观察患者病情变化。

（3）高频胸壁振荡（HFCWO）：属于气道外振荡。HFCWO 系统由两部分组成：一件无伸展性且膨胀后合身的充气夹克背心与产生可调节脉冲气体的发生器，两者通过两根管路相接，使得气体高频率地出入背心，从而在患者胸壁上产生振动作用。根据患者耐受情况及治疗反应决定振荡频率，初始设置为 5 ～ 25Hz，治疗时由小到大逐渐递增，通常情况下，1 ～ 6 次 / 天，每次 30min。

（4）机械性吸呼仪（mechanical insufflation exsufflation，MIE）：属于气道内振荡。MIE 是一种模拟咳嗽的机械装置，可用于呼气肌无力的患者，但对气道阻塞性肺疾病患者有加重阻塞的风险，应谨慎使用。MIE 通过面罩、口含管路或人工气道对双肺均匀充气施加正压，交替给予正压支持及负压吸引（压力、时间及流量可以根据患者情况进行设置），产生范围在 300 ～ 600L/min 恒定的咳嗽峰流速（peak cough expiratory flow，PCF）。吸气相时，气道内产生正压使肺部扩张，松动呼吸道内的分泌物及栓块；随即切换至负压呼气相，推动分泌物向大气道移动，从而有效清理呼吸道分泌物。

1）适应证：神经肌肉系统疾病导致呼吸肌无力，无法充分清除肺部分泌物的患者；患者意识障碍、无咳嗽能力；限制性肺疾病患者，如肌萎缩侧索硬化、脊髓灰质炎后遗症、胸廓受损等；阻塞性肺疾病患者，如肺气肿、慢性支气管炎等。

2）绝对禁忌证：活动性上消化道出血、气胸、肺大疱、呕吐；严重的气道反应性疾病；近期的肺叶切除术、全肺切除术。

3）操作方法：正负压设定（40 ～ 50）/（40 ～ 50）cmH_2O，每个疗程 4 ～ 10 个周期，共治疗 3 ～ 4 个疗程；治疗流程：每次 5 个呼吸周期，然后中断一定时间，重复该流程直至无痰液排出，每次治疗 3 ～ 4 次。

3. 膈肌放松技术　治疗师在患者肋缘处徒手施加压力，通过调节胸廓活动及膈肌肌纤维的张力来提高膈肌收缩功能进而改善呼吸功能。其操作方法如下。

（1）协助患者仰卧位，双膝下垫软枕，使腹部呈放松状态。

（2）治疗师站立在患者头部位置，双手小鱼际置于第 7 ～ 10 软骨下方位置，治疗师前臂与患者肩平齐。

（3）患者吸气时，治疗师双手放于患者第 7 ～ 10 肋软骨处，双手随吸气肋骨升高横向用力，力度要轻微。

（4）呼气时，治疗师增大与第 7 ～ 10 软骨内侧的接触面并维持一定的抵抗力。

（5）在随后的呼吸周期中，治疗师双手与肋缘内侧的接触深度可随着后期治疗周期的增加而加大。

4. 体外膈肌起搏训练（EDP）　通过外置电极刺激膈神经来诱发膈肌收缩，达到预防膈肌萎缩及促进其功能恢复目的。针对中枢性疾病引起的临床症状，EDP 技术通过增强膈肌收缩力，膈肌下移，胸廓容量增加，肺的通气及肺活量改善，提高了患者体位引流效果，能够有效地排痰，控制肺部感染，使气管插管或气管切开者能够早日拔管，从而缩短了患者的康复期。临床上也证实了EDP是一种安全、简便可行、无创的技术，提高了患者呼吸肌康复锻炼及生活质量。

（1）适应证：慢性阻塞性肺疾病（COPD）、呼吸机诱导膈肌功能障碍、呼吸衰竭、中枢神经系统疾病等多种原因导致的：咳嗽无力，排痰困难；呼吸困难；脱机/拔管困难（预防性应用＞治疗性应用）；脱氧困难；顽固性呃逆等。

（2）禁忌证：气胸、心脏起搏器、活动性肺结核等。

（3）操作方法：①患者仰卧位，75%乙醇清洁局部皮肤；②贴电极片，小电极片（起搏电极）贴于胸锁乳突肌外下1/3位置、大电极片（辅助电极）贴于双侧锁骨中线与第2肋间交叉点；③连接导线，开机治疗；④调节参数，刺激强度从低至高调节，在患者能耐受的情况下增加治疗强度，以实现更加的治疗效果；⑤起搏次数成人，9次/分（默认值）或（患者呼吸频率÷2）/min，儿童10～12次/分或（患者呼吸频率÷2）/min；脉冲宽度200μs，脉冲幅度＜30V；⑥治疗时间：默认每次20min，每日2次；⑦刺激频率成人40Hz（默认值，无须调节），儿童30Hz。

（六）呼吸功能训练其他辅助方法——雾化治疗

围手术期气道管理常用的治疗药物包括抗生素、糖皮质激素、支气管舒张剂及黏液溶解剂。

1.抗生素　对于术后气道感染风险较高的人群，如有重度吸烟史或中重度肺气肿患者，气管内致病性定植菌感染的发生率显著增高，术前预防性应用抗菌药物能够显著减少相关并发症。如术后出现肺部炎症反应，则需根据痰培养及药敏试验结果选用敏感抗菌药物。

2.吸入性糖皮质激素类药物　术前吸入糖皮质激素（如吸入用布地奈德混悬液等）能够显著改善气道高反应性，有利于清除气道内分泌物，有益于减轻患者的术后创伤反应，减少术后肺部并发症的发生。雾化吸入的给药方式可使药物直接作用于气道黏膜，其治疗剂量较小，可避免或减少全身给药的不良反应。

3.支气管舒张剂　常用的支气管舒张剂包括 β_2 受体激动剂及抗胆碱能药物。建议吸入糖皮质激素联合支气管舒张剂（ β_2 受体激动剂，如硫酸特布他林雾化液等），以协同提高疗效。选择性 β_2 受体激动剂（如特布他林及沙丁胺醇等）及抗胆碱能药物（如异丙托溴铵等）也是常用的雾化吸入制剂。

4.黏液溶解剂　围手术期常用的黏液溶解剂有乙酰半胱氨酸雾化溶液、糜蛋白酶；痰液稀释剂有盐酸氨溴索等。黏液溶解剂可减少手术时机械损伤造成的肺表面活性物质下降，降低肺不张的发生率。对于有高危因素的患者，建议术前给予预防性应用黏液溶解剂。

（七）呼吸功能训练注意事项

呼吸功能训练是康复训练中的重要组成部分，对改善患者预后具有显著作用。联合呼吸功能训练效果优于单一呼吸功能训练，结合患者的具体情况制订个性化训练方案，训练过程中严密病情观察并给予预见性护理措施。

八、吞咽功能训练

吞咽障碍康复治疗是多方面的，旨在改善患者的吞咽功能及提高生活质量。治疗通常分为两大类：间接训练（基础训练）及直接训练（摄食训练）。

（一）间接训练

1. 吞咽姿势训练　采用姿势代偿性吞咽技术改善吞咽功能，包括头颈部代偿（低头吞咽、仰头吞咽、侧方转头吞咽、侧方吞咽）及躯干代偿（半卧位及躯干垂直体位等）。由于吞咽障碍的类型、严重程度不同，应先通过吞咽造影检查时观察有效的吞咽姿势，然后选择针对性的姿势进行进食训练。具体方法如下。

（1）低头吞咽：适用于吞咽气道延迟、气道功能欠佳的患者。方法：吞咽时低头。

（2）仰头吞咽：适用于口腔运动障碍，食物运送能力减弱（如舌麻痹、舌肌力量减弱）的患者。方法：吞咽时仰头。

（3）侧方转头吞咽：适用于单侧咽功能减弱的患者。方法：吞咽时使其头转向。

（4）侧方吞咽：适用于口腔、咽部同一侧偏瘫的患者。方法：吞咽头侧屈向健侧。

2. 口腔感觉刺激　主要包括口腔温度觉刺激技术、口腔反射刺激技术、深层咽肌神经刺激技术（deep pharyngeal neuromuscular stimulation，DPNS）。其中，DPNS在临床中运用效果较好，原理是直接刺激口咽肌肉的神经接收点，增进口腔肌肉功能与加强咽喉部的吞咽反射。DPNS强调3个反射区：舌根部、软腭、上咽及中咽缩肌。

3. 口腔运动训练　训练形式多样，包括唇、舌、软腭等口腔器官的被动-辅助-抗阻运动、喉部上抬训练（如门德尔松方法）、咽部训练（如Masako方法）、咀嚼训练、强化声带闭合运动控制等。这些训练也有助于气管切开患者的咳嗽反射及经口吐痰。对于头颈部肿瘤术后吞咽障碍患者，推荐采用舌抗阻强化训练、Masako训练等，建议临床上根据患者的具体情况制订合适的治疗方案。

4. 吞咽电刺激治疗　神经肌肉电刺激是一种常用的治疗方法，临床上广泛用于各种原因导致的吞咽障碍患者。通过表面电极刺激肌肉或电极刺激周围神经，可以触发吞咽肌肉收缩，预防失用性萎缩，增强感觉传入，同时促进运动皮质兴奋性，增强运动再学习能力，从而改善吞咽功能。对舌骨上肌或同时对舌骨上肌及甲状舌骨肌进行水平方向放置电极的电刺激效果更佳，建议根据吞咽障碍评估结果进行个体化电极放置。

（1）适应证：神经性吞咽障碍是该项治疗的首选适应证，其次为头、颈、肺癌症术后及面、颈部肌肉障碍。

（2）电极放置方式：有以下4种可供选择的电极放置方式。

1）方法一。最常用的电极放置方式，适合于大多数患者，尤其是严重吞咽困难者。沿正中线垂直排列所有电极，将第一电极放置于舌骨上方，第二电极紧挨第一电极下方置于甲状软骨上切迹上方，第三及第四电极按照前两个电极之间的等距离放置，最下面的电极不应放置于环状软骨之下。通道1主要作用于舌骨上及舌骨下肌肉系统；通道2作用于舌骨下肌肉系统。

2）方法二。适用于伴有原发性会厌谷滞留及喉部移动功能障碍的患者。通道1紧位于舌骨上方，水平排列电极；通道2沿正中线水平排列电极，最上面的电极放置于甲状上切迹上方，最下方的电极放置于甲状软骨上切迹下方。该放置方法上方的通道电流主要作用于会厌谷及舌基部周围肌肉系统，下方通道电流主要作用于舌骨下肌肉（甲状舌骨肌、胸骨舌骨肌），强度足够的情况下，电流还可以作用于喉内肌。

3）方法三。适用于大多数咽部及喉部运动缺陷。在中线两侧垂直排列通道，最下方电极恰位于或放置于甲状软骨上切迹上方，但应避免电极向旁侧放置过远，以免电流通过颈动脉窦。该方法是方法一的替代方案，电流主要作用于下颌舌骨肌、二腹肌及甲状舌骨肌，当电流足够强时，电流将向深部穿透并还可到达舌骨咽肌，可能情况下，可到达上咽缩肌及中咽缩肌。

4）方法四。适合治疗口腔期吞咽困难。通道1电极置于颏下方，通道2电极置于面神经颊支位置上。通道1刺激舌外附肌群及某些舌内附肌肉组织及舌骨上肌肉，促进咽部上抬；通道2刺激面神经，引发面部肌肉收缩；颊肌及口轮匝肌是口腔期吞咽困难治疗的目的肌肉。

5. 咽腔电刺激（pharyngeal electrical stimulation，PES）　通过悬置在咽部表面的电极直接刺激咽部黏膜，激活咽运动皮质，是一种较新型的周围神经调控吞咽的技术。PES可降低脑卒中后吞咽障碍患者的死亡率、渗漏误吸评分，缩短住院时间，并显著降低肺炎发生率及咽期运送时间。推荐采用5Hz、75%阈值的刺激强度，每日10min，对于慢性重度神经源性吞咽障碍，可采用改良咽腔电刺激（modified pharyngeal electrical stimula-tion，mPES），其改良的治疗参数为：波形为三角波方波混合型、脉宽10ms、频率5Hz，刺激强度为耐受阈，每日1次，每次10min。

6. Passy-Muir说话瓣膜（又称语音阀）　是一个单向的通气阀门装置，安置在气管切开患者的气管套管处。瓣膜在吸气时打开，呼气时关闭，使气流通过套管与气管之间的间隙经口鼻呼出，重塑声门下压力，改善咽喉部感觉，从而改善气管切开患者的吞咽、通气及说话功能。合理佩戴说话瓣膜，可减少患者误吸及渗漏率。

具体使用方法：①佩戴前准备。排除佩戴禁忌证，如气道严重堵塞、严重呼吸困难、意识障碍者；清除口腔及气道分泌物，将气囊放气。②初始评估。佩戴前封住气管套管口1min，观察呼吸、脉搏、血氧饱和度等生命体征及患者主观反应。③佩戴过程。佩戴过程中密切监测并记录1min、5min、15min、30min时的心率、血氧饱和度等生命体征，并记录最长耐受时间。注意首次佩戴时间不超过30min，之后可逐渐延长佩戴时间至全天（除睡觉外）。④佩戴结束后。用气囊压力表调整气囊压力处于25～30cmH$_2$O。⑤紧急情况处理。如患者佩戴时出现口唇发绀、呼吸频率及心率增快、血氧饱和度<94%等任一情况，立即停止佩戴。

7. 唾液管理　健康人每天产生的唾液可通过吞咽动作清除，流涎症与吞咽障碍密切相关。减少唾液分泌的方法包括：冰刺激腮腺及下颌下腺、进食容量及进食后体位管理、警惕增加唾液分泌药物的使用（如氯硝西泮、胆碱酶抑制剂等）、药物治疗、超声引导下肉毒毒素注射唾液腺（通常推荐双侧唾液腺注射A型肉毒毒素100U，安全性高）等。

8. 导管球囊扩张术　环咽肌失弛缓症是导致神经性吞咽障碍的原因之一，导管球囊扩张是一种相对安全有效的缓解环咽肌失弛缓的方法，可以减少上食管括约肌压力，增加放松时间。分级扩张操作方便、安全性高。在治疗脑卒中后环咽肌失弛缓患者中主动扩张疗效显著，其联合针灸、中药治疗、神经肌肉电刺激等比单纯的导管球囊扩张治疗更有效。

9.经颅直流电刺激（transcranial direct current stimulation，tDCS） 是通过在头皮上放置电极并应用微弱的直流电流，以改变大脑皮质兴奋性，从而影响神经活动。经颅直流电刺激分为阳极（正极）和阴极（负极）刺激，它们可以分别增强或减弱特定脑区的兴奋性，从而调节神经网络的活动。在脑卒中后吞咽障碍的应用方面，目前研究绝大多数采用阳极刺激的方式，个别使用双极刺激，在应用过程中还应结合相关治疗的禁忌证、适应证选择合适的人群及合理的治疗方案。

10.重复经颅磁刺激（repetitive transcra-nial magnetic stimulation，rTMS） 是一种非侵入性经颅刺激技术，广泛应用于认知障碍、运动障碍、语言功能障碍等领域。rTMS在脑卒中后吞咽障碍中的应用已有一定研究。rTMS的刺激方式及频率可以根据治疗目标进行调整，通常低频rTMS可降低局部脑功能活动的兴奋性，而高频rTMS则可增加局部脑功能活动的兴奋性。针对脑卒中患者，比较明确有效的rTMS方案包括：对健侧半球使用1Hz抑制性rTMS方案，对患侧使用5Hz兴奋性rTMS及双侧的10Hz兴奋性刺激。对于幕下部位脑卒中的患者人群，有效的方案包括双侧吞咽皮质代表区的3Hz的rTMS、双侧M1区10Hz的rTMS及双侧或单侧小脑rTMS。

（二）直接训练（摄食训练）基础训练后进入摄食训练的步骤与要点

1.摄食训练开始条件：①生命体征平稳；②意识清楚并配合；③经吞咽评估存在至少一种可以安全进食的食物性状及一口量；④具有一定的咳嗽能力。

2.餐具选择：①手抓握能力较差的患者，应选用匙面小、难以粘上食物、柄长或柄粗、边缘钝的匙羹，便于患者稳定握持餐具；②用一只手舀碗里的食物有困难的患者，碗底可加用防滑垫预防患者舀食物时碰翻碗具；③为避免饮用时杯口接触患者鼻部，可用杯口不接触鼻部的杯子，这样患者无须费力伸展颈部就可以饮用；④在吸口或注射器上加上吸管等，慎重调整一口量。

3.食物的性状与调配容易吞咽的食物应符合以下要求：①密度均匀；②黏性适当；③不易松散；④稠的食物比稀的食物更安全；⑤兼顾食物的色、香、味及温度等。

4.进食体位的选择：①能坐位不要平卧，能在餐桌上进餐不在床旁；②不能坐位的患者至少躯干屈曲30°仰卧位，头部前屈，喂食者位于健侧；③餐后保持姿势，进食后不能立即躺下，让患者在舒适的坐位或半坐卧位休息30～40min。

5.进食姿势的选择：改变进食姿势可改善或消除吞咽误吸症状。①头部旋转适用于单侧咽部麻痹的患者；②侧方吞咽适用于一侧舌肌及咽肌麻痹的患者；③低头吞咽适用于咽期吞咽启动迟缓的患者；④从仰头到点头吞咽适用于舌根部后推运动不足的患者；⑤头部后仰适用于食团口内运送慢的患者；⑥空吞咽与交互吞咽适用于咽收缩无力的患者。

6.进食一口量及进食速度一口量即最适于吞咽的每次摄食入口量。一般先以少量试之（流质1～4ml），然后酌情增加。为减少误吸的危险，应调整合适的进食速度，前一口吞咽完成后再进食下一口，避免两次食物重叠入口的现象。

7.进食观察：神志不清、疲倦或不合作患者勿喂食。有义齿者应戴上义齿后再进食，经口进食期间记录24h入量，若不足及时补充，如补液、鼻饲等。

九、口腔功能训练

口腔功能训练是恢复吞咽功能的基础训练，通过大脑皮质感觉运动神经调控机制，改善咀嚼、舌的感觉及功能活动。口腔功能训练包含口腔感觉训练和口腔运动训练，这两种训练在吞咽障碍治疗中具有相辅相成的作用，有助于患者吞咽功能的恢复。

（一）口腔感觉训练

1.与吞咽相关的器官及功能 ①下颌：咀嚼食物；②唇：包裹食物，防止食物流出唇外；③舌：搅拌食物，形成食团，推送食团进入咽部，协助形成咽腔压力；④软腭：形成咽腭闭合机制，防止鼻腔反流；⑤咽部：挤压推送食团，帮助食物进入食管；⑥喉部：关闭气道，防止误吸。

2.与吞咽相关感觉 ①温度：冷、热、冰；②口感：软、硬、脆、韧；③色：视觉；④香：嗅觉；⑤味：酸、甜、苦、辣、咸。

3.口腔感觉训练目的 ①增强相关吞咽器官的肌力及运动协调性；②强化食团的操控及运送能力；③提升吞咽功能，最大程度恢复进食能力。

4.口腔感觉训练适应证 ①口腔准备期不佳；②口腔运送期时间延长；③吞咽启动延迟；④口腔感知觉低下；⑤对食物辨识不佳。

5.口腔感觉训练主要方法 冷刺激技术、冷温交替刺激技术、触觉刺激技术、口腔反射刺激技术、气脉冲感觉刺激训练、味觉刺激技术、嗅觉刺激技术、深层咽肌神经刺激。

（1）冷刺激技术

1）治疗作用：用较低的温度（0～10℃）刺激口腔或咽部，临床进行冷刺激治疗温度多为0℃，通过冷刺激给予大脑皮质及脑干一个警戒性的感知刺激，提高对进食吞咽的注意力、食块知觉的敏感度，减少口腔过多的唾液分泌。

2）适应证：口腔感觉差、吞咽启动延迟的患者。

3）操作方法

①方法一：用物准备包括反光喉镜（或长柄不锈钢勺）、碎冰块、冰冻棉棒。操作方法：将冰冻棉棒或在碎冰块中冰冻后的冷喉镜或不锈钢勺取出，置于患者的口腔内前咽弓处并平稳地做垂直方向的摩擦4～5次，然后嘱患者做一次空吞咽。若出现呕吐，则应中止。

②方法二：用物准备包括冰水，必要时准备负压吸引系统及口腔护理冲洗式牙刷（又称口护冲洗式牙刷）。操作方法：有漱口能力的患者可准备一杯冰水让其含漱，每次将冰水含于口中约1s，然后吐出，重复10～20次。无漱口能力的患者，可在负压吸引系统下用口护冲洗式牙刷使用冰水冲洗口腔。注意事项：为避免患者出现痛觉反应或黏膜损伤，宜采用断续刺激治疗，每次接触时间为1s，持续刺激时间不超过5s。

（2）冷温交替刺激技术

1）治疗作用：通过冷刺激，给予大脑皮质及脑干一个警戒性的感知刺激，提高对进食吞咽的注意力。

2）适应证：口腔感觉差、吞咽启动延迟的患者。

3）操作方法

①方法一：用物准备包括一杯冰水、一杯温水，将两把长柄不锈钢勺分别放在两个杯子中。操作方法：交替取出勺子刺激面颊、口唇周等部位，每次接触皮肤时间2～5s，每次刺激后将勺子放回相应的杯子中。

②方法二：用物准备包括一杯冰水、一杯温水。操作方法：交替含漱冰水及温水，每次1s，重复10～20次。

（3）触觉刺激技术-改良振动棒的应用

1）治疗作用：通过振动刺激深感觉的传入，反射性强化运动传出，促进口腔的浅感觉及深感觉恢复，促进口部唇、舌、软腭肌肉收缩，从而改善口腔运动功能。

2）适应证：应用于口腔的浅、深感觉障碍的患者；唇、舌、颊部功能障碍；软腭抬升不充分；口腔器官的失用。

3）操作方法：振动棒的头部放于口腔需要刺激的部位，如唇、颊、舌、咽喉壁、软腭等部位。启动电源，使振动棒的头部振动需要刺激的部位，直到被刺激的器官产生动作或感觉。

（4）口腔反射刺激技术-K点感觉刺激：K点位于磨牙后三角的高度，在腭舌弓及翼突下颌帆的凹陷处。

1）治疗作用：主要应用于上运动神经元损伤的口腔期牙关紧闭或张口困难、吞咽启动延迟的患者，通过刺激此部位诱发患者张口及吞咽启动。

2）适应证：假性球麻痹所致不能张口；认知障碍张口不配合患者；吞咽反射减弱的吞咽功能障碍患者。

3）操作方法：操作者戴上手套，用示指从牙齿及颊黏膜缝隙进入K点处直接刺激；如果患者没有磨牙，操作者的手指很容易接触到K点，如果有磨牙，就需要适度用力去按压K点；通常按压K点之后患者可以反射性张口，对于吞咽启动延迟而又无张口困难的患者，按压K点，继而可见吞咽动作产生；对于严重张口困难患者，可用小岛勺或棉签直接刺激K点，患者较容易产生张口动作；如果刺激10s以上无张口及吞咽动作出现，说明K点刺激不敏感，应考虑其他方法开口。

（5）气脉冲感觉刺激训练：用具有一定压力的气泵发生器或手动挤压气囊，对口腔舌咽神经支配的扁桃体周围区域给予气体脉冲刺激的治疗方法。对相关反射区域产生感觉刺激，可加快启动吞咽且不增加唾液的分泌，提高吞咽安全性。

1）治疗作用：促进吞咽反射恢复、改善启动，提高口咽腔黏膜敏感性。

2）适应证：适合口腔分泌物较多的患者，对于认知障碍的患者可使用防咬头，安全性更高。吞咽反射消失、吞咽启动延迟。

3）操作方法：将导气管头端置于患者舌腭弓、舌根部、咽喉壁、K点（可使用输液管调节阀避免患者咬住导气管），快速按压气囊，每秒3～4次，引出吞咽动作或送气后嘱患者做主动吞咽。

（6）味觉刺激技术：味觉是一种特殊化学性感觉刺激。舌表面的不同部位对味觉的敏感程度不一样：舌尖部（甜味）、舌两侧（酸味）、舌两侧前部（咸味）、舌体（咸味及痛觉敏感）、软腭及舌根（苦味）。

1）治疗作用：增强外周感觉传入，从而兴奋吞咽皮质，改善吞咽功能。

2）适应证：认知功能障碍或因疾病导致口腔感觉功能下降引起的吞咽障碍的患者。

3）操作方法：各种味道分开独立调制成稀流质或制作不同味道的冰冻棉棒备用。

分区味觉刺激：用棉棒蘸取味觉刺激物后，放置于舌部相应的味觉敏感区域，每次刺激3～5s，间歇30s，共10min，持续4周；整合型味觉刺激：结合闻、尝、咀嚼。刺激后进行进食训练，记录进食时间、食物成分、食物性状、每次进食量、每次进食所需时间、进食途径、进食反应（如呛咳、痰量）等情况。

（7）嗅觉刺激疗法（又称芳香疗法）：常用嗅觉刺激物包括薄荷脑、黑胡椒等。这种方法简便易行，特别适用于无法响应口令的患者。

1）治疗作用：改善感觉及反射活动。

2）适应证：适用于有误吸风险、低意识状态、重度认知障碍、痴呆、不能执行口头指令及气管切开的患者等。

3）操作方法：①闻。让患者经鼻吸入嗅觉刺激物，练习分辨不同的气味。②尝。若患者能含住食团不会误吞或经口进食部分食物，可结合嗅觉及味觉刺激，让患者口含薄荷脑的锭剂、进食气味浓郁的食物。③观。提供发出气味的食物或相关图片，让患者想象其气味，然后让患者闻到实际的气味，接着可品尝该食物的味道（适用于意识清醒的患者）。

（8）深层咽肌神经刺激技术（deep pharyngeal neuromuscular stimulation，DPNS）：直接刺激口咽肌肉的神经接收点，增进口腔肌肉功能与加强咽喉部的吞咽反射动作。用湿纱布包住患者舌面前1/3，将舌轻轻拉出，使用冰酸柠檬棉棒，按特定顺序刺激口腔不同部位。

1）双边软腭平滑刺激：增加软腭的感觉及运动功能。操作方法：用冰冻的柠檬棒，从患侧软腭部位肌肉上平滑到健侧，平滑1～3s。

2）三边软腭平滑刺激：增加软腭的感觉及运动功能。操作方法：用冰冻的柠檬棒，在软腭上从前往后，从患侧到健侧平滑刺激；再从悬雍垂部位平滑1～3s。

3）舌后根平滑刺激：增加舌后根收缩。操作方法：用冰冻的柠檬棒，从舌后根由患侧平滑到健侧1～3s。

4）舌旁侧平滑刺激：增加舌旁边感觉度及舌体移动的运动能力。操作方法：用冰冻的柠檬棒，从舌前外侧往舌根部位平滑；再平滑刺激另一侧，平滑2～4s。

5）舌中间刺激。增加舌形成汤匙状的刺激运动。操作方法：用冰冻的柠檬棒在舌中间部位，从舌后往前平滑刺激1～2s。

6）双边咽喉壁紧缩反射刺激。增加咽喉壁紧缩功能。操作方法：用冰冻的柠檬棒，先患侧再健侧往舌后咽喉壁刺激1～2s。

7）舌后根回缩反射力量刺激。增加舌后根收缩力量及速度。操作方法：用冰冻的柠檬棒，在悬雍垂上轻点一下，观察舌后根回缩的反应再刺激1～2s。

8）悬雍垂刺激。增加舌后根回缩反射力量。操作方法：用冰冻的柠檬棒，沿着悬雍垂两旁先患侧再健侧平滑，观察舌后根回缩的反应及吞咽反射，刺激1～2s。

（二）口腔运动训练

1.目的　增强相应吞咽器官的肌力及运动协调性，加强对食团的操控及运送能力，提升吞咽功能，最大程度恢复进食能力。

2.适应证　各种疾病导致的吞咽障碍或口腔器官运动功能障碍。包括神经系统疾病（如脑卒中、脑肿瘤术后等）、肌肉及神经肌肉疾病（如重症肌无力、多发性肌炎、硬皮病等）及口咽部器质性疾病（如口腔及头颈部肿瘤切除术后、放疗术后等）。

3.主要方法　下颌关节运动训练、舌肌运动训练、Masako训练、舌三明治训练、软腭训练、门德尔松法、Shaker训练、声门上吞咽法、超声门上吞咽法和用力吞咽法等。

（1）下颌关节运动训练

1）下颌分级牵张训练：适用于无关节结构异常，开口幅度受限，开口幅度＜1cm。用物准备：下颌分级训练板或由多块压舌板叠加组成的简易分级开口工具。操作方法：根据最大张口幅度增减压舌板的层数对下颌进行分级牵张，以达到增大张口幅度的目的，个体化调整压舌板叠加厚度，厚度与患者可张口的最大幅度相匹配，放置于患者上、下磨牙之间维持1～2min，待张口受限症状减轻时增加一层，循序渐进。

2）开口器的应用：适用于下颌关节运动训练，训练时注意控制张口幅度及力度增加幅度在患者可耐受范围内。用物准备：开口器、纱布。操作方法：丁字开口器前端为金属，使用前用纱布包裹，以减少开口时的不适感，一次牵伸坚持10～20min为宜，每2～5分钟取下休息，适当按摩放松后继续锻炼。

3）咬合能力训练：适用于下颌关节运动训练。用物准备：专用的咬胶训练器（T棒、P棒或其他形状的咬胶）。操作方法：以压舌板分别置于中切牙及左右两侧牙间，嘱患者用力咬紧压舌板，抵抗操作者将压舌板拉出口外。此训练方法可单侧分别进行，也可双侧同时进行，每侧每次咬合坚持5～10min，重复10次。

（2）舌肌运动训练

1）舌搅拌功能训练：①用物准备。纱布。②操作方法。嘱患者用舌将纱布在口腔内搅拌，并逐渐将纱布在口腔内搅成一团，或应用舌的搅拌功能将纱布在两侧磨牙移动。

2）舌压抗阻反馈训练：通过舌压计的压力传感器，对吞咽过程中舌对上腭产生的压力进行测量的一种非侵入性评估治疗方法。对于食物在口腔期吞咽时相关的时间及力量能准确测量并进行定性分析。适用于口腔期：舌肌力量及协调性及食物运送较差患者；口腔压力不足，存在口腔残留的患者。咽期：舌喉复合体上抬不足、咽期压力不足、咽腔残留，存在渗漏、误吸及舌骨上肌群力量较差等患者。用物准备：舌压计。操作方法：球囊自动充气，机器归零备用。测量患者舌压抗阻最大值；设定目标值为舌压抗阻最大值的70%；把球囊置于患者的舌中部，嘱患者将舌头上抬使球囊接触硬腭，使上抬舌头时压力值保持在目标值或以上，并尽量延长时间直至舌肌疲劳方可休息，并用秒表记录目标值维持时间，能够维持10s以上为佳，每次休息30s，重复测量10～15次。

（3）Masako训练（舌制动吞咽法）：通过对舌的制动，使咽后壁向前突运动与舌根部相贴近，进而增加咽部的压力使食团加快推进。

1）适应证：咽后壁向前运动不足、咽腔压力不足的患者。

2）操作方法：患者将舌尖稍后的小部分舌体固定于上、下牙齿之间，或者操作者用手拉出一小部分舌体，然后让患者做吞咽运动，使患者咽后壁向前收缩。

（4）舌三明治训练：通过训练增加舌根向后的幅度及力度。

1）适应证：舌根后缩幅度或力度不足、咽腔压力不足的患者。

2）操作方法：让患者将舌体伸出，使用沾湿的纱布或毛巾用手指将舌头抓住，然后让患者把舌根往后回缩，此时患者会感到互相抵抗的力量，持续维持3s后放松，随即做吞咽口水的动作，重复10次。

（5）软腭训练：提升喉部上抬动作。

1）适应证：喉部上抬不足的患者。

2）操作方法：将吸管一端放入舌的中前部舌面上，用手堵住吸管另一端开口，并将吸管内的空气吸入口中后尽力憋气维持，此时喉部上抬。

（6）门德尔松手法：咽期吞咽时通过主动增加喉部及舌骨的运动，增加喉部上抬的幅度与时间，从而延长及扩大食管上括约肌的开放，改善整体吞咽的协调性。

1）适应证：环咽肌完全不开放或不完全开放者；喉部移动不足及吞咽不协调者。

2）操作方法：喉部可以上抬的患者。当吞咽唾液时，让患者感觉有喉部向上提时，设法保持喉部上抬位置数秒；或吞咽时让患者以舌尖顶住软腭，屏住呼吸，以此位置保持数秒，同时让患者示指置于甲状软骨上方，中指置于环状软骨上，感受喉结上抬。喉部上抬无力的患者：操作者用手上推其喉部来促进吞咽。即只要喉部开始抬高，操作者用拇指及示指置于环状软骨下方，轻捏喉部并上推喉部，然后固定。注意要先让患者感到喉部上抬，上抬逐渐诱发出来后，再让患者有意识地保持上抬位置。

（7）Shaker训练：即头抬升训练又称等长等张吞咽训练。通过强化舌及舌根运动范围，包括增强颏舌肌、甲状舌骨肌、二腹肌的肌力，有助于上食管括约肌开放。降低下咽腔食团内的压力，使食团通过上食管括约肌入口的阻力减小，速度增快。

1）适应证：适合环咽肌完全不开放或不完全开放者及喉部移动不足的患者。

2）操作方法：等长运动：患者仰卧于床上，肩部尽量不离开床面，尽力使双眼看向足尖，保持1min。头放松回原位，再保持1min，重复此动作30次以上。在此期间，肩部离开床面累计不可超过3次。等张运动：患者仰卧于床上，尽量抬高头，肩部尽量不离开床面，以连续的动作抬起头部30次看向自己的足尖，不用保持，肩部离开床面累计不可超过3次。

对一些颈椎活动状态及心肺功能较差无法正常完成的患者，对Sharker训练进行改良，由仰卧位调整为坐位，其改善舌骨肌群肌力的作用依然存在。其具体方法如下。

①患者保持坐位，操作者立于患者前方，用手掌根部在患者前额处给予向前上方的推力，嘱患者用力将前额向前下方压，抵抗操作者的推力。每次用力保持1min，重复30次。

②患者保持坐位，操作者将手握拳拇指压于4指上，拳孔朝上，然后将握好的拳置于患者的下颌及胸骨柄之间。嘱患者将下颌下压，用力将操作者的拳压在胸骨柄上，并保持1min，然后放松，重复30次。此训练方法也可借用训练球（拳头大小）来进行，方法同上。

（8）声门上吞咽法：又称为自主的呼吸道闭合技巧或安全咽法。在吞咽过程中，呼吸道保护主要是依赖于气道入口及声门的完全闭合。声门上吞咽法主要是使气道入口关闭的作用，保护气道避免发生渗漏、误吸。

1）适应证：声带关闭不全或咽期吞咽延迟的患者。

2）操作方法：训练前先让患者吞口水练习；深吸一口气后屏气，保持闭气状态；吞咽食物后立即咳嗽；再空吞咽一次，正常呼吸。

声门上吞咽法屏气时声门闭合的解剖生理功能改变，可通过吞咽造影检查显示；完成这些步骤前需要让患者做吞水练习，患者在没有食物的情形下能正确遵从上述步骤练习数次后再给予食物练习。若以上方法不能立即关闭声门则应反复训练喉肌内收功能（即闭气）。

（9）超声门上吞咽法：让患者在吞咽前或吞咽时将杓状软骨向前倾至会厌软骨底部，并让假声带紧密的闭合，以使呼吸道入口主动关闭。

1）适应证：呼吸道入口闭合不足的患者。

2）操作方法：深吸气并用力闭气且向下压。当吞咽时持续保持闭气并且向下压，当吞咽结束时立即咳嗽。超声门上吞咽法可在吞咽法开始时，增加喉部上抬的速度，对于颈部做过全程放射治疗的患者很有帮助。同时也可当作一种运动，对于有正常解剖构造的患者，可以改善舌根后缩的能力。

（10）用力吞咽法：是为了在咽部期吞咽时，增加舌根向后的运动而制定的。用力使舌根后缩，增加舌根力量，从而使食团内压增加，促进会厌清除食团的能力，此方法可帮助患者最大限度地吞咽。

1）适应证：舌根向后的运动减少的患者。

2）操作方法：当吞咽时用所有的肌肉用力挤压，这样可以让舌在口中沿着硬腭向后的每一点及舌根部都产生压力。

十、面瘫功能训练

（一）面瘫的概述

面瘫又称为面神经麻痹，是面神经受损导致面肌瘫痪的一种神经缺损症状。面神经从颅内中枢发出，最后分布在面部，支配面肌运动。面神经通路较长，其中任何一处的面神经运动神经元受损，均可导致面神经麻痹。面神经麻痹可见于任何年龄及性别的人群。特发性面神经麻痹是面神经麻痹最常见的病因，发病率为（10～34）/10万。根据面神经损伤部位不同，分为中枢性面瘫（central facial paralysis，CFP）和周围性面瘫（peripheral facial paralysis，PFP）。

（二）面瘫功能训练目的

通过关节动作协调受损肌肉的功能，以及提高肌肉的耐受力和舒缓肌肉紧张，最终达到恢复面部对称性、面部肌肉的自主控制，并抑制异常联带运动。

（三）适应证及禁忌证

1.适应证　面瘫患者。

2.禁忌证　生命体征不稳定、急性感染期、活动性出血期的患者；精神疾病、严重心脑血管疾病等不能配合的患者。

（四）面瘫训练前评估

1.面瘫程度评估　面瘫的症状取决于损伤的部位，镫骨肌神经损伤可导致听觉过敏、舌前味觉障碍、唾液腺分泌障碍、耳后疼痛等。若病变部位发生在面神经颅外段，一般都不发生味觉、泪液、唾液、听觉的改变。House-Brackmann 分级系统（House-Brackmann grading system，H-BGS）是评估面瘫程度常用的方法之一（表2-54）。

表2-54　H-BGS评价系统（H-BGS evaluation system）

分级	程度	总体	静止	运动
Ⅰ级	正常	各区面肌运动正常		
Ⅱ级	轻度功能异常	仔细检查时有轻度的面肌无力，可有非常轻的联带运动	面部对称，肌张力正常	额部正常，稍用力闭眼完全，口角轻度不对称
Ⅲ级	中度功能异常	明显的面肌无力，但无面部变形，联带运动明显或半面痉挛	面部对称，肌张力正常	额部减弱，用力后闭眼完全，口角用最大力轻度不对称
Ⅳ级	中重度功能异常	明显的面肌无力和（或）面部变形	面部对称，肌张力正常	额部无，闭眼不完全，口角用最大力后不对称
Ⅴ级	重度功能异常	仅有几乎不能察觉的面部运动	面部不对称	额部无，闭眼不完全，口角轻微运动
Ⅵ级	完全麻痹	无运动		

2.训练时机评估　根据患者病情选择适当的训练时机，原则上应尽早开展面神经功能训练。根据面神经损伤的时期，分为急性期、恢复期和后遗症期。

（1）急性期（≤15d）：急性期患侧面肌张力低，呈向下、向外松弛状态。H-BGS评估分级为Ⅲ级及以上者患侧面肌宜以辅助运动为主，Ⅱ级者可以同时进行主动运动，以改善面部血液循环，强化残存肌肉功能，预防肌肉萎缩。

（2）恢复期（16d至6个月）：在面神经损伤恢复阶段，患侧面肌的主动收缩可诱发神经冲动的产生，兴奋运动神经，促进神经功能的恢复，故患侧面肌有轻微自主运动时即可开始面肌主动运动。随着患侧面肌肌力的逐渐增强，可适当用手进行抗阻运动。

（3）后遗症期（＞6个月）：暂时性面瘫患者训练至面瘫症状消失，永久性面瘫患者可长期坚持训练。手术后面瘫的患者应给予面神经功能康复训练治疗至少6个月，但手术创面未愈合、水肿未消退时禁做抗阻运动。关于转介时机，训练后面瘫加重者或1个月后复评面神经功能没有改善，应转介到相应专科治疗。

（五）面瘫训练方法

训练方法一般从辅助运动到主动运动，最后发展到抗阻运动，必要时可以三种方法结合使用。训练宜循序渐进，以肌肉感觉到酸胀为宜，不可盲目用力，同时也要注意两侧面肌的协调性，避免健侧过度活动，患侧过度牵拉。每种动作保持3～5s，放松休息3s，重复15～20次。每天3～5组。训练过程中需密切关注患者的主诉，如果发生伤口出血、疼痛、面部肿胀等异常情况，应及时终止训练，并给予处理。

1.辅助运动　患侧面部肌肉尚不能进行主动运动或主动运动达不到预期效果时，可辅助患侧面肌，以协助完成指定动作。

（1）辅助抬眉：同侧示指放在眉毛中段上方向上推起。

（2）辅助闭眼：同侧示指水平放在下眼睑下2～3cm处轻轻向上推。

（3）辅助耸鼻：同侧示指置于鼻唇沟，向鼻根处上推。

（4）辅助微笑：同侧示指和中指放在颞部，拇指置于患侧嘴角处并向外上方牵拉至双侧嘴角对称。

（5）辅助努嘴：单侧示指和拇指捏合上下嘴唇向前拉，让双侧口唇趋于对称。

（6）辅助鼓腮：同侧示指和拇指捏合上下嘴唇鼓气，并使之不漏气。

2.主动运动

（1）抬眉：嘱患者将双侧眉目上提，锻炼枕额肌额腹。

（2）闭眼：嘱患者轻轻闭上双眼，不能完全闭合者轻轻按摩眶下缘10次，然后再用力闭合双眼。

（3）耸鼻：用力收缩压鼻肌、提上唇肌，完成耸鼻动作。

（4）示齿：嘱患者口角向两侧同时运动，收缩颧大肌、颧小肌、提口角肌及笑肌，露出牙齿，避免只向一侧用力及习惯性偏向。

（5）努嘴：收缩口轮匝肌，用力向前嘟嘴。

（6）鼓腮：收缩口轮匝肌、扩张颊肌，闭合口唇做鼓气动作。

3.抗阻运动　患者面肌肌力相对提升时，可为患者制订主动运动结合抗阻运动的训练方案。此方法可使用示指、中指的指腹向面肌运动的反方向加力，使面肌对抗手指力量进行收缩，随着肌力的增加，逐渐增加阻抗力量，每个训练动作均做到最大限度，依次训练相关肌肉。

（1）抗阻抬眉：嘱患者做抬眉的同时，将示指放在患侧眉弓外上方枕额肌额腹处，从头顶向眉弓方向给予适当的阻力。

（2）抗阻闭眼：嘱患者做闭眼动作的同时，将示指与中指指腹轻放于患侧上、下眼睑眼轮匝肌处，给予闭眼相反的阻力。

（3）抗阻耸鼻：嘱患者做耸鼻动作的同时，将示指指腹放于患侧鼻唇沟提上唇鼻翼肌、鼻肌处，自鼻根向鼻唇沟方向给予适当的阻力。

（4）抗阻示齿：嘱患者做示齿动作的同时，将示指、中指放于患侧嘴角上方的颧大肌、颧小肌处，向内下方给予适当的阻力。

（5）抗阻努嘴：嘱患者做努嘴动作的同时，将示指、中指放于患侧上下唇外侧口轮匝肌处，向嘴角方向给予适当的阻力。

（6）抗阻鼓腮：嘱患者鼓腮的同时，双手示指、中指指腹放于面颊颊肌处，稍用力按压，以嘴角不漏气为宜。

（六）注意事项

1.制订合理的康复训练计划及目标。督促患者坚持面神经功能训练，定期来院评估训练及恢复情况，必要时转诊到相应专科治疗。

2.帮助患者树立信心，保持良好的心理状态，一旦出现较严重的心理问题应及时就诊。

3.注意保暖，尽量避免空调或冷风直接吹面部，洗脸时应使用温水，出门要佩戴口罩。

4.饮食宜清淡，忌辛辣刺激、油腻及生冷食物。

5.餐后保持口腔清洁。患侧颊肌乏力者可先用纱布包裹示指清洁牙颊之间残留的食物，用手指捏住嘴角进行鼓腮式漱口，然后再清洁口腔。

6.眼睑闭合不全者需做好眼部护理，避免用手揉眼，适当减少用眼时间。外出佩戴太阳眼镜，避免阳光及灰尘的刺激。白天可用滴眼液湿润眼睛，夜间眼药膏涂眼后用手指协助闭合上、下眼睑并用无菌方纱或眼罩覆盖，以缓解和预防眼睛干燥，防止角膜损伤。

7.进行适度的体育锻炼，但避免过度疲劳。

十一、语言功能训练

（一）语言功能训练概述

语言沟通在人际交往中扮演着至关重要的角色，它不仅是信息传递的桥梁，更是情感交流、建立信任和解决问题的关键。颅脑损伤患者常伴有语言功能障碍，多表现出失语、失用、构音障碍、发音障碍，给患者的生活带来严重影响，对其家庭成员造成活动受限及参与受限，即所谓的"第三方残疾"，也给社会带来了沉重负担。患者可通过语言功能训练，最大限度地改善患者的语言能力和交流能力，使其回归家庭和社会。言语功能训练适用于言语功能障碍患者，对于生命体征不稳定、急性感染期、活动性出血期、精神疾病、严重心脑血管疾病等不能配合的患者不建议进行训练。

（二）语言功能训练方法

语言功能训练应根据患者语言功能评估结果制订出训练方案。训练时不应盲目进行训练，应该结合患者语言认识损害的具体特征，由简到难，循序渐进。

1.失语患者语言功能训练

（1）运动性失语患者的训练：运动性失语患者表现为不能说话或只讲1～2个简单的字词且不流利，但对别人的言语能理解，书写能力存在或丧失。因此，训练的重点放在发音器官运动功能的训练上。①构音器官功能的训练：着重是口唇和舌的练习，方法有口腔操和舌运动，口腔操是指教患者噘嘴、呲牙、鼓腮、弹舌等，反复进行，每天5次，每次10min；舌运动是教患者张大嘴，做舌的前伸、后缩运动，尽量将舌外伸，并舔上下嘴唇、左右口角，再做舌绕口唇的环绕运动，舌舔上腭运动，由慢到快，每天5～10次，每次5～10min。②给患者示范口型，鼓励患者深吸一口气，张大嘴发 "a" 音，教患者训练吹蜡烛或纸片，有助于发 "p" 音；可以面对镜子练习，以便随时纠正错误的口型、发音。通过这种形式刺激语言中枢，由不能发声到产生短而微弱的声音，再发出较响亮的声音。③当患者会发出单音后可学说常用、熟悉的单字，如"吃""喝""拉""撒"等，再教患者讲双音词、短句、句子。逐步增加句子的长度和复杂性。

（2）感觉性失语患者的训练：感觉性失语患者表现为通俗的语言或问题不能理解和复述，但能够听见对方说话的声音，能够领会对方正在与自己交谈，但答非所问，对文字的理解存在或丧失。因此，训练目标是提升患者语言的理解能力，重点是听写训练。①让患者认识听说的词，当陪护人员或护士说出某词时向患者出示物品或图片，将听力和实物结合起来，帮助和提高理解力，每天3次。②患者清醒后即进行听觉刺激，让患者听录音，如音乐、歌曲、相声、小品等，由患者亲属或医护人员呼唤其姓名、询问病史或讲一些有趣的事进行语言刺激，每天5～10次。③对阅读能力尚存、理解力减退而发音正常的语言障碍患者，鼓励其每天上、下午大声朗读3min，然后将内容以问题形式给出，让其口头回答，这种方式可将口语、听力、思维三者结合。④强化语言模仿能力，教患者复述同一句话，如"我叫李某，今年50岁。"连续5～10遍。⑤视觉逻辑法，如给患者拿牙刷，并对患者说刷牙，患者虽不能理解"刷牙"的意思，但从逻辑上他会理解你是让他刷牙，如此反复多日进行，久而久之就会使语言和视觉结合，语言功能得以恢复。

（3）命名性失语患者的训练：命名性失语患者患者表现为对物品和人名称呼能力丧失但能叙述物品的使用方法，也能对别人称呼该物的名称对错作出判断。因此，训练重点是对人名和物名的认识。训练时可选择患者熟悉的物品，先让患者说出物品的用途，再将物品名称教给患者，如此反复提问，强化患者记忆，促进语言的康复。

（4）混合性失语患者的训练：混合性失语患者表现为向患者提问或叙述某一件事情，患者既不能理解对方的语言，自己也不能说话。由于感觉性失语和运动性失语共存，护理同时采取两种措施，将听、说、视三者结合，使混合性失语逐渐转化为感觉性或运动性失语，再针对性地进行语言功能训练。

2. 言语失用患者语言功能训练　言语失用是一种运动性言语障碍，临床上常并发构音障碍和失语症，也有少数患者仅仅出现言语失用。患者主要表现为说话费力、言语速度减慢及发音时间延长、语音不清晰甚至脱落、音调韵律异常、语音歪曲及替代。言语失用患者的语言功能训练应该集中在异常发音上，对于言语失用症患者来说，首先能够从听觉上判断出正确音和错误音，并且确定目标音的位置是治疗的前提条件。其次利用视觉来指导构音器官发音是治疗的关键，建立和强化视觉记忆对成年人言语失用症的成功治疗是最重要的。分为以下几个步骤：①视听联合刺激，即"看着我""听我说"，并同声发音（患者与治疗师同声发音）。治疗师督促患者在他们一起发音时认真听，尤其注意视觉暗示。②视听综合刺激和推迟发音（治疗师发音后，停顿一下，患者再模仿）。治疗师提供发音方式，患者模仿。然后治疗师做发音动作不发音，患者大声发音。即视觉暗示保留，同步听觉暗示削减。③视听综合刺激和推迟发音无视觉暗示，即传统的

"我先说，你跟着我说"。治疗师不予同步暗示。④视听综合刺激后连续发音无干预刺激，即无听觉或视觉暗示。在治疗师发音后，患者反复发音无任何暗示。⑤文字刺激和同步发音。⑥文字刺激和推迟发音。⑦由提问激发恰当的发音，无模仿。治疗师提问，靶发音作为对问题的恰当反应。⑧角色扮演情景中的恰当反应。治疗师、工作人员、朋友承担与靶发音有关的角色，患者做出恰当的反应。

3.构音障碍患者语言功能训练　构音障碍是由于发音器官或相关肌肉力量减弱或共济失调引起的言语障碍。具体语言功能训练如下。

（1）放松练习：即指导患者进行扩胸运动、搓耳、张嘴、耸鼻、耸肩、摇头、晃脑等练习，以放松面部肌群、胸锁乳突肌、胸大肌，每个动作练习10次。

（2）发音器官训练：即指导患者吹口哨、缩唇、外展唇角；顺/逆时针转舌、伸舌等；做张嘴、闭嘴、咳嗽等训练，反复练习10次，每个动作坚持3s。

（3）呼吸训练：主管护士于患者腹部放置右手，患者取仰卧位，指导其练习吸气、呼气，并对其腹部于呼吸末按压，以将呼气延长。

（4）发音训练：即首先对单元音进行练习，如"a""o""e"等，其次对双元音进行练习，如"ao""ou""iu"等，然后对"b""p""m"等辅音进行练习，最后练习结合发音练习，如"ba""ma""bao"，并向单词、句子过渡，以循序渐进，由简单到复杂完成练习。

（5）韵律练习：即进行音调训练，指导患者对常用字的一声、二声、三声、四声等节律进行练习。

（6）长句练习：即指导患者练习句子，可通过录音、复读、跟读，也可指导患者朗读文章，将发音不准的字词等找出来，然后予以纠正和指导，然后予以反复练习。注意叮嘱患者每天坚持读书、读报、大声诵读、发出声音。上述训练内容均由患者与主管护士之间进行一对一指导训练，每天2次，每次30min，持续训练15d。

训练的原则：①对患者非构音器官实施针对性基础训练，即患者言语的发生与其运动协调、肌力、肌张力、身体姿势、呼吸、肌肉控制、神经控制等密切相关，因此首先需对这些方面的状态加以改变，从而达到改善患者言语的目的。②对患者的构音器官进行针对性训练，即对下颌运动、唇、舌尖、舌体、腭咽区、腭、喉等进行练习，首先连续运动功能方面，之后训练其构音和表达，遵循由易到难的顺序进行发音练习。通过这一系统的康复训练后，不仅能促使患者构音障碍有效康复，还能在一定程度上改善其生存质量。

4.发音障碍患者语言功能训练　发声障碍以声音质量下降为特征，可能因手术创伤而引起声带麻痹导致声带调节和控制异常最终导致言语发声障碍，包括音调异常、响度异常和音质异常3种情况，其中音质改变表现如痉挛性发声、声音嘶哑、震颤、断续失声等。

（1）训练时机：术前和（或）术后的嗓音治疗有助于术后最佳发音。

（2）嗓音保健：纠正不良的发音习惯及生活习惯，减少嗓音滥用；通过足量饮水保持声带湿度；减少酸性、辛辣、油腻、高脂等食物摄入，避免化学物质的刺激，预防咽喉反流性疾病；避免大喊大叫、说话声音过大、经常咳嗽或清嗓等。

（3）呼吸训练：将有节律的呼吸与放松运动相结合，建立正确的腹式呼吸，训练过程中可将手置于口前检查音节末气流是否充足，通过手臂和肩部运动带动肋间肌群和肩部肌群运动，使这些肌群乃至全身都得到放松，从而促进呼吸系统整体功能的提高。

（4）放松训练：全身放松训练、局部放松训练（颈部放松训练、喉部放松训练）等，如按照扩胸、手臂拉伸、放松肩膀、颈部拉伸、头颈部转动、下颌拉伸、下颌按摩、脸部按摩、环喉部按摩、咽腔扩展（打哈欠）、伸舌等顺序放松，缓解声门上功能亢进及喉部肌肉紧张。

（5）发音训练：气流发声、半闭合式声道练习、声带功能锻炼；鼻音练习。

（6）共鸣训练：平衡口腔、鼻腔、胸腔等共鸣腔之间的关系，提高发音效率。

（7）综合嗓音康复计划：训练感知力、提高意识或悟性、改变不良习惯；致力于对姿势、发声技巧、共鸣练习、呼吸控制、发音和发声投射进行训练。

（8）心理治疗：心理性嗓音治疗是一种独特的形式，主要是识别和改变与嗓音问题发病有关的情绪和社会心理障碍。

5.气管切开患者发音训练

（1）喉切除术后患者失去喉，没有发音器官，存在语言沟通障碍。根据喉癌患者手术方式、发音重建术的效果评估，采用听距法评定语言障碍，将语音障碍分为4级。Ⅰ级：讲话清，音量大，音质好，相距5m能对话；Ⅱ级：讲话清，音量略小，音质满意，相距3m能对话；Ⅲ级：讲话嘶哑，音量小，相距0.5m能对话；Ⅳ不能发音。喉癌术后语音训练由简单到复杂，难度逐层递增，先教会患者发音，用手堵住套管口，全喉患者训练语音时一只手按住气管造瘘口，使声音集中，从单音节字开始练习发音，逐渐增加到双音节字。也可先读数字，然后再过渡到词组、短句、自然交流或对话，直至完全掌握发音方法，指导患者语音训练要反复练习，努力提高发音清晰度及响亮度，教会患者将呼吸与发音配合协调，逐步改正发音所出现的漏气现象。语音训练首先建立信心，训练到一定程度后，将要讲的话事先准备成稿，可开始和亲朋好友交流，因为他们了解患者情况必定会很耐心地倾听和鼓励，以增强患者的信心，这样也可以提高讲话水平。对发音效果不佳者，也可指导其使用非语言技巧，如用写字板、读口型或手势等，指导患者学会正确发声，能用简单的手语、纸、笔与外界进行信息和情感交流。

（2）食管言语训练：食管发音的原理是患者经过训练，将空气咽入食管，一定量的空气储存在食管内，在气体未进入胃之前，借助胸内压力，运用环咽肌的收缩，缩小的食管上端和下咽部的黏膜形成振动源，以嗳气的形式使振动源发生振动而产生基音，经构音器官的加工就可以形成语言，即食管音。食管发音被认为是无喉者交流的最佳方法，也是全喉切除术后恢复发音最便捷的方法，患者先学习控制主动吸入食管的空气使其慢慢嗝出，学习将空气吞咽入食管中，会随意贮气后，再要练习如何有效地控制缓慢放出空气。食管音由于食管入口面积变化不大，所以发出的基音较低且音量亦很小。当能控制嗝气后，可制订好发音计划，先练习元音字母，然后向两侧运动发"Yi"音，也可练习数数字，由说1个数字到说2个数字，通过张口、闭口动作促进口唇肌肉运动。当患者能够单字发音后，开始训练如吃饭、喝水等生活用语，以提高发音清晰度。掌握食管发音的时间因人而异，练习食管发音需要耐心与毅力，通常食管发音训练要经过6个月至一年的刻苦训练才可以说话自如，正常与人交流。辨别食管音正确的方法是用手轻贴颈部食管振动部，同时做打嗝动作，若手指感觉有振动则说明已发出了食管音。同时也可以通过不同的方式练习减低食管发音的弊端，比如用打电话练习发音，因为口与话筒的距离较近，声音比较集中，可以弥补食管发音低、音量小等缺点。

（3）安装人工发音装置：电子人工喉是一种有各种型号的手握式装置，它的发音原理是将电子喉的末端放在患者颈部，利用气管内气体的振动，使体外人工发音装置发音，再经构音器官加工成语音。电子喉发音成功的关键是选择最佳位置的传音点，一般选择皮肤柔软、没有瘢痕及肿胀组织的地方，舌骨窝、颈上部和面颊部是首选地方。电子人工喉具有发声方法简单、使用方便、易学易懂、清洁卫生、重新发声讲话成功率高、噪声比较低、基本上能满足日常交流要求等优点，也是国际上最流行的发声康复方法。新电子人工喉结构轻巧、功能完善、声音质量改善，因而使患者讲话更清晰，噪声更小。

（三）注意事项

1.设定一定难度的目标，将目标定在患者开始感到有一定难度的水平上，太容易则缺乏意义，太难则患者往往会拒绝配合。

2.加强发音器官的锻炼，失语症患者常舌尖和舌根发硬，舌体活动不灵便，发音时也常吐字不清，因此要加强发音器官的锻炼，同时要注重说话练习，因为说话练习也反过来有助于发音器官的功能改善。

3.贵在坚持，每天要坚持多听、多看、多说和多写，提高患者的记忆力、联想力和言语交流能力，但安排要有计划，不能太多太难，使患者产生畏惧的情绪，挫伤学习的积极性。

十二、心理指导

（一）心理指导概述

神经外科患者经治疗后，恢复期约有20%的患者可能出现不同程度的精神异常，表现为精神活动脱离现实环境，思维、情感、行为三者互不协调为特征的精神失常现象。临床上对这类患者应采用独特的护理方式，除了做好常规护理外，心理护理占有非常重要的地位。有研究显示，护理人员对患者存在的心理问题进行分析并进行针对性的干预疏导，能够妥善解决患者的心理矛盾，促进患者生活质量提高。可见，通过与患者沟通交流，让患者保持良好的心态，树立战胜疾病的信心，积极配合医师治疗。

心理指导适用于各类神经症、癔症、人格障碍、行为障碍等患者，对于生命体征不稳定、严重心脑血管疾病等不能配合的患者不建议行心理指导。

（二）心理指导方法

1.首先要有高度同情心和责任感　同情心和责任感是认识情感中所包括的一个重要内容，有了同情心，才能关心体贴患者，多为患者着想，急患者所急，使患者感到病房温暖如家，医护人员胜似亲人，应理解他们的疾苦，用自己的同情心去帮助他们早日康复。在执行各种医嘱及做好护理操作时，语言要温柔，态度要和蔼，动作要轻巧、熟练、细致，不能因他们精神异常而冷淡疏远他们，更不能简单粗暴地检查而不去考虑患者的心理状态，这样会加剧患者的惊恐心理，使精神异常加重。

2.正确的引导和启发 狂躁型患者情绪高涨，喜怒无常，有时提出一些过分要求，护士必须耐心观察患者心理活动，了解他们的动机和目的，针对提出的问题启发和引导他们，说明这样做的坏处和不良后果，要以理服人，使患者情绪尽快稳定下来，千万不能强行管制，否则造成不良后果。

3.适当的恭维和奖励 对于那些抑郁、悲伤，恐惧的患者，当他们偶尔主动表现出对人和蔼、友善、亲近的态度时，即应给予奖励，使他们得到一种愉快的心理感受和自身价值的体验，从而使其行为趋于正常化。对于自尊心比较强或孤僻倔强的患者，护士可采用反面劝说法来稳定患者的情绪，在适当的场合可恭维几句，在病友或家属面前夸赞他的长处，以满足他们的心理需求，从而取得配合，服从治疗。

4.保护性约束

（1）保护性约束注意事项：对于狂躁不能配合的患者，经过劝说无效时，不要强加约束，可能会引起强烈的反抗，造成损物伤人。研究发现身体约束不仅不能持续地防止伤害，可能还会使患者出现很多问题，造成严重的身体、心理和社会问题，甚至导致窒息和死亡。如不影响病情时可做一些适当的让步，使患者的不良情绪得到发泄而减轻症状，其目的是暂时避开情绪冲动的高峰，减少患者的攻击行为，在客观上提高护理效果。

（2）因病情需要约束的患者：使用约束前护士必须与患者及其家属的耐心沟通并解释，认真履行告知义务，取得患者和家属的理解与知情同意；进行身体约束时，要采用正确的约束手法，选用人性化、舒适度高的约束工具；约束期间，护士应注意对约束对象躯体功能、意识水平和心理状态、约束工具、约束部位等进行动态评估，以防出现过度约束和不当约束的情况，并通过语言、手势、文字、图片等多种形式加强与患者的沟通，满足患者的合理需求。在病情允许的情况下，尽量为患者提供自理机会，从而增强患者的控制感和自信心。

5.做好患者及其家属的配合工作 患者家属的理解与配合是影响患者治愈质量的第2个因素。因此，做好家属配合工作是心理护理的重要内容之一，家庭成员发生意外，肯定要发生一场心理情感上的大波动，尤其狂躁型患者，家属要给患者倾诉发泄的机会，一旦患者把压在心头上的负担和怨气倾泻出来，其紧张、恐惧的情绪就会缓和。护士应指导家属积极参与，协助安排患者的日常生活及治疗。使其以愉快的心情接受治疗，同时还要给家属安慰和关怀，减轻家庭成员的心理压力，更好地协助患者康复。

6.抗精神病药治疗 抗精神病药物对人的情绪状态有显著的影响，适当采用精神药物来缓解紧张状态是必要的。常用药物有地西泮、抗焦虑和抗抑郁药，可减轻患者痛苦，使其行为能为社会所接受。但使用精神药物不是解决问题的根本方法，滥用可能使患者产生药瘾，反而降低以至完全破坏其对现实的反应能力。故采用药物疗法应采取谨慎态度，而以心身疗法对于缓解心身疾病，更有显著效果。

（三）注意事项

1.调整各种仪器设备的报警音量及范围，减少误报警和频繁报警而产生的环境噪声。减少在夜晚的不必要操作，夜晚尽量降低环境灯光的亮度，给予患者舒适且安静的休息环境，尽量保证患者维持正常的睡眠习惯。

2.及时发现患者的心理异常，请心理科协助会诊，给予疏导及药物支持。

3.及时解决患者因为各种疾病原因及引流管所带来的不适感，减轻患者的疼痛。

4.不要在患者面前过多讨论其病情或其他病友的病情；抢救其他患者时，对于清醒患者应利用床帘做好视线遮挡，事后做好安慰和解释；减轻患者的恐惧感和心理负担。

5.用通俗易懂的话语跟患者及其家属做好病情沟通和解释，使其增强对医护人员的信任感，以提高依从性，减轻焦虑情绪。

6.应熟知各种容易造成精神异常的药物，在使用过程中注意观察患者的精神症状是否出现异常。如出现异常，应及时停药观察是否有改善，必要时予以药物治疗。

第3章

神经外科重症护理技术实践案例

第一节　脑　　疝

一、1例颅后窝术后并发枕骨大孔疝患者的急救案例

（一）病例介绍

患者男性，51岁。因"4d前夜间突发呕吐1次"入院。查体：神清合作，步入病房（右偏），四肢肌力Ⅴ级，双瞳等大形圆，直径约3mm，对光反射灵敏，角膜反射存在，生理反射正常，病理征（-），脑膜刺激征（-），其余未见异常。颅脑MRI平扫＋增强提示："右侧小脑半球囊性占位伴壁结节，考虑血管母细胞瘤可能性大，请结合临床；脑白质高信号，Fazekas 1级"。排除手术禁忌后，在全身麻醉下行"右侧桥小脑角占位切除术＋脑皮质切除术＋颅骨修补术"，术后转入ICU治疗。在ICU治疗期间，患者顺利脱机拔管，术后第1天转回病房治疗，期间诉头晕，呕吐数次，频繁咳嗽，未排大便。术后第4天晨患者诉头痛，硬膜外引流管引流出鲜红色黏稠液体，输注甘露醇后突发意识障碍，呼吸心搏骤停，经心肺复苏及抢救后转入ICU治疗。急查CT结果显示：右侧小脑术区血肿形成，脑干受压并水肿。经评估患者有急诊手术指征，当日在急诊全身麻醉下行"右侧小脑半球血肿清除术＋右侧脑室钻孔引流术＋去骨瓣减压术"，术后回ICU继续治疗。

（二）临床诊断

①颅后窝占位（血管母细胞瘤）；②非创伤性脑内血肿（右侧小脑半球血肿）；③肺部感染；④呼吸、心搏骤停；⑤心脏停搏复苏成功；⑥精神障碍；⑦低蛋白血症；⑧电解质紊乱；⑨营养风险；⑩癫痫；⑪昏迷；⑫贫血；⑬凝血障碍；⑭细菌性肺炎；⑮呼吸衰竭；⑯枕骨大孔疝；⑰梗阻性脑积水；⑱肝功能不全。

（三）主要治疗

①脱水、利尿治疗；②抗感染治疗；③纠正水、电解质紊乱；④抗癫痫治疗；⑤止咳、化痰治疗；⑥保肝降酶治疗；⑦营养支持治疗。

（四）护理评估及监测要点

1.脑疝发生前的预判及护理要点　脑疝是颅内压增高最严重的并发症，病情凶险、变化快，病死率高，是神经重症患者最需要紧急处理的急症。

（1）早期识别患者颅内出血风险：颅内压增高是脑疝的先决条件，脑疝可由急性脑血管病、颅脑损伤、颅内肿瘤、颅内脓肿、寄生虫病及慢性肉芽肿等导致。许多原因都可能增加开颅术后颅内出血的风险，包括患者既往病史和术中、围手术期的各种细节（如用力咳嗽、排便、情绪激动等）、术中患者的血压波动、出血量等也是影响术后出血的因素。该患者术中出血约50ml，术后有较频繁的咳嗽、呕吐，呕吐时伴头部明显晃动、便秘等行为，此类行为可引起颅内压快速增高及术区出血，进而导致脑疝。此外，该患者术后留置了硬膜外引流管，可见淡血性液体流出。术后第4天早晨，患者咳嗽无明显缓解，硬膜外引流管引流液体颜色较前加深，警惕术区出血可能。颅后窝术后出血患者常出现剧烈头痛、频繁呕吐，可伴有呼吸骤停。因此手术后要严密观察患者出现的症状如头晕、头痛、呕吐、咳嗽、肌力下降等，一旦发现患者有颅内高压征象应立即通知医师，出现阳性体征患者应早期行头颅CT检查以排除颅内出血。所以加强围手术期的管理，对于高危的患者及时采取必要的预防措施，并加强术后的监测，也是减少术后出血或者早期发现术后出血的重要环节。

（2）颅内压监测要点：术后第4天，该患者的头晕、呕吐症状并没有减轻趋势，而是加重趋势，因此护士在患者水肿高峰期的过程中去鉴别是小脑半球术后手术部位引起的头晕呕吐，还是术后出血、颅内高压引起的头晕、呕吐是关键。如果患者的症状没有逐渐缓解，或有加重趋势则应积极地通过颅内压监测，急诊颅脑CT动态监测颅内病情变化。

颅内压监测是神经外科重症患者常用的一种监测手段，可以评估和预防颅内压增高及其相关并发症。遵医嘱定时监测颅内压，详细记录每次测量的颅内压值，需注意颅内压的波动变化，尤其是突然升高或降低，可能提示颅内出血、水肿或其他问题。颅内压持续超过正常限度，即为颅内高压，应先排除护理方面因素对颅内压的影响。如仍然偏高，及时通知医师进行处理。当颅内压超过正常范围并持续升高时，将会导致脑缺血、脑水肿及脑功能障碍的加重，甚至危及患者的生命。颅内压监测对于颅内压不稳定患者来说特别关键，可以提供直接的、连续的颅内压数据，为准确诊断提供依据。通过密切监测患者的颅内压变化，医师可以采取针对性的干预措施，包括药物治疗、手术干预等，以防止并发症的发生和病情进一步恶化。颅内压监测的优点在于，颅内压增高监测值先于实际颅内高压的临床表现，医护人员可以根据监测结果，查找原因，提前预判，可有效减少脑疝等严重并发症的发生。

（3）意识评估要点：该患者卧床休息时突发意识丧失，予立即通知医师进行处理。首先密切观察患者的意识变化。在护理中，对患者的意识状况进行持续评估，对于意识不清的患者要尝试大声刺激唤醒，对于突然出现烦躁不安、大小便失禁和疼痛刺激不敏感，以及处于持续昏迷的患者出现持续加深或者中间清醒情况等都是需要重点关注的。意识障碍进行性加重或已有一侧瞳孔散大的脑疝表现应立即进行抢救。若患者出现脑疝征兆，立即通知医师并按医嘱给予甘露醇降压。同时利用颅内压监测仪实时观测患者的颅内动态，警防颅内压异常。

（4）瞳孔评估要点：该患者病情发生变化时双侧瞳孔等大形圆，直径5mm，对光反射消失，已发生脑疝。瞳孔观察必不可少，对于瞳孔变化的患者需要密切观察，首先瞳孔的变化在脑疝的早期和中期多会出现一侧瞳孔的暂时性缩小，晚期双侧瞳孔散大固定，对于出现两侧瞳孔大小不一的情况要立即处理。正常情况下，双侧瞳孔等大形圆，直径2.0～5.0mm，对光反射灵敏。在排除原发性动眼神经损伤或其他药物导致的瞳孔变化外，开颅术后双侧瞳孔不等大、散大及缩小，对光反射表现出消失或迟钝，说明有脑疝发生的可能。

（5）生命体征评估要点：该患者病情发生变化时出现了明显的生命体征异常，心率慢、血压低、呼吸停止，立即进行了抢救。枕骨大孔疝患者早期表现为呼吸抑制，呼吸缓慢或不规则，患者往往神志清楚但烦躁不安，晚期可突发呼吸骤停而死亡。该患者意识丧失，呼吸停止，发生了枕骨大孔疝。心电监护仪能有效观察患者的生命体征，可以动态显示心率、血压、呼吸和血氧饱和度的变化，重症颅脑损伤患者有脑疝时会出现呼吸变慢、脉搏变缓和血压下降等现象，需立即处理。

（6）神经系统监测要点：该患者突发意识丧失，无法配合评估肌力。若患者出现肌张力或肌力减弱，腱反射亢进或消失，肢体偏瘫、抽搐，阳性病理体征等，同时伴有意识障碍进行性加深，应立即通知医师并外出行头颅CT检查鉴别是否颅内压增高及颅内出血。

2.脑疝发生时的急救与配合

（1）抢救过程：开颅术后第4天晨该患者突发意识丧失，呼吸骤停，双侧瞳孔等大形圆，直径5mm，对光反射消失，氧饱和度测不出，心率34～44次/分并很快自主心跳停止，血压88/54mmHg，使用简易呼吸器，立即行心肺复苏，经口吸出较多白色黏痰，通知麻醉科插管，重症监护室会诊，建立静脉双通路，遵医嘱给予盐酸肾上腺素1mg、呋塞米20mg静脉注射，遵医嘱给予间羟胺10mg静脉注射，遵医嘱给予低分子右旋糖酐葡萄糖静脉滴注，急查血；17min后心率120～140次/分，呼吸微弱，7～8次/分，继续简易呼吸器辅助呼吸，血压144～159/51～88mmHg，抢救成功，主管医师向患者家属交代病情，带急救设备医护人员护送患者转ICU继续治疗。

（2）急救时护士的配合：①建立静脉通路。该患者脑疝发生后快速建立了两条有效的静脉通路，遵医嘱静脉快速输注了甘露醇250ml、静脉注射了呋塞米20mg，使颅内压快速降低，循环系统不稳定，心搏、血压出现异常，遵医嘱使用了肾上腺素、间羟胺、低分子右旋糖酐等药物，给予了有效的升压扩容处理。②开放气道。该患者昏迷、舌后坠、咳嗽反射消失，口腔内容物堵塞呼吸道导致窒息和缺氧，立即采取仰卧位，头偏向一侧，取下活动性义齿。开放气道，清除口腔内容物，安置了口咽通气管，吸痰，每次吸痰时注意遵循无菌操作技术原则。经口咽通气管吸痰后呼吸无改变，缺氧加重，配合医师床旁行气管插管，使用简易呼吸器辅助呼吸，待患者有自主呼吸时，按患者的呼吸动作加以辅助，以免影响患者的自主呼吸。此患者呼吸道不畅采用气管插管改善缺氧，针对不同情况还可行气管切开术或使用人工呼吸机等相应护理。③该患者自主心搏停止立即行心肺复苏，床旁除颤仪备用，当发生心室颤动或恶性心律失常时及时进行除颤处理。持续高效率的心肺复苏术，以心脏按压:人工呼吸＝30:2的比例进行，操作5个周期后该患者无评估指标改善，继续下一轮心肺复苏，复评自主呼吸及心搏已恢复良好即复苏成功，转入了下一阶段治疗。④急诊手术前准备，主管医师向家属解释病情、手术情况及预后情况，主管护士备皮、合血、导尿等，准备好术前用药，积极协助医师进行手术前如急诊CT等检查，通知手术室提前备好手术间，做好相关准备工作。⑤抢救时还注意了患者隐私保护，如关门窗、拉窗帘、撤走与抢救无关的物品，使抢救现场有足够的空间，保持抢救环境的秩序。抢救患者后6h内补写抢救记录。只有高效的抢救配合才能争分夺秒的挽救患者生命。⑥转运过程中注意事项：心搏、呼吸停止时患者血流动力学极其不稳定是禁止转运的。此患者抢救成功后评估患者的生命体征相对平稳，血流动力学基本稳定后才转出行急诊CT和转入ICU治疗。转运前还保证了转运通道通畅无占用，工作人员提前开启电梯等待进入，提前联系了急诊CT室和ICU做好接收准备，节省了因道路不通畅耽误的时间。转运时监测了呼吸、心率、血压、血氧饱和度，维持两条通畅的静脉通路，保持呼吸道通畅，保证生命支持设备工作稳定、正常运转，保证各种管道妥善固定且通畅。

二、脑疝相关理论知识

（一）定义

当颅内压增高到一定程度时，尤其是局部占位性病变使颅内各分腔之间的压力不平衡，脑组织从高压力区向低压力区移位，导致脑组织、血管及脑神经等重要结构受压和移位，被挤入小脑幕裂孔、枕骨大孔、大脑镰下间隙等生理性或病理性间隙或孔道中，从而出现一系列严重的临床症状，称为脑疝。

（二）分类及临床表现

临床上常见的脑疝有：小脑幕裂孔疝，又称颞叶疝、海马疝、钩回疝；枕骨大孔疝，又称小脑扁桃体疝。它们的共同特点是都有脑干的被挤压和移位。其余还包括大脑镰疝和小脑幕裂孔上疝。

1.枕骨大孔疝　颅后窝有占位病变引起局部ICP增高，或当颅内其他部位有占位病变引起幕上ICP不断增高，推挤两侧小脑扁桃体及邻近的小脑组织经枕骨大孔向下疝入椎管，称枕骨大孔疝（图3-1）。

临床表现：患者常有进行性颅内压增高的表现，如剧烈头痛、频繁呕吐、颈项强直或强迫头位，其特征为生命体征紊乱出现较早，意识障碍出现较晚，患者早期表现为呼吸抑制，呼吸缓慢或不规则，患者往往神志清楚但烦躁不安，晚期可突发呼吸骤停而死亡。由于枕骨大孔疝不直接影响动眼神经，所以没有动眼神经受压症状，初期常发生对称性瞳孔缩小，继而散大，对光反射由迟钝变为消失。枕骨大孔疝时由于小脑同时受累，故肌张力和深反射一并消失，出现双侧锥体束征，也可不出现，常表现四肢肌张力减低。

2.小脑幕裂孔下疝　常见于一侧大脑半球，特别是额颞叶的占位病变，使颞叶内侧的海马回及钩回等结构疝入小脑幕裂孔，紧邻裂孔或通过裂孔的结构如动眼神经、大脑后动脉、中脑及其供应血管都受到挤压和移位，造成直接的机械损伤，或由于血液供应受阻而引起的间接损害（图3-2）。

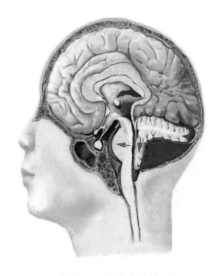

图3-1　枕骨大孔疝

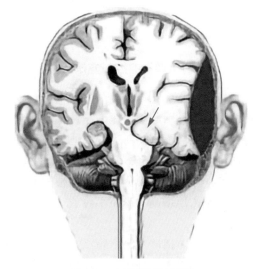

图3-2　小脑幕裂孔下疝

临床表现：患者可表现为意识障碍；患侧瞳孔扩大，对光反射消失；对侧肢体痉挛性瘫痪。随着移位的增加，中脑内动眼神经核和网状结构压迫加重而致双侧瞳孔散大，昏迷加深。当脑干发生轴性移位时，供应脑干的穿入动脉受到牵引，发生断裂或闭塞，引起脑干实质内的出血及梗死。

3.大脑镰疝　一侧大脑半球的占位病变引起同侧半球内侧面的扣带回及邻近的额回，经大脑镰游离缘移向对侧，压迫大脑前动脉及其分支，引起大脑内侧面的梗死，出现对侧下肢轻瘫、排尿障碍等症状（图3-3）。

4.小脑幕裂孔上疝　颅后窝占位病变引起颅后窝压力较幕上高，使小脑蚓部的上半部和小脑前叶经小脑幕裂孔向上移位，进入中脑背侧和四叠体池内，压迫四叠体、大脑大静脉，引起中脑和两侧大脑半球深部水肿、出血、软化等。患者可有四叠体征、意识改变甚至去大脑强直、呼吸骤停。

脑疝是颅内压增高的晚期并发症，移位的脑组织压迫脑的重要结构或生命中枢，脑

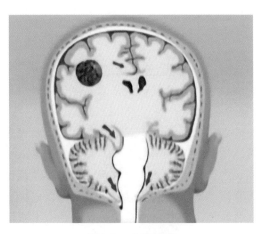

图3-3　大脑镰疝

疝的救治必须争分夺秒，抢救不及时或抢救措施不恰当可对患者造成不可逆的损害，给社会和家庭造成巨大的经济损失。

（三）颅内压增高的控制方法

1.体位　床头抬高15°～30°，利于颅内静脉回流，避免头颈剧烈活动，以防因头颈扭曲而反射性引起颅内压增高；昏迷患者取侧卧位，便于呼吸道分泌物排出。

2.吸氧　持续或间断吸氧，适当吸氧可缓解颅内缺氧症状，帮助神经细胞修复。必要时使用辅助过度通气，降低$PaCO_2$，使脑血管收缩减少脑血流量，降低颅内压。

3.保持呼吸道通畅　当呼吸道梗阻时，会使$PaCO_2$增高，致脑血管扩张，脑血容量增多，使颅内压增高。排痰困难或昏迷患者，经口吸痰，若效果不佳，必要时配合医师建立人工气道。

4.避免患者躁动　保持病室安静，避免患者情绪剧烈波动，双侧床档保护，必要时使用保护性约束或镇静药，以免患者躁动时增加脑部血流灌注，使血压骤升而增高颅内压。避免意外受伤，维持正常体温和防止感染。

5.防止剧烈咳嗽和用力排便　患者咳嗽排便需用力的情况下会出现胸、腹腔内压力升高的现象，可能引起脑疝发生。嘱患者多吃粗纤维类食物，对促进肠蠕动具有有效作用。便秘患者不可用力屏气排便，通过服用缓泻药物如乳果糖、麻仁软胶囊及低压小量灌肠如开塞露通便，不可高压大量灌肠。

6.脑室引流管护理　需将脑室引流管固定于其开口比侧脑室平面高10～15cm的位置，维持颅内压处于正常状态。保持引流处于通畅状态，对引流速度与引流量进行精准把控，一天引流量控制在500ml内效果最好，当发生堵管及引流不畅时，应立即通知医师对症处理。

7.亚低温治疗　亚低温的治疗在降低颅内压、减少脑水肿、改善脑功能等方面具有显著效果。亚低温治疗的成功实施需要严格的监测和管理。根据医嘱静脉泵入冬眠药物，调节速度，实现冬眠深度的有效控制，等患者进入冬眠状态后，可以采取物理降温方式。如果没有进入冬眠状态就出现降温迹象，患者因御寒反应可能表现出寒战，将增加耗氧量、大幅提升机体代谢率，出现颅内压增高现象。亚低温治疗阶段需防止皮肤冻伤及压力性损伤等情况出现。

知识拓展

库欣反应 vs 库欣综合征

库欣反应和库欣综合征因为名称相似，常容易混淆，两者实则不同，大家一定要注意分辨并记忆。

1.库欣反应　呼吸减慢、心率减慢和血压升高，这是颅内压增高患者在代偿期的生命体征变化。当颅内压增高至35mmHg以上，脑灌注压在40mmHg以下时，脑组织细胞处于严重缺血缺氧状态，为保持必需的脑血流量，机体通过自主神经系统的反射作用，使全身周围血管收缩、血压升高、心搏出量增加，以提高脑灌注压，同时呼吸减慢加深，以提高血氧饱和度。这种以升高动脉压并伴心率减慢、心搏出量增加和呼吸深慢的三联反应，即为全身血管加压反应，或称库欣反应。

2. 库欣综合征　库欣综合征（Cushing's syndrome，CS），是由各种病因造成肾上腺皮质分泌过量糖皮质激素（主要是皮质醇）所致病症的总称。

第二节　脑　积　水

一、1例脑积水行脑室腹腔分流术患者的实践案例

（一）病例介绍

患者男性，59岁。因"视力下降伴视物模糊14年，视力丧失、头痛3d"入院。14年前因"头痛、视力下降"在外院就诊，行头部MRI检查示颅内占位、脑积水，13年前因颅内占位行"伽马刀治疗"，12年前因脑积水行脑室腹腔分流术，术后患者头痛明显好转，视物模糊持续存在。3d前患者出现头痛伴双眼失明，不伴有恶心、呕吐，不伴有肢体抽搐、意识丧失等不适。到当地医院就诊，行头部MRI检查示"幕上脑室积水"。患者患病以来，精神、食欲、睡眠尚可，大小便未发现明显异常，体重无明显变化。否认肝炎史、疟疾史、结核史，否认高血压史、冠心病史，否认糖尿病史、脑血管病史、精神病史，先天性耳聋、失语。入院后完善颅脑、胸部CT平扫示：脑室系统积水稍扩张，左侧脑室引流管置入；右侧额颞部头皮软组织稍肿胀，双侧脑白质脱髓鞘改变可能，结合临床及MRI检查；双肺散在炎性斑片、条索状改变，双肺下叶为著。颅脑MRI平扫＋增强：松果体区结节状异常信号，性质？幕上脑室系统积水扩张，侧脑室周围脑脊液渗出征象；左侧脑室引流管术后，引流管走行区周围小片状脑水肿，右侧顶颞部头皮下囊性结节，双侧额顶叶少许小缺血灶。完善检查，全面评估后，在全身麻醉下行"左侧脑室腹腔分流术"，术后1d颅脑、胸部CT平扫，与术前对比：原脑室系统积水扩张基本缓解。术后2d出现持续性高热，腰椎穿刺脑脊液结果示颅内感染，给予注射用盐酸万古霉素、注射用美罗培南抗感染治疗，加营养神经、改善脑循环、抗癫痫、对症支持等治疗。术后20d复查脑脊液，结果示正常，感染治愈，患者神志清楚，生命体征平稳，手术切口愈合良好，顺利出院。

（二）临床诊断

①脑积水；②颅内感染；③颅内压增高；④双眼失明；⑤先天性耳聋、失语；⑥营养风险。

（三）主要治疗

①脑室腹腔分流术；②抗感染治疗；③抗癫痫治疗；④脱水治疗；⑤纠正水、电解质紊乱；⑥平喘止咳化痰治疗；⑦营养支持治疗。

（四）护理评估及监测要点

1. 脑室腹腔分流术后感染观察要点

（1）颅内感染需及时处理：脑室腹腔分流术后颅内感染是较严重的并发症之一。颅内感染是指由病毒、细菌、真菌或寄生虫等病原体引起的颅内炎症性病变。脑室腹腔分流术后颅内感染的发生可能由多种原因导致，包括但不止是手术过程中无菌操作不严格，患者自身免疫力低下、术后分流管堵塞都可引起局部炎症反应。颅内感染如果发生，不仅会加重患者病情，还可能严重影响手术效果，甚至威胁患者生命。发热为最常见的早期症状，该患者为持续性高热。因颅内压增高或炎症刺激所致，头痛程度较术前加重，但未出现颈强直脑膜刺激征的表现。由于控制感染较及时，患者暂未出现嗜睡、昏迷等意识障碍。感染还可能导致引流不畅或分流管堵塞，进一步加重脑积水症状。此患者腰椎穿刺检查发现脑脊液浑浊、白细胞增多、糖含量降低等改变。要严密观察患者生命体征、神志、瞳孔、四肢肌力等变化。

（2）预防和护理：①做好患者围手术期的观察和护理，对有糖尿病或应激性血糖增高的患者，术前应定时监测血糖变化，控制血糖在 6.7～11.2mmol/L 的分流术后感染发生率的预防和降低尤为重要；②严格执行无菌原则进行各项操作；③尽可能缩短术前术后抗生素的预防性使用时间；④评估患者在手术期间的营养状况，肠内外营养需求得到合理供应；⑤密切监测体温变化，术后持续高热首先予以物理降温，伴有颈项强直患者，配合医师行腰椎穿刺复查脑脊液，行脑脊液培养，敏感抗生素治疗应按医嘱按时、足量使用，必要时协助医师行腰大池引流或鞘内注射敏感抗生素；⑥GCS ≤ 8分者，气道管理相关措施更应得到有效落实。

2. 呼吸功能评估及观察要点　床头抬高15°～30°，给予心电监护，术后密切观察呼吸机的工作状态及血氧饱和度的变化；注意有无自主呼吸，呼吸的频率、节律及幅度等，给氧充分的情况下，严密监测血气分析，保持 $PaO_2 > 80mmHg$，$SpO_2 > 95\%$，维持 PCO_2 在 35～40mmHg最佳，避免脑过度灌注增加颅内压。患者入院胸部CT示双肺散在炎性斑片、条索状改变，术前术后给予了雾化吸入，并指导促进有效咳嗽、咳痰，协助翻身拍背，并辅助机械排痰，避免刺激性咳嗽使颅内压急骤升高。

3. 体温观察要点　高热可使脑水肿加重，进一步增加颅内压力。患者入院双肺有炎性改变，脑脊液结果示颅内感染，需密切监测体温，予以药物降温后1h复测体温，物理降温后30min复测体温，高热状态下每4小时监测体温。建议进食热量高、蛋白高、维生素高的易消化食物。根据患者发热时的出入量情况，适时补充水分。

4. 预防出血的观察要点

（1）分流术后的颅内血肿的原因：①主要是由于手术时脑室穿刺后引流脑脊液过多所致，分流术后的颅内血肿在术后短时间内出现较为常见，压力的骤降可能是导致颅内出血最主要的原因；②也有穿刺脑实质导致脑室内出血及穿刺道出血等；③以硬膜下血肿为主，因分流管压力过低，分流量过大而引起的迟发性出血。

（2）术后预防和护理：①清醒的患者在术后取15°～30°卧位，建议患者头颈部勿活动过度，也不要突然改变体位；侧卧位时尽量取健侧卧位，避免头、颈、腹部受压。②需控制血压稳定，避免波动过大，观察有无烦躁等表现；密切观察患者神志、瞳孔、生命体征及四肢肌力变化。③患者脑室腹腔分流管沿线皮肤发绀，要保持局部皮肤清洁干燥，避免热敷，注意观察皮肤发绀情况，定期监测血常规、凝血等指标。

5.消化道症状观察要点　脑室-腹腔分流术后患者早期会出现腹胀、腹痛、恶心、呕吐或食欲降低等症状，主要为脑脊液对腹膜的刺激所引起，一般1周左右可消失。严重者腹腔脏器损伤，如肠穿孔、横膈穿孔、阴道穿孔等。临床表现为腹膜刺激征：压痛、反跳痛、腹肌紧张等。应密切观察患者腹部情况，如出现症状时给予处理，如经过对症处理症状不减轻反而加重时应进一步检查确定是否有其他情况存在。脑室-腹腔分流术前8h应禁食、禁水，术后待肠蠕动恢复后先给予流食再过渡到半流食、软食、易消化的食物。

6.注意观察患者是否有引流过度的症状（颅内低压）　若患者出现嗜睡、恶心、呕吐的症状，采取补液、降低头部高度的方式，可以得到缓解；或者患者出现姿势性头痛，采取平卧的方式可以得到缓解。出现以上情况就有可能出现了引流过度。

7.观察脑室引流管是否堵塞　一旦发生分流阻塞，患者脑积水的症状和体征就会复发，CT检查示脑室较前再次扩大。主要表现为头痛、恶心、呕吐等，严重者会出现意识障碍，如嗜睡等。起病的症状多种，可能突然剧烈起病，也可缓慢起病，颅内压快速升高或严重升高可导致患者昏迷。脑室分流管近脑室端阻塞的主要原因是颅脑内血块、沉淀物、组织异物、脉络丛包裹在分流管内不能畅通流动而发生阻塞，分流管远腹腔端阻塞的主要原因是长度不当导致被大网膜包裹造成阻塞。对于分流管堵塞的防治措施有：患者在术前进行详细的CT及MRI检查，手术医师有针对性地制订手术方案和应急措施，在CT引导下将分流管植入脑室；在术前进行室外引流减少脑脊液中蛋白沉淀物量以防止阻塞；选择适宜长度、适宜位置将分流管植入腹腔以防止被脉络丛、大网膜包裹。

8.其他观察要点　患者双眼失明、双耳失聪、失语，沟通障碍，需要密切关注患者心理状况，必要时给予心理疏导，可采用肢体语言，如握手、轻拍肩等；根据面部表情判断病情变化，与家属做好沟通，寻找患者熟悉、有效的方法，取得患者的信任，让其用自己的表达方式与人交流，如有异常，及时发现并处理。

二、案例相关理论知识

（一）脑积水

1.概念及发病原因　指由各种原因引起的脑脊液分泌过多、循环受阻或各种原因引起的吸收障碍而导致脑脊液在颅内过多蓄积。其部位常发生在脑室内，也可累及蛛网膜下腔。临床上常伴有颅内压增高。人群中脑积水的总发病率尚不清楚，在新生儿的发病率为0.3%～0.4%。在婴幼儿中脑积水作为单一先天性病变发生率为0.09%～0.15%；伴有脊柱裂和脊膜膨出者中，其发生率为0.13%～0.29%。获得性（后天性）脑积水有各种明确病因，其发生率因原发病不同而各异。

2.分类　可以按照多种方法分类，如按压力可分为高颅压性脑积水和正常颅压性脑积水；按年龄可分为儿童脑积水和成人脑积水；按部位可分为脑室内脑积水和脑外脑积水（即蛛网膜下腔扩大）；按发病时间长短可分为急性（数天）、亚急性（数周）和慢性数月至数年）；按临床症状有无可分为症状性脑积水和无症状性脑积水；按脑积水病情发展与否分为活动性脑积水和静止性脑积水。

3.临床表现

（1）高颅压性脑积水：常在发病后2～3周发生蛛网膜下腔出血和脑膜炎并发的高颅压性脑积水，有些特殊病因的脑积水患者，但只有脑积水症状而没有局部定位症状，特别是脑室内肿瘤。脑积水症状有头痛、恶心、呕吐、共济失调和视物不清，头痛以双额部疼痛最常见。体位改变影响较大，因卧位时脑脊液回流较少，所以头痛在卧位或晨起时较重，坐位时可缓解，病情进展，夜间有痛醒，出现全头持续性剧痛，颈部疼痛，多与小脑扁桃体凸入枕大孔有关。视力障碍，包括视物不清，视力丧失和外展神经麻痹产生的复视，后期患者可有近期记忆力损害和全身不适。视乳头水肿是颅内高压的重要体征，外展神经麻痹提示颅内高压而不能做定位诊断，中脑顶盖部位受压有上视不能和调节受限。

（2）正常颅压性脑积水：主要症状是步态不稳、记忆力障碍和尿失禁。多数患者症状呈渐进式发展，有的患者在病程数月或几年才出现病情。查体时，虽然眼外肌活动充分，但可出现眼震、连续恒定走路困难，肢体活动缓慢，腱反射略增高，可有单侧或双侧 Babinski 征，晚期可出现摸索现象和强握反射。常以步态不稳为第一症状，多先于其他症状几个月或几年，部分患者可同时出现步态不稳和智力改变，也有在其他症状以后发生。对排尿知觉感觉减退，大便失禁少见。

4.治疗　根据正常颅压性脑积水基本发病机制是脑脊液循环途径阻塞，脑脊液在脑室系统内聚积，从理论上讲，分流手术会有一定临床效果。目前，多以侧脑室腹腔分流术首选，而脑室右心房分流术只有在患者因腹部病变不适合行腹腔分流时才施行，而其他的分流术临床应用甚少。根据正常颅压脑积水的脑压特点选择60～90mmH$_2$O中压分流管为宜。术前应对分流效果充分估计，谨慎评价手术指征，达到手术最大效果。一般而言，对有明确病因者，如蛛网膜下腔出血、脑膜炎、外伤、颅脑手术后发病者，比非明确病因者手术效果好；病程短者（半年以内）比病程长者效果好；年轻者比年老者手术效果好。

（二）脑室颅外分流术

1.脑室颅外分流术常见方式：该手术方法原则是把脑脊液引流到身体能吸收脑脊液的腔隙内。目前治疗脑积水常用的方法有脑室-腹腔分流术、脑室-心房分流术和脑室-腰蛛网膜下腔分流术，由于脑室-心房分流术，需将分流管永久留置于心脏内，干扰心脏生理环境，有引起心搏骤停危险及一些其他心血管并发症，目前，只用于不能行脑室-腹腔分流术患者。脊髓蛛网膜下腔-脑室分流只适用于交通性脑积水。目前仍以脑室腹-腔分流是首选方法。另外，既往文献报道，脑室-胸腔分流，脑室与输尿管、膀胱、胸导管、胃、肠、乳突和输乳管分流等方法，均没有应用价值，已经放弃。

2.脑室分流装置主要有三部分组成，分别是脑室管、单向瓣膜、远端管。但脊髓蛛网膜下腔-腹腔分流则是蛛网膜下腔管。近几年来一些新的分流管配有抗虹吸、贮液室和自动开闭瓣等附加装置。

3. 脑室-腹腔分流术手术方法：患者仰卧，头转向左，背下垫高，暴露颈部，头部切口，从右耳轮上4～5cm向后4～5cm，头颅平坦部切开2cm长的切口，牵开器拉开，钻孔，将脑室管从枕角插入到达额角10～12cm长度。分流管一般从额角置入，其理由为额角宽大无脉络丛，对侧脑脊液经Monor孔流向分流管压力梯度小。并将贮液室或阀门置入头皮下固定。远导管自颈部和胸部皮下组织直至腹壁。腹部切口可在中腹部或下腹部正中线旁开2.5～3.0cm或腹直肌旁切开。把远端侧管放入腹腔。另有，用套管针穿刺腹壁，把分流管从外套管内插入腹腔。腹部管上端通过胸骨旁皮下组织到达颈部，在颈部与阀门管相接。

4. 禁忌证：颅内感染不能用抗生素控制的情况；脑脊液蛋白过高，超过500mg/L或有新鲜出血者；腹腔有炎症或腹水者；颈胸部皮肤有感染者。

5. 分流术常见并发症及其处理

（1）分流系统阻塞：是最常见并发症，可以发生在从手术时至术后数年的任何时间内，最常见于术后6个月。①分流管近端（脑室端）阻塞：由于血凝块阻塞、脉络丛粘连或脑组织粘连所致。②分流管远端（腹腔端或心房端）阻塞：常见原因有导管头端位置放置错误（如位于皮下），未进入腹腔；多次置换分流管及腹腔感染易形成腹腔假性囊肿，发生率1.7%～4.5%。可出现腹痛、分流装置处皮下积液。导管头端裂隙被大网膜、血凝块等堵塞。③脑室内出血、脑室炎和脑手术后的脑脊液蛋白或纤维素成分增高，可阻塞分流管阀门。导管连接处脱落也是分流阻塞的常见原因。

（2）感染：感染仍然是脑脊液分流术后主要的并发症之一。感染可造成患者的智力损害，脑室内形成分隔腔道，严重者可引起死亡。临床表现与感染的部位有关：①伤口感染有发热、切口或分流管皮下红肿，感染时间长时可有伤口流脓。对于慢性伤口感染，可能出现分流管外露。婴幼儿皮肤薄，分流管容易将皮肤磨破造成伤口感染，切口的脑脊液漏常引起污染形成感染。②脑膜炎或脑室炎的患者可出现发热、头痛、易激惹和颈强直等症状。腹膜炎比较少见，典型的表现有发热、厌食或呕吐和腹部压痛等。

（3）分流过度或分流不足：①分流过度。儿童多见。患者出现典型的体位性头痛，立位时加重，卧位后缓解。CT扫描显示脑室小，脑脊液测压可低于0.59kPa（60mmH$_2$O）。此时最有效的治疗方法是将低压阀门更换成高压阀门（较原先高出0.196～0.294kPa（20～30mmH$_2$O））。②分流不足。患者术后症状无改善，影像学检查发现脑室扩大仍有或无明显改善。主要原因是使用的分流管阀门压力不适当，导致脑脊液排出不畅。需更换合适压力的阀门。术前判断患者的实际需要，选择合适压力的阀门是预防本并发症的关键。

（4）慢性硬膜下血肿或积液：多见于正压性脑积水患者分流术后，原因多为应用低阻抗分流管导致脑脊液引流过度、颅内低压。一般无明显的临床表现，复查CT或MRI时显示皮质塌陷和硬膜下血肿或积液。应用较大阻抗的分流装置或加装抗虹吸阀，避免过度引流，有可能预防此并发症。可保守治疗轻度硬膜下血肿或积液；明显的或有症状的硬膜下血肿或积液，应进行手术治疗，前者可行钻孔引流，后者可行积液-腹腔分流术。

（5）裂隙脑室综合征（slit ventricle syndrome）：发生率为0.9% ～ 55%，可以发生在交通性或非交通性脑积水患者的术后。

知 识 拓 展

脑室－腹腔分流管运行原理

脑室－腹腔分流管的运行原理是通过将脑室内过多的脑脊液引流至腹腔，利用腹膜的吸收能力将其吸收，从而降低脑室内压力，缓解脑积水症状，如图3-4。

分流系统由三部分组成：带有储液器的单向阀、一根短导管和一根长导管。单向阀控制脑脊液的流动方向，确保脑脊液只能从脑室流向腹腔，防止反流。短导管连接单向阀的一端，用于将脑脊液排出大脑，而长导管连接单向阀的另一端，将脑脊液引导至腹腔。阀门的初始压力可以设置，有些阀门是可调节的，可以根据患者的具体情况调整压力，如图3-5。

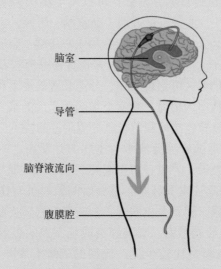

脑室

导管

脑脊液流向

腹膜腔

图3-4　脑室－腹腔分流管的运行原理

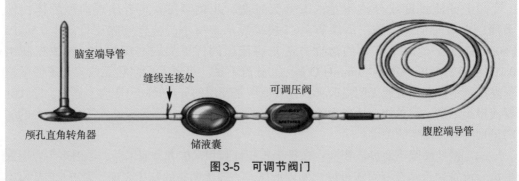

脑室端导管

缝线连接处

可调压阀

颅孔直角转角器

储液囊

腹腔端导管

图3-5　可调节阀门

第三节　脑脊液漏

一、1例经鼻鞍区术后并发脑脊液鼻漏合并气颅患者的案例实践

（一）病例介绍

患者男性，71岁。糖尿病史20余年，患者50d前因"鞍区占位"在我院行"显微镜下颅底肿瘤切除术"，术后2周患者康复出院，2周前患者在咳嗽咳痰后出现鼻腔漏液，继而出现间断发热、乏力等不适，在当地医院颅脑CT提示鞍区术区积气，给予"腰大池置管外引流术"，脑脊液送检结果提示颅内感染，予以"万古霉素＋美罗培南"抗感染，效果欠佳，患者出现反应迟钝、胡言乱语，为求进一步治疗，患者来急诊就诊，以"①脑脊液鼻漏；②垂体瘤术后"急诊收入院，入院后行颅脑CT检查提示颅内明显积气，拔除腰大池引流管后予以"美罗培南＋万古霉素"抗感染治疗，同时祛痰雾化等，卧床保守治疗，2d后复查头颅及胸部CT仍提示颅内积气明显，并伴发肺部炎症，遂行床旁经皮气管切开术，次日在全身麻醉下行"脑脊液鼻漏修补术＋钻孔硬膜下置管引流术"，术后复查CT提示颅内积液积气较前减少。术后予以甘露醇脱水，美罗培南联合万古霉素积极抗感染，左乙拉西坦片预防癫痫等治疗后患者病情逐渐好转，患者围手术期血糖波动较大，给予24h持续血糖监测及动态调整胰岛素用量。经过20d的康复期治疗后顺利出院。

（二）临床诊断

①鞍区病变经鼻术后脑脊液鼻漏；②脑真菌感染（白念珠菌、光滑念珠菌）；③中枢神经系统感染；④念珠菌性肺炎；⑤细菌性肺炎；⑥低蛋白血症；⑦高钠血症；⑧手术后颅内积气；⑨高氯血症；⑩电解质代谢紊乱；⑪营养风险；⑫糖尿病；⑬肾功能不全。

（三）主要治疗

①脑脊液鼻漏修补术；②抗感染治疗；③脱水治疗；④纠正水、电解质紊乱；⑤平喘止咳化痰治疗；⑥降压、降糖治疗；⑦营养支持治疗。

（四）护理评估及监测要点

1.意识状态及神经系统专科评估和监测要点　意识在全科护理中占有绝对重要的地位，而观察意识的改变对于神经外科病情观察和处理更是起到至关重要的作用。该患者入院时由于高热和颅内积气已经出现反应迟钝、胡言乱语等情况进行性加重并伴有意识障碍，因此须动态观察患者神志、语言、瞳孔大小及对光反射、吞咽反射、四肢肌力变化等。通过采用格拉斯哥昏迷评分（Glasgow coma scales，GCS）评定患者在睁眼、语言及运动3个方面的反应来评估患者意识、语言及活动的变化情况，以字母E、V、M分别代表睁眼、语言及运动，其中该患者行气管切开，语言分级用字母"T"替代，日

常几乎不睁眼，四肢刺痛时仅屈曲，无躲避反应，所以该患者GCS为E1VTM3。经评估后为了避免误吸，以及考虑患者为脑脊液鼻漏，鼻腔有填塞物，因此给予经口安置口胃管，行肠内营养补充。其间注意保持口腔的清洁及湿润，采用负压牙刷配合漱口液辅助口腔护理，预防误吸和感染。该患者的意识状态随着术后颅内积气明显减少及感染控制，逐渐好转恢复，后GCS升级为E3VTM4。

2.呼吸功能评估及监测要点 术前保守治疗期间予抬高床头15°～30°，给予心电监护，密切观察血氧饱和度的变化，禁止鼻腔给氧，避免气颅进行性加重。术后密切观察呼吸机的工作状态及血氧饱和度的变化并及时更改模式；注意有无自主呼吸，呼吸的频率、节律及幅度等，充分给氧，严密监测血气分析，保持$PaO_2 > 80mmHg$，$SpO_2 > 95\%$，维持$PaCO_2$在35～40mmHg最佳，避免脑过度灌注增加颅内压。脱呼吸机后，保持气道通畅，预防呼吸道感染，该患者行气管切开后经喉罩吸氧6～8L/min，人工气道的及时湿化，0.45%氯化钠液每2小时1次雾化吸入治疗，并指导促进有效咳嗽，按需吸痰，吸痰时动作轻柔敏捷，避免造成患者刺激性呛咳使颅内压骤升。

3.循环功能评估及监测要点 安置心电监护，密切观察心率、心律及血压的变化并记录和对比；监测中心静脉压，以防血容量不足时可及时补充；同时严格记录24h出入量，尤其重视尿量的变化，予更换子母尿袋精密计量尿量，以判断尿崩及肾功能状态。该患者保守治疗期间，血压间断增高，给予持续对症处理，收缩压控制在不超过140～150mmHg，同时也要避免低灌注引起的脑缺血。

4.体温监测要点 高热会加重脑水肿，使颅内压进一步增高。该患者入院时已有颅内感染及肺部感染，体温持续中高热状态，予以药物降温后1h复测体温，物理降温后30min复测体温，高热状态下每4小时监测体温。在发热期间根据患者出入量情况、血糖控制情况及电解质水平及时补充水分，管喂高热量、高蛋白、高维生素的易消化流质饮食。体温升高的同时观察有无颈项强直、头痛等情况，体温的变化可以反映感染控制的程度，该患者经过2周的抗感染治疗后体温逐渐趋于正常。体温的升高也会引起心率、呼吸的增快，监测体温的同时也要注意心率、呼吸的变化。

5.脑脊液鼻漏的评估及监测要点

（1）脑脊液鼻漏的评估：脑脊液鼻漏最常见的表现为单侧或双侧鼻孔间断性或持续性流出清亮的不结痂液体，在低头或头向一侧倾斜后症状加重，也可表现为睡醒后枕巾潮湿、夜间睡眠时易发生刺激性咳嗽。鼻腔漏出液的糖定量超1.7mmol/L是确定漏出液为脑脊液的有力依据。

（2）脑脊液鼻漏的护理要点：①在保守治疗期间，指导患者绝对卧床休息，抬高床头15°～30°，利用脑的重力作用将漏口压闭，同时有利于促进颅内静脉回流以减轻脑水肿。②由护士协助每2小时1次翻身，避免患者自行翻身过剧而导致脑脊液鼻漏随着体位变化而加重，并且经口胃管保持营养，避免因进食加重脑脊液鼻漏而增加不适感甚至感染。③动态观察脑脊液漏的变化，注意是否因严格卧床或安置腰大池引流管后漏液得到缓解，严密观察患者鼻腔纱条是否稳妥、浸湿及口鼻腔是否有流血流液等，记录漏出液的颜色、量、性状，将脑脊液与血液区分。④脑脊液鼻漏修补术后需继续严密观察患者鼻腔是否有液体流出，且继续严格卧床，禁止经鼻腔进行任何护理操作，包括经鼻吸氧、面罩吸氧、经鼻腔吸痰、经鼻腔留置胃管等侵入性操作，以免加重漏液及造成污染的脑脊液逆流。⑤鼻腔漏液时在枕头上铺无菌治疗巾，禁止冲洗鼻腔，禁止自行往鼻腔内滴药，以免药液倒流。鼻腔纱条拔出后，有脑脊液自鼻腔漏出时，用无菌纱布在液体流出远离鼻腔部位将流出液吸附干净，勿擤鼻或掏挖鼻腔。⑥脑脊液鼻漏还可能引起颅内低压的发生，因此也要观察有无低颅压症状，如头晕、头痛、一过性视物模糊、搏动性颅内噪声等症状的发生。该患者行脑脊液漏修补术前自鼻腔流出的脑脊液颜色为淡红偏橙色、微浑，用无菌纱布吸附后可以在较短时间内看到血迹周围有一圈被水湿润的环形红晕，在积极抗感染治疗后，自鼻腔流出少许清亮液，此时应与正常鼻涕相区分，清鼻涕一般来说具有比较黏稠的感觉，而且合并细菌感染的话，还会出现比较黄的浑浊黏稠鼻涕。

6. 颅内感染和气颅的评估和监测要点

（1）颅内感染的评估和监测：鼻漏症状不明显者可表现为反复的颅内感染，脑脊液鼻漏没有得到恰当及时的处理就会引起气颅和颅内感染。脑脊液检查发现脑脊液浑浊，脑脊液常规、生化、细菌培养等化验显示白细胞 $> 10 \times 10^6/L$，潘氏试验阳性，脑脊液中蛋白质含量 $> 0.45g/L$ 且葡萄糖含量 $< 2.25mmol/L$，可诊断颅内感染。该患者脑脊液呈浑浊样液，生化检查提示蛋白、葡萄糖、氯均升高，且持续发热，同时合并意识障碍，可诊断为术后继发性颅内感染。

（2）引流管的护理：引流管也可能成为感染的原因之一，护士在倾倒引流液、更换引流袋时必须严格无菌操作，保持引流管的密闭状态，动态观察引流液的颜色、性状、量及通畅性。该患者安置腰大池引流管以置换脑脊液，同时减轻颅内感染，腰大池引流袋悬挂高度可根据颅内压情况进行调整，位置一般要求控制在平外耳道上方10cm左右。腰大池引流的速度与患者病情变化密切相关，要求要缓慢且精确，一般2～5滴/分（10ml/h）为宜，不超过15ml/h，但临床中也要根据患者复查CT和颅内压监测情况适当调整。在改变体位、外出检查和转运时，不仅要注意固定好引流管防止滑脱，还须夹闭引流管防止逆流感染，但在检查转运后要注意及时开放引流管。一般在拔管前24h，临床医师会根据患者颅内压情况进行夹管观察有无头痛、发热。

（3）气颅的评估及监测：气颅的诊断需结合患者病史、临床表现及影像学检查（CT、MRI）发现颅内气体存在即可确诊。正常情况颅腔内是不存在气体的，少量的颅内积气一般没有明显症状，当颅脑损伤72h后且颅内气体聚积超过25ml以上，导致颅内压增高及占位效应而引起神经功能障碍时，称为迟发性张力性气颅（tension pneumocephalus，TPC）。当颅内气体过多或TPC时可以引起颅内高压征，患者表现出剧烈头痛、持续头晕、恶心、呕吐，甚至失语及癫痫发作等症状。该患者头痛、恶心、呕吐的症状虽并不明显，但意识障碍、反应迟钝、胡言乱语的表现较为突出，在进行修补术前，患者意识障碍是逐步加深的，术后合并使用甘露醇降低颅内压、左乙拉西坦片抗癫痫，意识和肢体活动好转。

（4）用药及观察：遵医嘱正确使用抗生素，注意用药后的不良反应，特别是皮肤药疹和肠道菌群失调性腹泻；用药期间注意倾听患者主诉，了解有无头痛加重等症状；同时配合医师完成头颅CT和脑脊液的动态检查，掌握病情变化。该患者从入院到出院全程使用美罗培南、万古霉素抗感染，经过积极对抗颅内感染和肺部感染、降低颅内压的治疗，行脑脊液漏修补后及时复查CT，合理动态调整用药，病情得以逐渐好转。

7.血糖的监测　　该患者由于长期糖尿病史且日常血糖控制不佳，高龄、激素和肠外营养的使用，导致围手术期血糖高且控制不佳，空腹最高血糖达17.9mmol/L，餐后2h血糖高达至无法监测末梢血糖。因血糖的升高会损害血管功能，导致微循环减弱，血液流动不畅，影响伤口周围的氧气和营养物质供应，延缓伤口愈合，并增加感染风险，所以护士为该患者采用扫描式持续葡萄糖监测系统，24h监测血糖，血糖值超过15mmol/L时遵医嘱临时皮下注射短效胰岛素，血糖超过20mmol/L时遵医嘱使用胰岛素稀释液持续泵入并每小时监测血糖，根据血糖监测情况动态调整胰岛素稀释液泵入速度，使血糖控制在了低于13～15mmol/L。

二、案例相关理论知识

（一）脑脊液鼻漏

1.发生原因及临床表现　　脑脊液鼻漏是由于外伤、先天性或自发性的原因，脑脊液经过缺损的硬脑膜，并通过破损、破裂或变薄的颅前窝底、颅中窝底或其他部位进入到鼻窦鼻腔中的现象。脑脊液鼻漏最常见的表现为单侧或双侧鼻孔间断性或持续性流出清亮不结痂液体，低头或头向一侧倾斜（例如侧卧翻身）后症状加重，也可表现为睡醒后枕巾潮湿、夜间睡眠时易发生刺激性咳嗽。对鼻腔漏出液进行实验室检测，若糖定量超过1.7mmol/L则可确定漏出液为脑脊液。

术中脑脊液漏的情况较多见于在切除肿瘤过程中使用吸引器或刮匙反复牵拉而导致蝶鞍内的蛛网膜撕裂，尤其当肿瘤与周围的鞍膈粘连时，因剥离粘连不易，则更容易发生脑脊液漏。术中曾有脑脊液漏的患者在术后更易发生脑脊液鼻漏，其可能原因是术中鞍膈及蛛网膜破口较小，而行简单的鞍内填塞修补，术后因颅腔内压力变化发生鞍内填塞物移位、松动甚至脱落，导致漏口重新开放，从而发生术后脑脊液鼻漏。

2.治疗　　处理顽固性脑脊液鼻漏，首先需要借助CT或X线检查准确确定漏气部位，其次最可靠也是最有效的治疗手段是进行手术修补，将漏口严密封闭是手术成功的关键。经颅内修补术创伤大，适用于颅底前额窦顶、筛顶、筛板等部位的脑脊液鼻漏，但经颅内修补仍难完全将漏口修复，还可能导致嗅觉丧失等并发症，例如筛后修补及蝶鞍脑脊液鼻漏。经鼻内镜修补脑脊液漏适用于筛顶、筛板、蝶窦等处15mm以下损伤的病例，但对于骨损伤较重、破坏范围较大、硬膜缺损较大的病例效果不佳。

（二）气颅

1.发生原因及临床表现　　正常颅腔内是没有气体的，无论何种原因促使颅腔内出现气体即为气颅，气颅的发现最早要追溯到1866年，是由Thomas在给一名创伤患者尸检过程中发现的。颅内积气（pneumocephalus，PC）是指气体滞留在颅腔内，多数位于脑室、硬膜下及硬膜外间隙，极少有气体出现在脑实质内。气颅的发生往往与颅骨的损伤有关，包括任何原因所致的头面部外伤、颅底肿瘤、开颅手术、鼻内镜手术，甚至是经鼻气管插管时操作不当等，都会引起气颅的产生。气体进入颅内的方式主要有3种：①开放性颅骨骨折或开颅手术使得硬脑膜破裂，空气通过破裂口进入颅内；②颅底骨折或手术伴有脑脊液外溢，造成颅腔内压力减小，颅内外压力差致使外界空气进入颅内；

③外伤性骨折累及鼻旁窦或骨折延伸至颅底时，患者在受伤后大声喊叫、咳嗽、呕吐甚至是做任何高压刺激性动作都会促使大量气体进入颅内。

2.治疗　非张力性少量气颅除抗菌治疗预防感染外无须特殊处理，气体常能自行吸收。对伴有脑脊液漏的复发性气颅，应及时修补脑脊液漏。对大量张力性颅内积气的患者，必须尽早钻孔排气，患者可以因为打喷嚏而使颅内压急骤升高，从而引起脑疝甚至死亡。颅底手术后行硬膜修补，颅底重建的患者要避免行高压氧治疗、乘坐飞机等能导致气压急剧变化的情况，以免导致突发颅内积气。

一旦确诊迟发性张力性气颅，治疗的首要任务是缓解颅内高压，手术方法首选钻孔排气并留置引流管，开颅清创并修补硬脑膜缺损，颅底骨折者需颅底重建。但要注意全身麻醉时避免使用一氧化氮，以防止其快速扩散入颅内，同时避免过度通气造成脑血流量降低，从而增加硬膜下间隙；避免气道高压而阻碍颅内血液回流，增加颅内压。同时具备条件者应以面罩吸入纯氧以促进气体吸收。

知识拓展

扫描式葡萄糖持续监测系统

扫描式葡萄糖监测系统是一种简单便捷的监测方式，能够获取大量的葡萄糖数据，生成完整的葡萄糖图谱。扫描式葡萄糖监测系统传感器通过一条无菌的、纤细柔软的纤维植入皮下5mm，便可持续检测组织间液的葡萄糖水平。其独特之处在于，用扫描检测仪轻松扫描传感器即可得出葡萄糖数值。小巧的传感器可以佩戴多达14d，无须指尖血校准，能够自动测量、获取并储存葡萄糖数据。

第四节　癫　痫

一、1例脑膜瘤术后继发癫痫患者的案例实践

（一）病例介绍

患者女性，69岁。左侧耳周牵扯痛半月余，检查发现颅内肿瘤10d，CT平扫示：左顶部大脑镰旁约2.9cm×3.5cm软组织肿块，边界清晰，邻近结构受压。门诊以"左侧额顶叶占位"收入院，有高血压史，自服降压药，血压控制可，无癫痫及糖尿病史，精神状态及体力情况良好，食欲、食量正常，睡眠情况一般，体重无明显变化，大小便正常。在全身麻醉下行"左幕上深部病变切除＋开颅颅内减压术＋颅骨修补术"手术顺利。术后四肢肌力、肌张力正常，常规口服左乙拉西坦片预防癫痫，术后第3天出现右上肢不自主抽动持续2～3min后出现癫痫大发作，意识丧失，口吐白沫，四肢强直，给予地西泮注射液5mg静脉注射。患者处于镇静状态，使用RASS镇静评分法评估意识状态，持续泵入丙戊酸钠稀释液及调整口服左乙拉西坦片剂量，2d后患者再次出现右上肢不自主抽动2～3min后发生癫痫大发作，给予地西泮注射液5mg静脉注射后症状缓解，调整左乙拉西坦片剂量，加用卡马西平片及丙戊酸钠缓释片抗癫痫，患者病情得到

有效控制。本次癫痫发作后，患者出现右上肢肌力下降至Ⅱ级。复查血常规、生化、电解质相关指标示血小板、钠、白蛋白低。患者主观整体评估（patient-generated subjective global assessment，PG-SGA）评估为重度营养不良，请营养科会诊，制订营养计划，予以肠内、外营养支持治疗同时给予升血小板及补钠治疗。术后第4天，患者发生肺部感染间断发热，行物理降温及药物降温。该患者的治疗方案包括：抗癫痫+降体温+抗感染+营养支持治疗。该患者术后住院时间长达1月余，其间有7d出现癫痫间断发作，持续发热10d。感染治愈、癫痫得到有效控制后出院。

（二）临床诊断

①左顶叶脑膜瘤（central nervous system World Health Organization，CNS WHO1级）；②肺部感染；③真菌性肺炎；④癫痫；⑤低蛋白血症；⑥营养风险；⑦血小板减少；⑧肺功能不全；⑨心功能不全；⑩心源性哮喘；⑪高血压；⑫恶心和呕吐；⑬急性胃黏膜病变；⑭支气管痉挛；⑮消化不良；⑯脂肪肝。

（三）主要治疗

①抗癫痫治疗；②抗感染；③脱水治疗；④纠正水、电解质紊乱；⑤平喘止咳化痰治疗；⑥降压治疗；⑦营养支持治疗；⑧降温治疗。

（四）护理评估及监测要点

1.癫痫发作处理及护理要点

（1）癫痫发作时的处理：①该患者无癫痫病史，由于颅脑外科手术引起癫痫发作，癫痫发作是颅脑疾病较常见的伴随症状，在颅脑外科手术后，3%～40%的患者出现癫痫发作。根据发生时间分为即刻（≤24h）、早期（>24h，≤2周）和晚期癫痫发作（>2周）三类，该患者术后第3天为早期癫痫发作，由于水肿期，创伤、脑脊液刺激等多方面原因导致发生癫痫大发作，该患者发生癫痫按原因分类属于继发性癫痫，癫痫发作期间，密切观察意识，呼吸、瞳孔的变化及抽搐部位和持续时间、间隔时间等。并详细记录全过程。②患者癫痫大发作，持续时间>5min，抢救以迅速有效地控制患者的抽搐，遵医嘱静脉缓慢注射地西泮5mg，注意观察患者呼吸情况，迅速解开衣扣，松开衣服和被子，禁止约束患者或在牙齿之间放任何东西，加大吸氧流量，确保气道通畅，预防口腔分泌物误吸，如不能控制抽搐，再静脉注射地西泮5mg，待患者抽搐好转，让患者侧身，及时吸净呼吸道分泌物，防窒息和跌倒，做好安全管理，不离陪护。③小发作时，肢体抽搐时要保护好大关节，以防脱臼和骨折，切不可强行按压患者肢体。④发作间歇期，注意补充水分及营养，按时巡视病房，密切观察患者病情变化，床旁准备吸痰负压及癫痫盘，注意保护头部，防止外伤。减少对患者的刺激，动作要轻，保持安静，避免强光刺激。

（2）镇静药物观察要点：使用镇静药物时，密切观察病情变化及药物副作用。该患者使用地西泮、卡马西平、丙戊酸钠缓释片、左乙拉西坦片。①地西泮不良反应为嗜睡、头晕、乏力。这些是地西泮最常见的不良反应，通常与药物剂量相关。共济失调、震颤，在大剂量使用时会出现这些症状。②卡马西平不良反应为头晕、视物模糊、恶心、困倦、中性粒细胞减少、低钠血症。③丙戊酸钠缓释片不良反应为震颤、厌食、恶心、呕吐、困倦。④左乙拉西坦片不良反应为头痛、困倦，易激惹、感染、类流感综合征。

（3）镇静效果评估：常规给予镇静药物后，需评估患者的镇静效果，镇静评分（richmond agitation-sedation scale，RASS）是目前评估危重症患者镇静质量和深度最为有效和可靠的评估工具。通过应用RASS镇静评分指导烦躁患者进行镇静治疗。日间RASS最好控制在0～2分，夜间控制在-3～-1分，根据镇静程度动态调节镇静用药剂量。具体评分参考表2-49。

（4）抗癫痫药护理要点：按时服用抗癫痫药，不能随意漏服、少服。术后患者用药一定要准时间、准剂量给予抗癫痫药物，如丙戊酸钠、苯巴比妥、左乙拉西坦片、防止术后的早期癫痫发作。可使用视频脑电图检测，及时检测癫痫发作，确认患者的行为是否真正的癫痫发作，起到预防及积极治疗的作用。

2.脑电图检测技术　针对该患者行脑电监测技术，脑电监测能准确识别和记录癫痫发作，护士在观察到脑电图有异常时，立即报告医师，提前进行干预和处理。图3-6为该患者部分脑电图报告。

（1）做脑电监测时嘱患者卧床休息：减少活动，将患者的两手放在被子外，大发作时将被子拿掉，不要正面按压患者，遮挡患者面部，便于发作时监测录像上记录发作的整体情况和状态。

（2）脑电监测室内保持适宜的光线和温湿度：一般温度控制在22～26℃，湿度控制在50%左右。

（3）监测过程中密切观察患者的病情变化：及时倾听患者的主诉，观察患者的脑电波的改变，认真做好记录，以供医师分析结果进行参考。

（4）做好患者家属陪护宣教工作：家属不能在患者床边使用手机及移动设备，以免

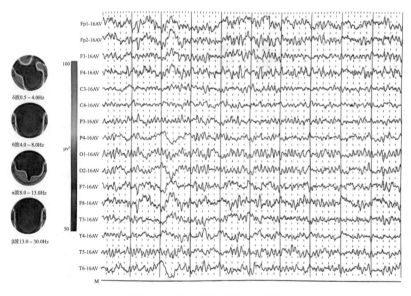

图3-6　患者部分脑电图报告

对仪器产生干扰；保持病室内安静，发作时立即按下信号按钮，保护患者，并及时通知医护人员到场。

3.评估有无术后出血情况　出血是开颅术后最严重的并发症，出血多发生在24～48h，患者会出现意识加深、患侧瞳孔进行性散大，血压增高、脉压增大、呼吸深慢、脉搏缓慢有力，呈现Cushing反应及颅内高压症状。严密观察引流液的颜色和量，动态观察患者的意识、瞳孔、生命体征、神经系统体征等，若在原有基础上有异常改变，应高度重视，随时CT复查，排除是否有颅内出血。经评估，该例患者未发生术后出血情况。

4.评估有无术后感染情况

（1）切口感染：多在术后3～5d，临床表现为患者感到切口再次疼痛，局部有明显红肿压痛及脓性分泌物。经评估，该例患者未发生切口感染的情况。

（2）颅内感染和肺部感染：颅内感染多在术后4～15d。临床表现：头痛、呕吐、发热、嗜睡甚至出现谵妄和抽搐，脑膜刺激征阳性，腰椎穿刺脑脊液浑浊，白细胞增加并可查见脓细胞。肺部感染多在术后1周，持续高热，肺部感染如不能及时控制，可因高热导致或加重脑水肿，甚至发生脑疝。术后应多鼓励患者咳嗽、咳痰，翻身拍背，积极抗感染治疗。该例患者间断癫痫发作，处于镇静状态，未进行有效咳嗽、咳痰和活动，多方面原因导致肺部感染的发生。

5.体温监测要点　该患者癫痫发作后第5天，出现高热，肺部感染，体温持续中高热状态，予以药物降温后1h复测体温，物理降温后30min复测体温，高热状态下每4小时监测体温，发热期间偶有窦性心动过速，心率95～120次/分，及时补充营养和水分：补充高热量、高蛋白、高维生素的易消化流质饮食，多饮水，每天饮水3000ml为宜；行口腔护理，防止口腔感染；退热期大量出汗，及时擦干汗液，保持皮肤清洁干燥；观察体温及其他生命体征；使用降压药血压处于正常且稳定状态。

6.营养指导要点　该患者精神差，进食少，体重下降明显，白蛋白低，NRS-2002（nutritional risk screening 2002）评分3分；PG-SGA评估为C级。制订目标营养量，观察进食情况，及时纠正不良进食习惯，指导食用专用营养粉及蛋白质，安置鼻胃管，管喂肠内营养制剂，行管喂流质饮食指导，肠内联合肠外营养支持，食物以清淡、无刺激性为宜，避免过饥、过饱，不宜过食油腻、生冷和刺激性食物，保持大便通畅，多食新鲜蔬菜及营养丰富的食物，戒烟酒。该患者心功能不全，注意输液速度和输液量的控制，补液期间及时评估营养改善情况。

7.躯体活动指导要点　该患者肌力下降，移动时需要帮助，右上肢间断抽搐，将患肢置于功能位，防止爪形手、足下垂等后遗症，卧床期间注意定时翻身、叩背，做主动运动及被动关节运动，不使肌肉萎缩，关节僵硬，指导家属一起做肢体康复训练。

二、案例相关理论知识

（一）癫痫定义及临床表现

癫痫（epilepsy，EP）是大脑神经元突发性异常放电，导致短暂的中枢神经系统功能失常为特征的一种慢性脑部疾病。表现为运动、感觉、意识、自主神经、精神等不同障碍，临床上以突然意识丧失、突然跌卧、四肢抽搐、口吐白沫或口中怪叫、醒后如常人为主要表现，具有突然、反复发作的特点。癫痫系多发病之一，世界卫生组织新近调查显示，我国的癫痫年发病率（35～45）/10万，患病率约7%，其中活动性EP约为4.6%，而本病多在儿童期和青春期发病，儿童EP（不含热性惊厥）的年发病率约为151/10万，患病率为3.45%。癫痫是中枢神经系统常见的慢性疾病之一，流行病学调查显示其在人群中患病率0.4%～1.0%，可于任何年龄发病，是最常见的一类癫痫。其中在我国成人癫痫中，局灶性癫痫约占61.7%，而国外文献报道该比例则高达90%。鉴于临床对局灶性癫痫认识不足，我国的患病率可能被低估。大量研究结果表明，癫痫为脑网络病，基于临床症状、脑电图及神经影像学检查提示局灶性癫痫致痫网络异常放电起源于一侧大脑半球，并可沿神经网络向邻近脑区或对侧大脑半球扩散。在成人局灶性癫痫中，很大一部分为症状性癫痫。

（二）癫痫分类

1. 按原因分类

（1）原发性癫痫：这种类型的癫痫病因不明，可能与遗传、染色体等因素有关，常见于青少年，通常需要通过长期的药物治疗来控制病情。

（2）继发性癫痫：这种癫痫是由脑部肿瘤、脑部外伤、脑血管疾病等明确病因引起，治疗需要针对原发病因进行，如手术切除肿瘤或治疗脑血管疾病等。

2. 按发作症状分类

（1）大发作（全面性发作或强直-阵挛发作）：这是最常见的癫痫类型，表现为突然意识丧失并伴有全身抽搐。发作可能持续几十秒到几分钟，之后患者会进入昏睡状态，醒后可能有短暂的头晕、疲乏等症状。

（2）小发作（失神发作或失张力发作）：这种发作主要表现为突发性的意识丧失，发作时间通常很短，多发生在儿童，症状轻微且短暂，不易被察觉。

（3）精神运动性发作：这种发作主要表现为意识障碍以及情感、思维及精神运动等方面的障碍，常见于成年人。

（4）局限性发作（部分发作或局部发作）：这种发作主要表现为身体某一部位（如眼睑、口角、手指等）的抽动，或单侧肢体的抽动，发作后可能伴有肢体无力，但意识通常保持清楚。

（5）癫痫持续状态：这是一种极为危险的癫痫状态，表现为频繁的癫痫发作且两次发作之间患者意识不清，发作可能持续数小时甚至数天。

3. 2017年国际抗癫痫联盟（International League Against Epilepsy，ILAE）新版癫痫发作分类分为局灶性起源、全面性起源、未知起源，图3-7和图3-8显示了同样一个分类框架的两种模式，临床采用哪一个版本框架取决于对病情了解的深浅程度。

4. 癫痫综合征：基于癫痫是一种脑网络病，新的分类法更关注癫痫发作的起源，局灶性发作致痫网络的异常电活动起源固定于一侧大脑半球皮质或皮质下，可继发累及对侧大脑半球的癫痫发作。对于局灶性发作，首先应依据发作时患者意识（awareness）是否受损进行分类，依据新版指南建议，将既往的"简单部分性发作"更新为"意识保留的局灶性发作"，将"复杂部分性发作"更新为"意识受损的局灶性发作""部分继发

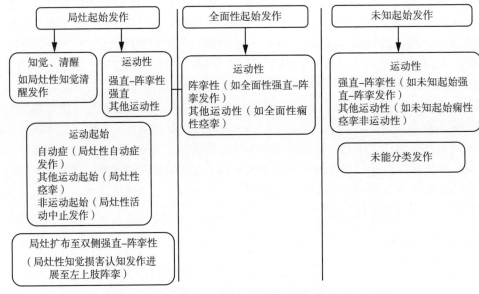

图3-7　ILAE 2017年版发作类型操作性分类基本版

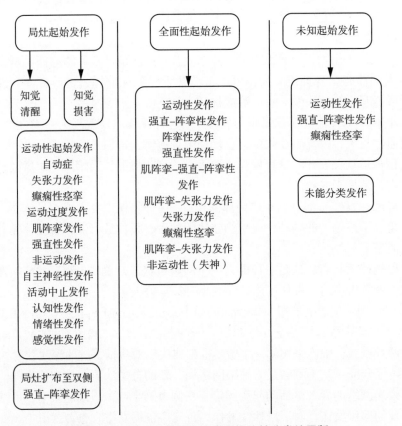

图3-8　ILAE 2017年版发作类型操作性分类扩展版

全面发作"则更新为"局灶性进展为双侧强直-阵挛发作"，并在局灶性发作中单独列出。依据成人局灶性癫痫发作起源进行解剖学定位，可出现特定的一组临床症状，即癫痫综合征。在成人局灶性癫痫中，临床最常见的癫痫综合征为颞叶癫痫和额叶癫痫。

（三）癫痫的治疗

1. 药物治疗

（1）全面性癫痫：首选药物丙戊酸，与其他药物联合治疗的首选。添加药物拉莫三嗪、左乙拉西坦、托吡酯、吡仑帕奈、拉考沙胺、唑尼沙胺。

（2）局灶性癫痫：首选药物卡马西平、拉莫三嗪、奥卡西平、左乙拉西坦、吡仑帕奈、拉考沙胺、丙戊酸。添加药物：托吡酯、氯巴占、加巴喷丁、唑尼沙胺。可考虑添加药物苯巴比妥、苯妥英钠。

（3）联合治疗推荐：当第一种抗癫痫发作药物（anti-seizure medications，ASMS）治疗失败后，如果第一种ASM部分有效且耐受性好，或更换第二种单药仍然控制不佳，发作频繁后果严重，可以考虑ASMS联合治疗。早期识别难治性癫痫综合征、药物难治性癫痫，对具有潜在耐药风险、易发展为药物难治的癫痫患者，可早期尝试ASMS联合治疗。联合治疗应尽量遵循：优选作用机制不同、可能具有疗效协同增强、药物间不良相互作用少、不良反应无协同增强或者叠加的药物联合的原则。

（4）联合使用ASMS时：应关注联合用药的相关不良反应，尽量避免与不良反应相似的药物联用。丙戊酸钠与卡马西平、苯巴比妥、苯妥英钠、唑尼沙胺联用可能增加肝损害的风险，应特别关注。ASMS联合治疗时，应注意药物代谢动力学的相互作用，注意添加ASMS对原有ASMS血药浓度的影响。

2. 手术治疗　20%～30%的癫痫患者是药物难治性癫痫，这部分难治性癫痫患者可选择手术治疗。目前手术方式有多种，包括新皮质切除术、颞叶切除术、胼胝体切除术、多处软脑膜下横切术、立体定向术、迷走神经刺激术及慢性小脑刺激术等，具体手术治疗方案因人而异。

（四）癫痫的护理

1. 癫痫预防　术后患者用药一定要准时间、准剂量持续给予抗癫痫药物，如丙戊酸钠、苯巴比妥、左乙拉西坦片，防止术后的早期癫痫发作。可使用视频脑电图检测，及时检测癫痫发作，确认患者的行为是否为真正的癫痫发作，起到预防及积极治疗的作用。

2. 病情观察　癫痫的病情观察涉及多个方面，主要包括对发作时症状和体征的观察，以及日常生活中的注意事项。

（1）发作时的症状和体征：观察发作前是否有先兆，如头晕、胃部不适等，发作时是否突然失去意识。注意抽搐的部位、形式和持续时间。是否有单侧肢体抽动、面部抽动或全身性发作。观察发作时是否有口吐白沫、双眼上翻、尿失禁等症状。注意发作时面色是否青紫，是否有呼吸暂停的情况。

（2）日常生活中的注意事项：记录发作的频率、类型和严重程度，以及发作时的环境和其他可能诱发因素。①药物管理：确保按时按量服用抗癫痫药物，并观察药物的效果和可能的副作用。②情绪和行为：癫痫患者可能情绪波动大，或表现出孤僻、易怒等行为变化，家属应给予适当的支持和理解。③生活方式：避免可能导致发作的风险因素，如过度疲劳、睡眠不足、压力过大等。

（3）抽搐间隔和时间的观察：①抽搐间隔。记录两次抽搐之间的时间间隔，这有助于医师评估治疗效果和调整药物剂量。②抽搐时间。详细记录每次发作的具体时间，包括开始和结束的时间，这有助于医师判断发作的严重程度和频率。

通过这些详细的观察和记录，可以帮助医师更好地了解患者的病情，从而制订更有效的治疗方案。同时，家属的支持和配合也是癫痫管理的重要组成部分。

3. 癫痫大发作抢救

（1）立即平卧并通知医师，将患者平放在安全的地方，防止摔伤。

（2）保持呼吸道通畅，松开患者的衣领，将患者的头部稍微偏向一侧，防止呕吐物或分泌物堵塞呼吸道。必要时进行吸痰，并确保患者处于低流量吸氧状态，以改善脑部缺氧状况。

（3）移除危险物品：确保患者周围没有尖锐物品或其他危险源。

（4）不要用力按压：避免对抽搐的肢体使用暴力，以防骨折或脱臼。

（5）药物治疗：根据医师的指示，给予镇静药、抗癫痫药物和脱水剂等。

（6）密切观察患者的生命体征和意识状态。

（7）记录抢救过程：抢救结束后，记录所有采取的措施和患者的反应。癫痫大发作时的抢救以迅速有效地控制患者的抽搐、预防再次发作为原则。常规地西泮10mg静脉注射，如不能控制抽搐，再静脉注射10mg，多数抽搐可以得到满意控制；抽搐停止后，再以地西泮100～150mg/d维持或静脉泵入丙戊酸钠注射液维持。

4. 癫痫患者术后出院宣教　术后1～2年还需遵照医师指导继续服用抗癫痫药，患者不能自行随意停药或减药，停用或减药需医师指导，在癫痫发作消除和脑电图好转的情况下实施，长期服药患者应定期测定血药浓度，以便及时调整抗癫痫药物剂量，预防药物中毒。

知 识 拓 展

视频脑电图

脑电图（electroencephalogram，EEG）是通过精密的电子仪器，从头皮上将脑部的自发性生物电位加以放大记录而获得的图形。脑电图对于诊断癫痫、脑部的炎症、肿瘤、外伤及变性病等具有一定的价值。它可以反映大脑神经细胞的电活动情况，有助于医师了解大脑的功能状态和疾病诊断，是目前癫痫的诊断、分型及用药的调整中最有价值的检测方法。

1. 视频脑电监测前有哪些准备工作要做？

检查前患者应将头部清洁干净，不可涂抹发油、发蜡、摩丝等物质。患者进入视频监测病房后需要家属陪护，帮助患者在发作时报告医师，并观察、记录和描述患者发作时的表现和医师要求的相关信息。对于年龄太小或不能合作的患者，必要时给予水合氯醛口服或灌肠，使患儿入睡。

2. 做视频脑电图监测时有哪些注意事项和要求？

患者在视频脑电图监测过程中室内环境要安全，以免发作时发生意外受伤。在视频监测的全过程，患者所有的活动应控制在摄像镜头范围内，并保持电极导联线可靠以确保视频脑电图的质量。在监测病房内不可嬉戏、喧哗和打闹，保持病房的安静和舒适。陪护人员不可与患者同睡，患者发作时应立即报告医师，不要按压患者、不要遮挡摄像镜头，同时掀开患者的盖被以便于观察患者发作时的表现，并注意患者的安全，及时详细记录患者发作时状况和时间。视频脑电图监测一般要做24h以上并包括睡眠过程。

第五节　颅内感染

一、1例脑脓肿术后颅内感染患者的案例实践

（一）病例介绍

患者男性，69岁。因"头痛伴嗜睡、乏力1周，恶心、呕吐2d"入院。精神状态差，反应迟钝，食欲食量正常，体重无明显变化，睡眠情况一般，大小便正常，高血压2年，规律服药控制可，既往无糖尿病史，无吸烟史，饮酒20余年，白酒100ml/d。入院后完善相关检查，头颅MRI平扫＋增强：右侧额叶占位伴周围水肿，脓肿？其他？。入院予以降血压、脱水、补液、加强营养等治疗，第3天，患者无明显诱因出现全身肢体抽搐，伴尿失禁，急诊头颅CT检查示颅内水肿加重，遂急诊在全身麻醉下行"额叶病损切除术＋开颅颅内减压术＋脑皮质切除术"，术中取病灶分泌物涂片查见大量白细胞，术中诊断为"脑脓肿"，手术顺利。经呼吸机呼吸支持及"美罗培南"联合"万古霉素"抗感染、祛痰、减轻脑水肿、止血、防治癫痫、营养支持、纠正低蛋白血症、维持内环境稳定等对症支持治疗。术中送检脓液mNGS提示：细菌：微小微单胞菌、牙龈卟啉单胞菌、星座链球菌、米勒链球菌、具核梭杆菌、福赛斯坦纳菌、龈沟产线菌、直肠弯曲菌；真菌：卡式假丝酵母。术后脑脊液涂片查见白细胞，培养未见细菌及真菌。将抗生素调整为头孢哌酮舒巴坦钠联合左氧氟沙星注射液联合抗感染，经过治疗，患者无头痛、恶心呕吐，无发热，生命体征平稳，顺利出院。

（二）临床诊断

①额叶脑脓肿；②颅内感染；③肺部感染；④口周疱疹病毒感染；⑤呼吸衰竭；⑥高血压；⑦肺结节；⑧低蛋白血症；⑨免疫缺陷；⑩肝功能不全；⑪电解质代谢紊乱；⑫营养风险；⑬心房颤动。

（三）主要治疗

①抗感染治疗；②抗癫痫治疗；③脱水治疗；④纠正水、电解质紊乱；⑤平喘止咳化痰治疗；⑥营养支持治疗；⑦纠正低蛋白血症。

（四）护理评估及监测

1.**意识状态及神经系统专科评估和监测** 患者手术后出现意识障碍波动，动态观察患者神志、语言、瞳孔大小、对光反射、吞咽反射、四肢肌力等。患者术后自动睁眼，双瞳等大形圆，直径2mm，对光反射灵敏，四肢肌力3～4级，口周疱疹样改变，部分破损、结痂，外用抗病毒软膏，进食差，安置胃管，行营养支持，其间注意保持口腔的清洁，采用负压牙刷辅助口腔护理，预防误吸和感染。

2.**神经功能障碍的评估及监测** 患者病变位于额叶，术前嗜睡，表情淡漠及性格改变，容易并发癫痫而引起病情变化迅速，出现脑疝。癫痫大发作时，密切观察患者的意识、瞳孔情况，保持呼吸道通畅，给予吸氧以预防缺氧，协助患者取舒适的体位，并使用床档，防止坠床，室内外保持安静，保证患者充足的睡眠，保证床单位的整洁干燥。按时口服丙戊酸钠片及左乙拉西坦片等抗癫痫药物，必要时加用苯巴比妥钠等药物。

3.**颅内压的评估及监测** 颅内压增高的典型症状：头痛、呕吐、视盘水肿。该患者入院时以剧烈头痛、恶心、喷射性呕吐为主要症状，意识清楚时将患者的头部和上半身稍抬高15°～30°，以促进头颈部静脉回流，使用脱水药如甘露醇注射液、甘油果糖注射液、呋塞米等，进行适当脱水、利尿治疗。呕吐时使用一次性碗，避免污染衣被。癫痫发作时病情变化迅速，出现意识不清、呼之不应、双侧瞳孔不等大等脑疝表现，应去枕平卧位，头偏向一侧，避免误吸，积极准备抢救。

4.**脑膜刺激征的评估及监测** 脑膜刺激征是指脑膜受到炎症、出血、颅内压升高等病理性因素的刺激而诱发的一组临床体征，该患者术后脑脊液检查示颅内感染，颈强直，颈部疼痛感明显，使用脱水剂减轻颅内压、抗生素控制感染，必要时可使用镇痛药。

5.**呼吸功能评估及监测** 患者为老年男性，术前肺功能轻度受损，术后肺部感染明显，给予气管切开。密切观察呼吸机的工作状态及血氧饱和度的变化；注意有无自主呼吸，呼吸的频率、节律及幅度等，充分给氧，严密监测血气分析，保持$PaO_2 > 80mmHg$，$SpO_2 > 95\%$，维持CO_2在35～40mmHg最佳，避免脑过度灌注增加颅内压。脱呼吸机后，保持气道通畅，预防呼吸道感染。注意人工气道湿化，给予乙酰半胱氨酸溶液雾化，按需吸痰，动作轻柔，避免刺激性呛咳使颅内压骤升。每日生理盐水清理伤口、更换气管切口敷料至少2次，观察有无出血、感染等。负压吸引清除口鼻腔分泌物、气道分泌物，对于咳嗽反射差或纤毛功能障碍者，可使用支气管镜吸引；增加气道分泌物流动性：使用呼气末正压使小气道保持通畅，增加吸入气体的温度和湿度，使用祛痰药物，通过振荡气流、胸壁物理振荡、体位引流等物理治疗促进分泌物流动等。行主动吞咽功能训练可以减少口鼻腔分泌物滞留。

6.**循环功能评估及监测** 给予心电监护，密切观察心率、心律及血压的变化；进行中心静脉压监测；同时要严密观察出入量的变化及尿量的变化。患者有高血压病史，术前血压高，口服降压药效果不明显，给予输注甘露醇注射液、呋塞米来降低颅内压，更换降压药等措施来控制。术后患者心电监护示心律不齐，床旁心电图示快速室率的心房颤动，行胺碘酮治疗，胺碘酮150mg配制5%葡萄糖注射液20ml，静脉缓慢注射，观察未转为窦性心律则继以胺碘酮300mg配制5%葡萄糖注射液50ml静脉泵入（泵速10ml/

h），如仍未转窦性心律，继续予5%葡萄糖注射液50ml静脉泵入（第一个小时泵速10ml/h，后调整至5ml/h）；并注意复查电解质了解有无电解质失衡（如有低钾血症、低镁血症等电解质失衡则予对症处理）。

7.体温的监测　高热可使脑水肿加重，使颅内压进一步增高，患者术后颅内感染及肺部感染明显，患者术后体温持续中高热状态，药物降温后1h复测体温，物理降温后30min复测体温，高热状态下每4小时监测体温。高热期间及时补充营养及水分，如高热量、高蛋白、高维生素的易消化流质饮食，多饮水，每日饮水3000ml。退热期大量出汗，及时擦干汗液，保持皮肤清洁干燥。

8.实验室评估及监测　目前临床上已开展的监测方法为病原宏基因组检测（metagenomic next-generation sequencing，mNGS），是将待测样本的所有DNA或RNA混合测序，并通过将测序数据与病原体数据库进行比对，从而获得病原体信息，是基于二代测序技术的一种快速、高通量的病原体核酸检测技术，可获得感染患者病原体种类及部分耐药基因信息，相比传统病原学检测方法具有灵敏度高、检测周期短、覆盖病原体广等优点。该患者术中脑脊液已行mNGS检测，提示真菌和多种细菌感染；同时脑脊液颜色浑浊，微黄；脑脊液生化示：蛋白定量586.2mg/L，腺苷脱氨酶4.4U/L，葡萄糖0.95mmol/L，氯130.0mmol/L。查血示白细胞21.47×10^9/L，中性粒细胞20.55×10^9/L。根据实验室检查结果及时正确使用抗生素，注意用药后的不良反应，特别是皮肤药疹和肠道菌群失调性腹泻；做好脑脊液的动态检查，掌握病情变化，积极控制感染。

9.营养评估及监测　经评估后，为了避免误吸，给予经口安置口胃管，请营养科会诊，建议必要时安置空肠营养管；患者全天需要热量约1600kcal，蛋白质约80g；患者肠内营养不能满足营养需求，目前宜采用肠内联合肠外营养支持；肠内：管喂肠内营养制剂SP 500ml，每天1次，25ml/h，待患者胃肠动力恢复后再逐渐增加管饲速度及管饲量；经周围静脉行肠外营养支持方案如下：20%多种油脂肪乳250ml＋水溶性维生素1支＋脂溶性维生素1支，复方氨基酸（18AA-Ⅱ）250ml，5%葡萄糖500ml；密切监测患者血糖、电解质、肝肾功能、血脂、心功能及胃肠道耐受性，如耐受可逐渐增加肠内营养至需要量；如不能耐受过渡为全肠外营养支持，根据患者血糖水平调整胰岛素用量及用法。

10.静脉血栓的评估及监测　患者手术创伤大，手术时间长，术后长期卧床，肺部感染及颅内感染明显，增加了静脉血栓的风险。双下肢静脉（双侧股总静脉、股浅静脉、腘静脉、胫后静脉、腓静脉）超声检查示：下肢肌间静脉血栓。给予穿戴抗血栓弹力袜，肢体的功能锻炼等。

二、案例相关理论知识

（一）颅内感染的概念

颅内感染是指由细菌、病毒、真菌或寄生虫等微生物侵入颅内，导致脑实质、脑膜或脑脊膜等组织发生炎症反应的疾病。这些病原体可能通过血液循环，经过血脑屏障，从外周血进入脑循环中，或者通过邻近组织的感染（如上呼吸道感染、鼻窦炎等）扩散至颅内，引发炎症。

（二）颅内感染的原因

1.微生物感染

（1）细菌感染：细菌是颅内感染最常见的病原体之一。它们可以通过多种途径进入颅内，如鼻腔、耳、口腔的炎症或外伤，以及手术后的感染等。常见的细菌性脑膜炎和脑脓肿就是由此引起的。

（2）病毒感染：某些病毒也能引起颅内感染，如疱疹病毒、流感病毒等。这些病毒可以通过呼吸道、食物、昆虫叮咬等途径进入人体，进而感染脑组织。

（3）真菌感染：虽然相对较少见，但真菌如念珠菌、曲霉菌等也能引起颅内感染。这些真菌通常通过呼吸道、消化道或外伤等途径侵入颅内。

（4）寄生虫感染：脑部寄生虫感染也是颅内感染的一种原因。常见的寄生虫包括脑囊虫病、脑棘球绦虫等。它们可能通过食物、水源等途径进入人体，进而寄生在脑部。

2.免疫性因素

（1）自身免疫病：部分自身免疫病可能导致自身免疫系统紊乱，对正常的脑组织产生免疫攻击，从而引发颅内感染。

（2）免疫抑制：患有肿瘤、消化道疾病、营养不良或使用免疫抑制剂的人群，由于免疫力低下，颅内感染的风险较高。

3.外部因素

（1）脑部创伤：脑外伤患者容易损伤血脑屏障，增加外部细菌等病原体进入大脑的可能性，进而引起颅内感染。

（2）手术并发症：在手术过程中，如果无菌观念不强或术后引流袋等医疗器械处理不当，也可能导致颅内感染。

4.其他因素

（1）新生儿特点：新生儿由于各脏器功能发育不成熟、机体免疫力低下，容易发生颅内感染。尤其是母亲有绒毛膜羊膜炎或其他感染病史时，新生儿发生宫内感染的风险增加。

（2）生活习惯：不良的生活习惯如长期熬夜、过度劳累等也可能导致免疫力下降，增加颅内感染的风险。

（三）颅内感染的临床表现

1.全身感染症状

（1）发热：颅内感染常伴有发热，体温可达到38℃以上，甚至更高。发热可能是持续性的，也可能出现间歇性的高热。

（2）畏冷、全身不适：患者可能感到全身发冷，并伴有全身不适感。

（3）上呼吸道症状：部分患者还可能出现咳嗽、流涕、咽痛等上呼吸道症状。

2.意识及精神状态改变

（1）意识障碍：颅内感染可导致意识状态的改变，包括嗜睡、混乱、意识模糊甚至昏迷。患者可能表现出注意力不集中、反应迟钝、语言障碍等症状。

（2）精神症状：如烦躁不安、谵妄、意识朦胧等，这些症状在颅内感染患者中较为常见。

3.颅内压增高症状

（1）头痛：颅内感染的最常见症状之一是剧烈的头痛，这种头痛通常是持续性的，且难以缓解。患者可能感到头部沉重、胀痛或刺痛，甚至可能伴随恶心和呕吐。

（2）恶心、呕吐：颅内压增高时，患者常出现恶心和呕吐的症状。

（3）视力改变：颅内压增高还可能导致视物模糊、视野缺损等症状，部分患者甚至出现视幻觉。

4.脑膜刺激征　颈部抵抗：多数患者会出现颈部抵抗的症状，即当医师试图让患者低头时，患者会感到颈部疼痛或僵硬。Kernig征及Brudzinski征阳性：这也是脑膜刺激征的重要表现之一。

5.伴发症状

（1）局灶性症状：因颅内炎症反应所致的局灶性症状，如偏瘫、单瘫、失语、认知功能障碍等。

（2）癫痫：颅内感染可能刺激脑组织，引起癫痫发作。

（3）低钠血症：部分患者可能出现低钠血症等电解质紊乱症状。

6.其他表现　面部肌肉无力、眼球偏斜。这些症状可能与颅内感染导致的神经受损有关。听力减退、嗅觉丧失，部分患者可能出现听力或嗅觉方面的障碍。

（四）颅内感染的诊断标准

1.影像学检查　CT或MRI检查可发现脑内弥漫性水肿，病史较长的患者增强扫描时可能出现典型环形强化，提示颅内感染的可能性。

2.实验室检查　血常规：白细胞高于$10×10^9$/L或中性粒细胞比例超过80%，提示体内存在感染。

3.脑脊液检查

（1）腰椎穿刺测压：颅内压力＞200mmHg。

（2）脑脊液外观：可能呈黄色、浑浊，甚至脓性。

（3）脑脊液细胞计数：白细胞总数大于（100～1000）$×10^6$/L，多核白细胞（中性粒细胞）比例＞60%～70%。

（4）脑脊液生化：糖含量降低（＜2.6～2.8mmol/L），乳酸含量增高。

4.综合诊断　颅内感染的诊断需要综合考虑患者的临床表现、体征、实验室检查和影像学检查结果。同时可使用mNGS技术，在诊断中枢神经系统感染方面，相比传统培养方法在检出率、准确性展现出明显优势；此外，mNGS还能够检测到耐药基因，为临床提供更为精准的抗菌治疗方案。

（五）颅内感染的治疗

1.药物治疗　对抗病原体药物：根据感染的病原体类型（如病毒、细菌、真菌等），使用相应的抗病毒药物、抗生素或抗真菌药物进行治疗。治疗期间需密切监测血常规、肝肾功能、血生化等指标，以评估治疗效果和患者状况。

2.对症治疗　包括降温、抗癫痫、镇静、脱水降颅内压等治疗，以缓解患者症状并控制病情进展。同时，保持呼吸道通畅，维持水、电解质平衡，必要时进行针灸、康复治疗等。

3.外科治疗　当影像学提示脑积水，且脱水降颅内压效果不明显时，应施行脑室腹腔内引流术等外科治疗手段，以降低颅内压并改善患者病情。

（六）颅内感染的护理

1.密切观察患者的病情变化，包括体温、血压、脉搏、呼吸等生命体征，以及神志、瞳孔、肢体活动等神经系统症状。记录出入量，以便及时调整治疗方案。

2.严格掌握抗生素使用原则，确保药物使用的合理性和有效性。注意用前做试验和用后的药物反应，避免过敏反应等不良反应的发生。

3.注意患者的水、电解质平衡和营养状况，加强营养支持，必要时可少量多次输入新鲜血液。给予高热量、高维生素、高蛋白的饮食，以满足患者的能量需求。

4.患病期间需卧床休息，保持室内空气的清新洁净。根据患者情况决定活动量，烦躁不安的患者要加强防护措施，防止意外发生。

5.保持皮肤清洁干燥，预防压疮的形成。对于长期卧床的患者，应定期更换体位和床单，以减少局部受压和潮湿。

6.关心患者，了解患者的思想及生活情况，消除患者对疾病的恐惧心理和悲观情绪。耐心解释用药目的和治疗方案，使患者能够积极配合治疗。

7.对于高热患者，应采用药物或物理降温措施，保持体温稳定。同时，注意患者的保暖和散热需求，避免过度捂热或受凉。对于有体液不足威胁的患者，需观察皮肤弹性、温度和精神状态等体征变化，遵医嘱进行补液治疗。

知 识 拓 展

脑膜刺激征三联征

脑膜刺激征是指脑膜受到炎症、出血、颅内压升高等病理性因素的刺激而诱发的一组临床体征，主要包括颈强直、Kernig 征和 Brudzinski 征三种类型。

1.屈颈试验患者仰卧，检查者托患者枕部并使其头部前屈而表现不同程度的颈强，被动屈颈受限，称为颈强直，但需排除颈椎病。正常人屈颈时下颌可触及胸骨柄，部分老年人和肥胖者除外。

2.Kernig 征患者仰卧，下肢于髋、膝关节处屈曲成直角，检查者于膝关节处试行伸直小腿，如伸直受限并出现疼痛，大、小腿间夹角＜135°，为 Kernig 征阳性。颈强（＋）而 Kernig 征（－），称为颈强-Kernig 征分离见于颅后窝占位性病变和小脑扁桃体疝等。

3.Brudzinski 征患者仰卧屈颈时出现双侧髋膝部屈曲，一侧下肢膝关节屈曲位，检查者使该侧下肢向腹部屈曲，对侧下肢亦发生屈曲，均为 Brudzinski 征（＋）。

第六节 吞咽功能障碍

一、1例桥小脑角肿瘤术后伴吞咽障碍患者的案例实践

(一)病例介绍

患者男性,53岁。因"左侧听力下降10年余,头晕3$^+$年,加重8d"入院。精神状态良好,食欲食量正常,体重无明显变化,睡眠情况一般,大小便正常,既往无高血压、糖尿病史。患者吸烟、饮酒20余年,6支/日,白酒150g/d;禁忌食物多,如牛羊肉、鸡蛋等,认为会加重病情,不吃葱姜辣椒,认为影响伤口愈合。入院后完善相关检查,颅脑MRI平扫+增强:左侧桥小脑角区囊实性占位影。在全身麻醉下行"左桥小脑角肿瘤切除术+脑神经微血管减压术+颅骨修补术",手术顺利,术后第2天带胃管自ICU转回病房。四肢肌力5级,声嘶、饮水呛咳、吞咽障碍,给予鼻饲饮食、吞咽康复训练等对症支持治疗。PG-SGA评估9分,为重度营养不良,制订营养计划,予以阶段性喂养模式进行营养管理。术后第12天,患者精神食欲好,生命体征平稳,出院。

(二)临床诊断

①左听神经鞘瘤;②细菌性肺炎;③营养风险;④吞咽困难;⑤电解质代谢紊乱;⑥急性胃黏膜病变;⑦肺功能不全;⑧左耳听力减退。

(三)主要治疗

①脱水治疗;②抗感染治疗;③减轻神经水肿;④化痰治疗;⑤营养支持治疗;⑥纠正水、电解质紊乱。

(四)护理评估及监测要点

1.吞咽功能护理筛查、评估及监测要点 建立吞咽与营养管理团队,由多学科人员神经外科医师、吞咽、康复、神经外科专科护士、营养师等多学科共同协作管理该患者。该患者吞咽功能护理筛查评估结果见表3-1、表3-2。

表3-1 该患者吞咽功能护理筛查结果

筛查项目	结果	异常情况
口腔清洁度	2级	中量牙垢、较多分泌物、舌苔厚、有难闻气味等
改良洼田饮水试验	Ⅳ级	患者饮30ml温水呛咳3次

表3-2　该患者吞咽功能护理评估结果

评估项目	结果	异常情况
口颜面功能	异常	口腔较多分泌物、舌苔厚；伸舌运动、舌抬高运动、舌向双侧运动能力减弱，抗阻运动力量差；软腭抬升差；唇力量减弱，双侧咀嚼肌无萎缩，咬肌力量减弱
吞咽反射功能	异常	咽反射减弱，自主咳嗽能力减弱，咳嗽反应时间正常，自主清嗓减弱，清嗓反应时间正常
喉功能评估	喉上抬异常	喉上抬＜2cm，吞咽次数＜5次/30秒
V-VST（volume-viscosity swallow test）	禁经口进食	糖浆样5ml及布丁样5ml，均存在安全性及有效性受损

　　综上所述，患者为开颅术后第2天，口腔清洁度异常，存在吞咽障碍，有误吸风险，禁经口进食及饮水，给予经胃管管喂流质饮食。

　　2.吞咽功能训练及监测要点　　与医院吞咽治疗师共同制订该患者的吞咽功能训练计划。①门德尔松吞咽法训练：适用于喉上抬无力的患者。每日1组，10个/组。②舌肌训练：用吸舌器牵拉舌头往上下左右方向运动，时间共5min，每日2次。③冰刺激：用冰过的棉棒轻拭舌根、咽后壁及前后咽弓、左侧面颊部，进行感觉刺激，嘱患者低头吞咽，时间共约2min，每日2次。详见图3-9。④口腔吞咽操：进行舌部运动、面颊部肌肉锻炼及发音训练，每日1次，每次30min。详见图3-10、图3-11。⑤摄食训练：术后第7天，根据V-VST评估结果进行摄食训练。进食糊状食物，最大一口量5ml。

　　经过训练，吞咽功能逐渐恢复，术后第7天，经口进食糊状食物；术后第10天，予以拔除胃管，经口进食饮水，无呛咳不适。术后第12天，患者精神食欲好，出院。

　　3.口腔卫生管理及监测要点　　患者口腔内有中量牙垢、较多分泌物、舌苔厚、有难闻气味等口腔清洁度为2级。该患者用棉球进行一般口腔护理效果差，详见图3-12。多项研究显示，口腔护理能降低误吸风险，且中华护理学会团体标准T/CNAS 27—2023老

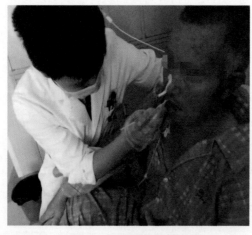

图3-9　治疗师冰刺激

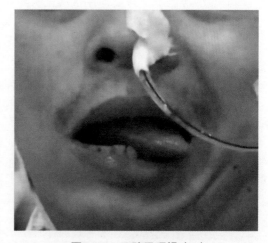

图3-10　口腔吞咽操（1）

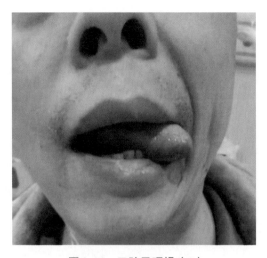

图3-11　口腔吞咽操（2）

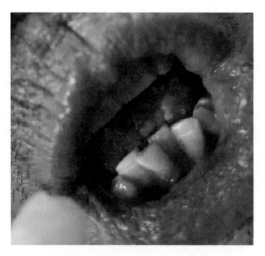

图3-12　棉球进行一般口腔护理

年人误吸的预防：应为有吞咽障碍的老年人选择负压式口护牙刷。我科采用氯己定漱口液联合负压式口护牙刷进行口腔护理，及时清除口腔内分泌物，避免误吸致吸入性肺炎。经护理后，该患者口腔清洁度转为0级（良好），效果显著。详见图3-13。

4.营养管理及监测要点

（1）营养筛查及评估：①一级诊断（筛查）。NRS-2002入院时2分，术后转回病房3分。术后转回病房日：营养风险筛查包括疾病严重程度（类比法，开颅术后自ICU转回病房患者卧床，得2分）、营养状态受损（3个月内体重减少5.4%得1分）、

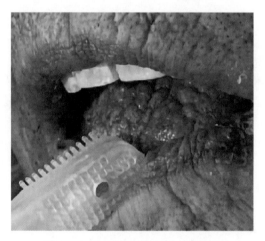

图3-13　负压式口护牙刷口腔护理

年龄（＜70岁得0分），故术后NRS-2002评分3分，术后存在营养风险。②二级诊断（评估）。PG-SGA评估9分。评估内容包括：A患者自评（1个月内体重下降2.1%得1分，2周内体重下降得1分，合计2分；过去1个月进食情况小于平常，得1分，只能通过管饲进食得0分，合计1分；影响进食因素吞咽困难、腹胀，得3分；过去1个月活动比平常相比稍差，但尚能正常活动，得1分；总分7分、B疾病状态（开颅术后创伤得1分）、C代谢应激（无）、D水肿肌肉消耗（轻度肌肉消耗得1分）。该患者评分为9分，提示患者为重度营养不良。③三级诊断（综合评定）。患者BMI为20.7kg/m²，握力为23.7kg（正常成年男性≥26kg），小腿围为32cm（正常成年男性＞34cm），二者均低于正常水平。实验室检查方面，术后第2天血常规检查结果显示白细胞计数18.78×10⁹/L、中性粒细胞计数18.8×10⁹/L、红细胞计数3.4×10¹²/L、血红蛋白108g/L。生化检查结果显示总蛋白60.2g/L，白蛋白30.2g/L，前白蛋白170.8mg/L、丙氨酸转氨酶84U/L、天冬氨酸转氨酶49U/L，提示肝功能可能存在异常。炎性指标方面：超敏CRP（c-reactive protein，CRP）68.42mg/L，

降钙素原0.46ng/ml，均明显增高。④筛查评估结果，详见表3-3。

表3-3　该患者营养筛查评估结果

项目	结果	异常情况
一级诊断（筛查）	NRS2002评分3分	存在营养风险
二级诊断（评估）	PG-SGA评分9分	重度营养不良
	握力为23.7kg，小腿围为32cm	低于正常水平
	白蛋白30.2g/L 前白蛋白170.8mg/L	低于正常水平
三级诊断（综合评定）	丙氨酸转氨酶84U/L 天冬氨酸氨基转移酶49U/L	肝脏功能不良
	超敏CRP 68.42mg/L 降钙素原0.46ng/ml	明显增高

综上所述该患者评定为低能量低蛋白型重度营养不良，而吞咽障碍是其关键影响因素。

（2）营养管理

1）个体化营养管理：经多学科吞咽与营养管理团队（包含专科医师、专科护士、营养师）讨论，本例患者进行阶段性喂养模式，目的是让目标营养落实，详见表3-4。

表3-4　阶段式个体化营养计划表

时间	营养给予模式 （阶段式）	目标能量kcal/（kg·d） 蛋白质g/（kg·d） （渐进式）	个体化动态调整
手术日	全肠外营养	能量20 蛋白质1.2	脂肪乳氨基酸（17）葡萄糖（11%）注射液1440＋5%GNS500ml＋5%GNS500ml
术后 1～2d	肠外70%，肠内30%	能量20 蛋白质1.2	复方氨基酸（15）双肽（2）注射500ml＋结构脂肪乳250ml＋5%GNS500ml，添加乳清蛋白粉10g＋整蛋白型肠内营养制剂70g
术后 3～4d	肠外60%，肠内40%	能量25 蛋白质1.5	复方氨基酸（15）双肽（2）注射500ml＋结构脂肪乳250ml＋5%GNS500ml，乳清蛋白粉调整为20g＋整蛋白型肠内营养制剂140g
术后 5～6d	肠外50%，肠内50%	能量30 蛋白质2	复方氨基酸（15）双肽（2）注射500ml＋结构脂肪乳250ml＋5%GNS500ml，乳清蛋白粉调整为30g＋整蛋白型肠内营养制剂210g
术后 7～8d	肠外25%，肠内70%	能量30 蛋白质2	停结构脂肪乳，继续复方氨基酸（15）双肽（2）注射500ml＋5%GNS500ml，乳清蛋白粉调整为40g＋整蛋白型肠内营养制剂250g
术后 9～12d	全肠内营养	能量30 蛋白质2	停氨基酸，拔除胃管，经口进食，24h膳食调查评分为4分，继续乳清蛋白粉40g＋整蛋白型肠内营养制剂250g

2）营养相关症状管理，详见表3-5。

表3-5　营养相关症状管理

项目	措施	症状	个体化动态调整
助便计划	腹部按摩、小茴香热敷腹部、管喂适量温开水润滑肠道、食用火龙果	术后第4天发生便秘1次	予以管喂适量香油、开塞露塞肛后正常
调节肠道菌群	每日服用枯草杆菌二联活菌肠溶胶囊	术后第4天发生便秘	加上常规食用酸奶后正常
管喂	做好管喂的"5度"，观察腹胀、腹泻情况。胃残余量＞200ml时，遵医嘱使用促胃动力药；＞500ml时，暂停喂养	术后第7～8天出现腹胀	与增加肠内营养剂有关，予以延长下床活动时间、小茴香热敷腹部后缓解
功能锻炼	卧床时行床上四肢活动，每天5次，以不劳累为宜；术后10d能下床活动期间，饭后30min后缓行30min	/	/

3）营养相关效果评价：NRS-2002和PG-SGA评分均明显下降。NRS2002术前3分，降至出院时1分；PG-SGA术前9分，降至出院时3分。体重、握力和小腿围稳步提升，分别由术前60kg、23.7kg、32cm，升至出院时61.5kg、26.6kg、33.5cm。白蛋白、前白蛋白明显升高。白蛋白由术后第2天30.2g/L升至出院时的37.3g/L，前白蛋白由术后第2天170.8mg/L升至出院时的280mg/L。超敏CRP值及降钙素原分别由68.42mg/L、0.46ng/ml降至4.1mg/L、0.02ng/ml。丙氨酸转氨酶、天冬氨酸转氨酶出院时均正常。目标营养达成情况：患者术后第3～4天由于脱水剂的使用、排便方式改变（卧床）而出现便秘，术后第7～8天增加肠内营养出现腹胀，除这两个时间段营养未达标外，其余术后第1～2天、术后第5～6天、术后第9～12天、出院前均达标。

4）症状管理效果评价，详见表3-6。

表3-6　症状管理效果评价

症状	是否发生	发生频次	出院时有无
便秘	是	1次	无
腹胀	是	1次	无
腹泻	否	无	无

二、案例相关理论知识

（一）桥小脑角与吞咽障碍的关系

桥小脑角是位于桥延髓与小脑之间的间隙，上方为小脑幕及小脑幕裂孔，中部有面神经及听神经斜行通过，下面是舌咽、迷走神经与副神经。术中可累及或损伤该处神

经，出现面瘫、饮水呛咳、吞咽困难、声音嘶哑等后组脑神经受损症状，且术后3～7d
为反应性脑水肿的高峰期，后组脑神经常因周围脑组织水肿而受到压迫，患者会表现出
不同程度的后组脑神经暂时性功能障碍，其中最为常见的是舌咽神经与迷走神经受压所
导致的饮水呛咳与吞咽障碍。

（二）吞咽障碍的临床管理

1.多学科管理团队建设　吞咽是从中枢神经系统到胃多个系统的连续协调运动，需
要多学科共同参与临床管理。多学科团队有助于护理工作的连续性，并且可以及时发现
问题，给予患者正确的支持性护理。吞咽障碍的管理团队应包括吞咽康复治疗师、临床
医师、护士（包括吞咽专科护士、营养专科护士）、物理治疗师、作业治疗师、放射科
医师、心理治疗师、口腔科医师等。

2.吞咽障碍的筛查　为有效管理脑卒中后吞咽障碍患者，科学、准确的筛查、评估
至关重要。早期筛查和评估可减少误吸发生，改善患者预后。吞咽障碍的筛查是发现存
在吞咽障碍风险患者的简单评估手段。使用方便，节省人力，价格便宜，目的是确定患
者的吞咽功能是否存异常，如果认为患者可能存在吞咽障碍，则需要一个详细的全面
评估。

进食评估调查工具-10（eating assessment tool-10，EAT-10）通过10个简单的问题
识别吞咽障碍高风险人群，中文版仅适用于已有饮水和进食经历的人，能早期发现和识
别误吸征兆。洼田饮水试验是一个国内常用的最简单及常见的吞咽障碍筛查方法，其特
异性较高，能够快速了解患者有无吞咽障碍，操作简单、耗时短，因此应用广泛。

3.吞咽功能的评估　吞咽障碍的评估应在筛查结果异常之后24h内尽快进行，是临
床进一步干预决策制订的基础。GUSS吞咽功能评估量表（gugging swallowing screen，
GUSS），从非液体食物开始对患者的吞咽功能进行测试，从而将误吸的风险降到最低，
敏感度为96%，特异度为65%，是评估误吸风险敏感性较高的工具。容积-黏度吞咽试
验（volume-viscosity swallow test，V-VST），从吞咽的安全性和有效性来判断患者吞咽
障碍的风险。安全性指的是患者摄取食物期间避免呼吸道并发症的能力，有效性指的是
患者摄取食物使其营养和水合状态良好所需要的热量、营养和水分的能力。主要是通过
不同容积（5ml、10ml、20ml）和黏度（糖浆样、水样、布丁样）的食物对患者测试，
观察患者进食后的反应。V-VST在脑卒中患者吞咽障碍筛查中的敏感度为88.2%，特异
度为64.7%，对误吸的敏感度为100.0%。

吞咽障碍比较理想的评估方法是仪器检查，仪器检查发现吞咽障碍的敏感性高于临
床吞咽检查。电视透视吞咽检查（video fluoroscopic swallowing study，VFSS）和纤维内
镜吞咽检查（fiberoptic endoscopic evaluation of swallowing，FEES）是吞咽障碍诊断的
"金标准"。

4.康复治疗　吞咽障碍的康复治疗是应用康复治疗技术以改善吞咽生理为目标的锻
炼方法，每种方法都可针对某个吞咽器官功能异常而改善其功能，降低并发症。主要包
括感觉刺激训练技术、口腔运动训练技术、呼吸与咳嗽训练技术、吞咽手法技术、姿势
治疗、导管球囊扩张术、吞咽说话瓣膜技术等。

5.食物改进　食物的质地和液体增稠已成为吞咽障碍管理的基础，可补偿咀嚼困难

或疲劳，改善吞咽安全和避免窒息。食物改进是指通过改变食物的形态、质地、黏度等，来改善吞咽障碍患者进食的安全性和有效性。

6.营养管理　吞咽障碍会影响患者的正常进食，导致食物摄入不足、不均衡，增加患者营养不良、脱水等风险，从而导致患者住院时间延长，影响患者预后。而营养不良又会削弱吞咽相关肌肉的力量和功能，进一步加重吞咽障碍。同时，营养状况不佳还会降低机体免疫力，增加感染风险，延缓康复进程。而有效的营养管理，能根据患者的吞咽能力调整饮食质地和营养搭配，保证充足的营养摄入，改善身体功能，为吞咽功能的恢复创造有利条件。

筛查评估患者的吞咽功能和营养状况是基础。经筛查评估，可以经口进食者，可考虑使用口服营养补充剂，选择能安全吞咽的质地和性状的食物，注意食物的调配、进食的方法、调整进食的体位。通常建议患者保持坐直或半坐直的体位，头部稍向前倾，以利于食物的吞咽。经口进食摄入不足者或存在较大误吸风险时，早期行肠内营养。管饲包括鼻胃管、鼻肠管、胃造瘘、空肠造瘘等方式。鼻胃管操作相对简单，但可能引起反流、误吸等；鼻肠管可减少反流，但放置难度稍大。胃造瘘和空肠造瘘则适用于长期需要管饲的患者。营养管理期间定期监测饮食摄入情况及耐受性。

知识拓展

误　吸

误吸分为显性误吸和隐性误吸。显性误吸因明显的咳嗽、呛咳、流涎、缺氧等临床症状可被及时识别，而隐性误吸因不伴咳嗽所以不易被发现，也被称为无症状误吸或沉默性误吸。由于其发生隐匿、不易被察觉，常导致患者来诊时已经发生了肺不张、肺炎等问题，甚至以重症肺炎、窒息为主要表现就诊，直接威胁患者生命，救治困难，给家庭、社会带来巨大的精神压力及经济负担。

隐性误吸占误吸患者的30%～60%。因隐性误吸无明显症状，难以发现造成漏诊，实际发生率可能会更高。因此，早期识别隐性误吸尤为重要。其判断方法主要有电视透视吞咽检查（VFSS）和纤维内镜吞咽检查（FEES）。VFSS通过X射线透视成像，可以观察完整的吞咽过程，以明确是否发生误吸；FEES则提供了有关解剖结构、吞咽过程、咽部运动和感觉缺陷的信息，虽然不能直接观察到误吸，但可以通过观察吞咽后的残留物来推断。

第七节　肢体功能障碍

一、1例枕骨大孔区脑膜瘤术后高位截瘫患者的案例实践

（一）病例介绍

患者女性，54岁。因"左上肢疼痛伴麻木感2⁺个月"入院，患者2个月前无明显诱因出现左上肢麻木伴疼痛，持续无缓解。近日患者自觉长距离行走后，出现

左下肢乏力感。头颈部血管CTA重建示：枕骨大孔区软组织密度占位影，大小约2.5cm×1.9cm×3.1cm，增强呈明显强化，病灶紧贴两侧椎动脉及基底动脉，推挤压迫后方延髓，紧邻斜坡。在全身麻醉下行"左远外侧入路开颅枕骨大孔区、脑干腹侧病变切除术"手术。术后转入ICU治疗，患者麻醉清醒后查体发现患者四肢肌力0级、感觉障碍，复查头部CT示：术区局部水肿加重，未见术区及颅内出血。患者相继出现呼吸循环功能障碍、吞咽障碍、发热、肺部感染、新型冠状病毒阳性持续2个月等并发症。给予患者气管切开、呼吸机辅助呼吸、血管活性药物维持循环稳定、激素及脱水药物减轻水肿、抗血管痉挛药物防治术后血管痉挛及脑梗死、抗生素控制感染、退热等治疗。

（二）临床诊断

①枕骨大孔区占位，脑膜上皮型脑膜瘤（CNS WHO 1级）；②新型冠状病毒感染（重症型）；③细菌性肺炎（洋葱伯克霍尔德氏菌、嗜麦芽窄食单胞菌）；④菌血症（耐甲氧西林凝固酶阴性里昂葡萄球菌、耐甲氧西林凝固酶阴性表皮葡萄球菌）；⑤颅内感染；⑥电解质代谢紊乱；⑦肺真菌感染；⑧吞咽困难；⑨肝功能不全；⑩低蛋白血症；⑪重度营养不良伴消瘦；⑫缺铁性贫血；⑬骨化性肌炎；⑭胃肠功能失调；⑮便秘；⑯疼痛；⑰肢体功能障碍。

（三）主要治疗

①左远外侧入路开颅枕骨大孔区、脑干腹侧病变切除术＋颅骨修补术；②脑脊液漏修补术；③抗感染治疗；④脱水治疗；⑤维持循环稳定；⑥预防血管痉挛及脑梗死；⑦纠正水、电解质紊乱；⑧气管切开；⑨平喘止咳化痰治疗；⑩营养支持治疗；⑪肢体功能康复锻炼；⑫吞咽功能康复锻炼；⑬胸腔闭式引流；⑭腰大池外引流；⑮补充白蛋白；⑯保胃、保肝治疗。

（四）护理评估及监测要点

1.意识状态及神经系统专科评估和监测要点　该患者气管切开，格拉斯哥昏迷分级（Glasgow coma scales，GCS）评分为E4VTM1。患者术后发热、并发可疑脑梗死，因此需要动态观察患者的神志、瞳孔大小及对光反射、吞咽反射、四肢肌力及肌张力、营养风险评估等。积极配合医师给予抗血管痉挛药物防治术后血管痉挛及脑梗死、抗生素控制感染、对症处理发热、肠外及肠内营养支持。因患者肺部感染较重，行有创呼吸机及气管切开治疗，评估患者意识状态时，需要通过点头、摇头等非语言方式实现。

2.呼吸功能评估及检测要点　由于枕骨大孔区肿瘤位置靠近延髓呼吸中枢，小脑延髓池受压，手术过程中，如有不同程度损伤，可出现脑干反应。枕骨大孔区损伤患者呼吸特征性表现为呼吸减慢、不规则，继之停止；或者先浅快后急促，继而转为不规则而后停止。该患者术后舌部肿胀明显，合并新冠病毒感染，持续2个月新型冠状病毒阳性，患者出现吞咽功能障碍，口腔分泌物增多及清理呼吸道效率低下、误吸及肺部感染危险性增加，应密切观察呼吸机的工作状态及术后血氧饱和度的变化；注意有无自主呼吸，呼吸的频率、节律及幅度的变化；注意观察患者口唇及甲床颜色；充分给氧，严密监测血气分析，使$PaO_2 > 80mmHg$，$SpO_2 > 95\%$，维持CO_2在$35 \sim 40mmHg$的最佳状态，避免因过度灌注而导致颅内压增高。脱呼吸机后，保持气道通畅，预防呼吸道感染，该患者行气管切开，注意人工气道湿化，室内使用空气加湿器增加病室的湿度。患者口腔内有许多白色泡沫样分泌物，不自主经嘴角不断流出，使用去除针头的头皮针软管制作成细小的吸痰管，置于嘴角，接床旁负压持续低负压吸引收集口腔分泌物，使用无菌吸痰管按需吸痰，动作轻柔，避免对呼吸道黏膜造成损伤。

3.循环功能评估及监测要点　行心电监护，密切观察心率、心律及血压的变化，必要时进行中心静脉压的监测，并严密观察尿量的变化，以判断肾功能情况。手术后患者循环功能不稳定，血压低，予以血管活性药物持续对症处理，使收缩压稳定在$110 \sim 120mmHg$，以避免低灌注导致脑缺血，直至自主血压平稳。

4.体温监测要点　高颈髓手术常出现中枢性高热，高热可使脑水肿加重，使颅内压进一步增高。该患者术后并发颅内感染及肺部感染，体温持续中高热状态，积极采取药物及物理降温措施，一般不予冬眠药物降温，减少对患者呼吸的影响。药物降温后1h复测体温，物理降温后0.5h复测体温，高热状态下，应每4小时监测体温，发热期间偶有窦性心动过速，心率$93 \sim 121$次/分，血压$82 \sim 97/45 \sim 54mmHg$，给予补液、升血压治疗。

5.肢体功能障碍评估及护理要点　枕骨大孔区有椎动脉、后组脑神经、脊神经、脊髓、小脑扁桃体和脑干等重要结构，此区域肿瘤的手术风险较大。该患者术后高位截瘫，四肢肌力0级、肌张力降低，由于患者长期卧床、缺乏运动、血流动力学不稳、营养不良等，容易导致严重的肌萎缩和肌无力、关节僵直、深静脉血栓形成、心肺功能减弱、肠胃蠕动变差、内分泌系统改变及废用综合征等，导致康复延迟。针对患者术后肢体功能障碍，在患者病情允许的情况下，根据患者的耐受度，尽早进行四肢功能锻炼，以加快病情好转，缩短病程，提高生活质量。该患者肢体功能锻炼主要分为两个阶段进行，即危重期和康复期。

（1）危重期（神经重症无反应，病情危重，不能主动配合）：①为对抗痉挛，避免上肢屈曲和下肢过度伸展，正确摆放良肢位，根据患者病情，摆放时间建议≥4周；体位每$1 \sim 2$小时变换1次，仰卧姿势维持时间< 1h，患侧体位及健侧体位维持时间< 2h；不建议半卧位，每隔2h翻身1次，由前期的卧位向坐位过渡。②利用各种器材和辅助支架，如肩托、足踝矫正器、膝托、腰托、分指板或床旁主被动训练器等，对体位和关节进行固定和变换的被动活动，防止足部下垂，使用过程中注意观察皮肤有无压力性损伤。③监测血钙，及时补充钙质，行被动式肌肉牵伸运动。④训练感觉功能的方法是使用棉签、冷热毛巾交替擦敷、轻拍肢体、叩击、抚触、冰敷刺激等。⑤避免肌肉萎缩、关节僵直，肢体活动训练应及早进行。肢体活动由护理人员协助完成，并针对患者的照护者进行培训指导，协助患者进行肢体被动运动。进行屈伸四肢大小关节活动，外展和内旋髋关节。⑥温水浸泡四肢，可促进肢体血液循环，防止血栓形成；能清洁皮肤，增强皮肤排泄能力，减少并发症的发生，如皮肤感染及压力性损伤。浸泡时水温要严格控制，避免烫伤皮肤，以$40 \sim 45℃$为宜，浸泡时间每次15min，每日2次。⑦气动压力装置治疗，每日2次。

（2）康复期（反应良好，病情趋于稳定，可以主动配合）

1）采用高压氧治疗：有利于改善脑氧代谢，促进受损脑细胞的恢复，可减轻脑水肿，促进侧支循环的建立，有效促进脑神经功能的恢复，使脑组织氧供给平衡，减轻脑缺血缺氧造成的脑损伤。采用医用空气加压舱进行高压氧治疗，压力设定为0.22MPa，戴吸氧面罩，升压15min，压力稳定后吸入纯氧，每次20min，共3次，每次间隔5min吸入舱内空气，氧气吸入结束后减压20min，每日1次，每周进行5次治疗，连续8周。

2）锻炼关节活动度：本科针对偏瘫患者早期康复训练，录制了上肢、下肢被动运动和主动运动的视频，采用操作示范、口头宣教结合视频宣教的方式对患者陪护者进行培训指导，根据患者病情，协助患者进行包括肩、肘、腕、指、髋、膝、踝关节活动在内的肢体功能被动训练和早期肢体康复锻炼，每日3～5次。

3）机器人康复锻炼：该患者主要使用下肢康复机器人（脚踏式）和手功能康复训练器辅助行肢体康复锻炼。康复机器人可以帮助患者进行科学有效的康复治疗，提高患者的肢体运动能力，有效延缓肌肉萎缩和关节挛缩，促进神经系统的功能重组等。适用于肢体功能障碍患者，如脑卒中（CVA）、创伤性脑损伤（TBI）、脊髓损伤（SCI）、失用性肌肉萎缩等。下肢康复机器人通过患者在床上仰卧位进行双下肢主动或被动运动，类似蹬自行车运动，通过改善患者的协调功能，增强患者躯干控制能力，增加下肢各关节活动度，改善心肺功能，防止卧床并发症，诱发患肢主动运动，减轻肌肉张力，促进协调运动恢复，防止下肢肌肉挛缩、关节变形等，可促进大、小便功能的改善。具有物理治疗的有效辅助、皮肤压力性损伤和静脉血栓形成的预防、被动训练、助力训练、主被动训练模式的治疗作用。手功能康复训练器是以空气压力为动力，自动驱使手指抓、握、伸展等被动训练，主要针对上肢与手功能障碍，如手指痉挛、麻痹、瘫痪等症状的康复训练，可以增加手指关节活动度，改善血液循环，减少手指痉挛的发生，达到手指关节放松状态的效果。通过手部训练，也能反射于脑部神经、血管。康复机器人辅助行肢体功能锻炼前须对患者进行生命体征评估，时间和频次根据患者的耐受情况循序渐进，每日1～3次，每次5～30min。该患者采用以上各个方法进行肢体功能锻炼，肌力逐渐恢复至2级，无关节僵硬、足下垂等并发症发生，转至康复医院继续行康复治疗。

（3）进行肢体功能锻炼生命体征评估

1）锻炼开始指征：40次/分≤心率≤120次/分；90mmHg≤收缩压≤180mmHg，舒张压≤110mmHg；呼吸≤35次/分；血氧饱和度≥90%。

2）锻炼暂停指征：心率＜40次/分或＞120次/分；呼吸＜5次/分或＞35次/分；血氧饱和度＜90%；颅内压＞25mmHg。

二、案例相关理论知识

（一）肢体功能障碍定义

肢体功能障碍是指由于神经系统损伤、意外创伤或其他原因导致肢体活动能力减弱或丧失，从而给家庭、医院和社会带来沉重的照护负担，肢体活动不能完全受思维控制，是主要的肢体残疾类型。肢体功能障碍包括以下几种。

1.由于外力作用或后天病变导致的先天性上肢或下肢残缺或双下肢截除。

2.上肢或下肢因外伤、病变或发育异常出现畸形或功能障碍者，不能正常活动，应及时采取手术治疗。

3.由于外伤、病变或发育异常引起的脊柱畸形或功能障碍。

4.中枢或周围神经由于外伤、病变或发育异常导致的躯干或四肢功能障碍。

（二）危重患者肢体功能锻炼的方法

1.**体位变换**　以侧卧位和仰卧位交替的方式，每隔1～2h翻身1次，如果皮肤有破损，尽量避免压迫，同时做好相应的护理。为昏迷患者鼻饲喂养时，防止食物反流，呛入气管内，要采取侧卧位；鼻饲时不宜翻身拍背，翻身应在鼻饲前或鼻饲后30min进行。

2.**良肢位的摆放**　为对抗痉挛，避免上肢屈曲和下肢过度伸展，正确摆放良肢位，每1～2小时变换一次体位，必要时选择固定器，保持肢体处于最佳功能位；鼓励患者患侧卧位，适当健侧卧位，减少仰卧位，避免半卧位，保持正确坐姿。

（1）仰卧位：患者平躺，头垫薄枕。肩胛下垫软枕，全上肢平放于枕上，肩关节稍外展，上臂旋后，肘、腕伸直，掌心向上，手指伸展分开，在患侧髋部下、臀部及大腿外侧垫薄枕，防止下肢向外展、外旋；膝下稍垫起，保持膝关节微屈，尽量保持踝关节90°，防止足下垂，必要时可穿戴足踝矫正器。尽量少采用仰卧体位，因为该体位易受紧张性颈反射的影响，激发异常反射活动，从而加强患者上肢屈肌痉挛和下肢伸肌痉挛。严禁半卧位放置患者，避免造成或加重患者的痉挛。

（2）患侧卧位：协助患者侧卧于患侧，患肢在下，健肢在上；身体向后微转，背靠靠枕，使之得到稳固的支撑；头部垫枕，避免后伸；将患侧上肢肩关节向前拉出，避免受压、后缩，保持患侧肩关节前屈不超过90°，上臂旋后，肘关节前伸，掌心向上，腕、指关节前伸；患侧下肢髋关节伸直，膝关节微屈，踝关节尽量保持90°，防止足部下垂内翻；健侧下肢屈髋、屈膝（呈迈步状）放于枕上，自然放松。可尽早采用患者卧位，是目前较为提倡的一种体位。此体位能让患侧肢体伸展，使痉挛减轻或缓解，促进本体感觉的输入，同时能对抗患侧肢体痉挛，有利于健肢活动自如。

（3）健侧卧位：协助患者侧卧于健侧，患肢在上，健肢在下；身体向后微转，背靠靠枕，使之得到稳固的支撑；头部垫枕，避免后伸；将患侧上肢尽量前伸置于枕上，保持患肢肩关节前伸，肘关节前伸，前臂前旋，腕、指关节前伸，掌心向下；将患侧下肢置于长枕上保持轻度屈曲（呈迈步状），踝关节尽量保持90°；将健侧下肢平放于床上，轻度伸髋稍屈膝。该体位避免了直接压迫患侧肩关节，减少了对患侧肩关节的损害，但对健侧肢体的主动活动有限制。

（4）床上坐位：用软枕支撑好患者的背、肩、手臂和下肢，或摇起床头成90°，躯干挺直，不能前倾，保持肘关节屈曲90°，双膝关节屈曲50°～60°，双膝下垫软枕，双侧上肢向前伸直放在床餐板或调节板上。

（5）轮椅坐位：患者躯干挺直，上身稍前倾，背靠椅背；胸前放软枕，将患侧上肢放于软枕上，手指自然舒展开；髋关节、膝关节、踝关节屈曲90°，双足平放与膝垂直，足尖前伸，双足与肩同宽，以纠正患足外旋。

3.**关节活动度训练（患肢的被动锻炼方法）**　包括活动肩部、肘关节、腕关节、手指、髋关节、膝关节、踝关节。

（1）重症患者肢体功能锻炼前的评估：①重症专科护士通过早期预警评估表（early warming score，EWS）和徒手肌力测量等方法，选择个性化的早期活动干预方案，评估患者的意识、生命体征和肌力情况。通过EWS对意识、呼吸频率、心率、收缩压和体温5个参数进行分值化，相加得出总分，总分＞5分表示存在高度风险，患者不可进行活动锻炼；4～5分或单项3分表示存在中度风险，活动中密切监测患者病情变化，达到停止锻炼标准应立即停止活动；≤3分表示存在低度风险，患者可以活动锻炼。②对意识模糊患者，即意识评分≥2分，采取被动运动的方式进行锻炼；对意识清楚患者，即意识评分≤1分，根据肌力情况选择个体化的早期活动方案。③患者肌力的评定由专业人员采用徒手肌力评定法进行评定。

（2）无意识患者肢体功能锻炼的方法：无意识患者在活动前使患者各关节处于良肢位，开始活动时采用床上被动活动四肢关节，具体如下。

1）肩关节屈曲运动：操作者一手固定患者腕部，另一手固定患者肘部，做上肢上举运动，避免过度牵拉。

2）肩关节外展运动：操作者一手固定患者腕部，另一手固定患者肘部，使上肢水平外展90°。

3）肘关节屈曲、伸展运动：操作者一手固定患者肘关节上部，另一手固定患者腕部，做肘关节屈曲、伸展运动。

4）肘关节旋前、旋后运动：操作者一手固定患者肘部，另一手固定患者腕部，做旋前、旋后运动。

5）指关节活动：操作者一手固定患者掌部，另一手从患者拇指开始做下压和内收，从上到下对每个关节进行活动，依次对拇指、示指、中指、环指、小指进行下压和内收活动。

6）髋关节屈曲运动：操作者一手固定患者足跟，前臂抵住足掌，另一手固定患者腘窝，使下肢抬腿，做髋关节屈曲运动。

7）髋关节的内收外展运动：操作者一手固定患者足踝，另一手固定患者腘窝，行下肢外展内收运动。

8）髋关节的内外旋运动：操作者帮助患者屈髋屈膝成90°，另一手扶住踝部，一手放在膝关节上，做内旋、外旋运动；对于肥胖患者，双腿伸直，一手固定患者足踝，一手固定患者膝关节，做内旋、外旋运动。

9）膝关节屈曲、伸展运动：操作者一手固定患者足跟，另一手固定患者腘窝下方，做膝关节屈曲、伸展运动，使其尽量贴近腹部，稍作停顿。

10）腓肠肌伸展运动：操作者一手固定患者足跟，前臂抵住足掌，另一手固定患者小腿，使其屈曲呈最大位。

11）踝关节旋转运动：操作者一手固定患者足掌，另一手固定小腿，行踝关节旋转运动，做内旋和外旋运动。

12）足趾关节活动：操作者一手固定足掌，另一手从患者踇趾开始下压，再往上推，依次活动每个足趾。每天3次，每个动作重复15～20次。

（3）意识清醒的患者，根据其肌力评估结果选择活动方案。

1）0～1级肌力：床上被动式活动四肢关节，与无意识患者的活动方法相同。

2）2～3级肌力：辅助行床上双侧肢体关节主动不抗阻力活动，床上坐位训练。①上肢上举：患者仰卧，上肢置于体侧，操作者予以辅助握住患者腕关节，掌心朝向身体，行上肢上举活动，保持2～5s不动，重复5次。②屈肘伸肘活动：患者仰卧，上肢置于体侧，掌心向身体方向，上臂不动，操作者握住患者上臂远端固定协助做屈肘伸肘运动，重复5次。③前臂旋前旋后：患者仰卧，由屈肘位置练习，操作者手部对患者肘关节进行辅助固定行前臂旋前、旋后运动，再过渡到伸肘位置，重复5次。④腕部主动屈曲、背伸训练：患者双手放于床面，掌心朝向身体，手腕屈曲，操作者辅助放一物品在患者手背部，嘱其伸腕用手部将物品推开，再行回屈活动，操作者再次将活动物品放回手背部，重复5次。⑤下肢主动屈伸：患者仰卧，双腿平放在床上，沿床面将足跟部缓慢向上滑使双下肢屈髋屈膝，再缓慢向下滑使双腿伸直，整个过程足跟不离床面，重复5次。⑥下肢主动内收外展：患者仰卧，活动侧足掌踩实于床面，使下肢呈屈髋屈膝位，再将下肢向内侧靠拢再向外打开，重复5次。⑦卧位屈膝踝背屈训练：患者仰卧，活动侧足掌踩实于床面，使下肢呈屈髋屈膝位，操作者手部置于患者膝关节处，予以辅助固定体位，做足踝部背屈活动，重复5次。⑧床上坐位：抬高床头＞45°，床尾放一软枕，两侧予床档保护，行坐位训练，时间15min。

3）4～5级肌力：采用床上四肢关节主动运动方法，与肌力2～3级者相同，由患者主动进行，无须辅助；协助床沿坐位：操作员对所有管路、仪器设备进行检查和妥善固定，患者先在床上进行坐位训练，再由操作员协助患者在床边放下双腿，家属在床边守护，保证患者的安全；当患者诉说或流露出厌烦情绪，拒绝在床上继续坐着的时候就结束训练。

（4）肢体功能锻炼干预停止标准：①出现呼吸困难，呼吸＜5次/分或＞35次/分，或在活动前基础上增加20%；血氧饱和度＜90%；②心率＜40次/分或＞130次/分，或在活动前基础上增加20%，在原有疾病上出现心脏节律不齐；③收缩压＜90mmHg（1mmHg＝0.133kPa）或＞180mmHg；④颅内压＞25mmHg；⑤患者明显烦躁或无法耐受。

（5）肢体功能锻炼禁忌：①深静脉血栓形成；②关节旁的异位骨化；③伴随下肢骨折早期；④生命体征不稳定；⑤中度以上疼痛；⑥躁动不安。

（6）危重患者肢体功能锻炼注意事项

1）干预前：评估患者是否处于舒适体位；评估患者进食情况（进食30min后才能进行肢体功能锻炼）；评估患者的肌力、肌张力情况；评估患者生命体征是否稳定，固定好各管道与监护设备，专人看护，确保患者安全；同时备好急救药品及抢救设施，一旦出现危急情况，立即进行抢救措施。

2）干预后：密切观察生命体征，检查各种管道并妥善固定、整理床铺、记录患者活动内容，妥善处置在活动过程中出现的不良事件。

知 识 拓 展

下肢康复机器人

随着机器人和电子信息技术的发展，按功能分为步态训练型、辅助行走型、末端驱动型等，应用于临床康复治疗的下肢康复机器人越来越多。步态训练型下肢康复机器人包括主要为患者提供生理步态康复训练的机械外骨骼支撑系统和医疗跑台；辅助行走型下肢康复机器人主要是帮助患者进行与日常生活有关的康复训练，如坐到站、站立、行走和上下楼梯等，由外骨骼和辅助行走器组成；末端驱动式康复机器人主要由可作用于人体足部进行康复训练的机械式脚踏和减重装置两部分组成。与治疗师的帮助相比，下肢康复机器人在肢体功能训练方面的优势更大。一方面能够降低对人员的密集需求，对缓解康复技术人才紧缺的现状有很大的帮助；另一方面，可以量化设定下肢康复机器人的训练输出，例如足底压力，以及有利于循证医学研究的患者输出的客观记录，例如运动时间等。下肢康复机器人可以提供高强度和重复性的锻炼训练，对医疗机构的人员来说负担大大减轻，但目前还没有一个统一的结论，需要下一步深入研究下肢康复机器人的使用频率和强度。

第八节 尿 崩 症

一、1例造釉细胞型颅咽管瘤伴尿崩症患者的案例实践

（一）病例介绍

患者女性，53岁。患者因"鞍区病变伽马刀治疗后12年，视力下降4年余，加重伴头痛头晕3个月"入院，2个月前患者无明显诱因出现视力下降加重、视野缺损、间断性头部胀痛及行走障碍，无烦渴多饮多尿，全身乏力，当地医院CT及MRI检查提示鞍区占位伴脑积水，患者自发病以来精神食欲差，小便正常，大便困难，体重无明显改变，甘露醇脱水对症治疗，完善术前相关检查示血小板低，予以升血小板治疗，充分评估后进行"鞍区占位病变切除术"，术后视力、视野较术前变差，尿崩，水、电解质紊乱，垂体激素水平下降，营养风险及低蛋白血症，胸部CT提示肺部感染，查垂体激素水平提示甲状腺激素及皮质醇降低，病理诊断为造釉细胞型颅咽管瘤，予以口服去氨加压素片控制尿量，抗癫痫治疗预防脑血管痉挛，神经营养支持治疗，激素替代治疗，雾化祛痰及头孢类抗生素抗感染治疗，肠外营养及补充蛋白，术后第20天患者出院。

（二）临床诊断

①鞍区颅咽管瘤；②脑积水；③视力、视野缺损；④中枢性尿崩；⑤电解质代谢紊乱；⑥高乳酸血症；⑦营养风险；⑧脑血管痉挛；⑨垂体功能减退；⑩糖尿病；⑪肺部感染；⑫血小板减少症；⑬低蛋白血症。

（三）主要治疗

①鞍区占位病变切除术；②脱水治疗；③抗感染治疗；④纠正水、电解质紊乱；⑤平喘止咳化痰治疗；⑥降糖治疗；⑦营养支持治疗；⑧升血小板治疗；⑨激素替代治疗；⑩预防脑血管痉挛治疗；⑪补充蛋白治疗。

（四）护理评估及监测要点

1. **生命体征监测**　给予心电监护，密切观察患者的体温、心率、心律、呼吸及血压的变化；进行中心静脉压检测；了解患者的有效血容量、心功能和血管张力等状况，同时也要避免低灌注引起的脑缺血。尤其要注意患者脉搏和呼吸的变化，当发生颅内高压时，脉搏可慢而有力，呼吸频率可能不规则或深浅不一。

2. **尿量及电解质监测**

（1）尿液的监测：严密观察尿量，颅咽管瘤术后尿崩症的发生率较高，尿崩程度严重，持续时间长，恢复比较慢。因此，术后监测记录患者尿量、尿比重、尿渗透压是观察的重点，尤其是准确记录24h尿量和24h出入量特别重要。术后常规留置导尿管，采用精密尿袋准确计量，观察尿液颜色变化。若发现尿量增多，颜色逐渐变浅，排除摄入量过多的情况下应考虑多尿或尿崩，尿量＞200ml/h，排除大量饮水、应用利尿剂等因素，应及时报告医师，观察有无尿崩症发生。观察患者的皮肤弹性，以便及时发现脱水征象，必要时行中心静脉压监测。

（2）电解质监测：对于低钾和低钠的患者，采取静脉和口服的方式补钾、补钠；高钠的患者不仅限制钠的摄入，还应大量补水。补液量依据尿量，遵循出入量平衡原则。可按如下公式计算：静脉输液量＋胃肠道补水量（食物＋饮水）＝尿量＋非显性失水（500ml）＋呼吸（400ml）＋胃肠道失水量（便）。轻度的尿崩症可不予药物处理，补充液体量即可；中度以上的尿崩症除补充液体量外，可给予口服醋酸去氨加压素或皮下注射神经垂体素，但要警惕电解质紊乱。低钾患者补液时，既要防止过度限制饮水导致的高渗性脱水，又要防止独饮白开水而致的水中毒。高钠脱水严重者，血液黏稠度增加，需监测血钠浓度。静脉补液时，能口服补液者口服补液，以稀释血液，防止血栓形成；低钠清醒者鼓励其进食含钠高的食物，饮水中加食用盐，浓度以0.9%为宜。低钾且可进食者，鼓励进食含钾高食物，如香蕉、桃子、猕猴桃、菠菜、紫菜、海带、牛肉、羊肉、鱼肉、腰果、杏仁、玉米、燕麦等，饮用橙汁或其他果汁。

3. **意识状态及神经系统观察**　密切动态观察患者神志、瞳孔、四肢肌力等。神志的变化可能提示颅内情况的改变，如颅内血肿、脑水肿等，瞳孔的变化往往早于生命体征的变化，是反映颅内压和神经状态的重要指标。观察双侧瞳孔的大小、形态及对光反射。观察患者肢体活动情况，包括肌力、肌张力及病理征等，肢体活动异常可能提示神经系统的损伤或压迫。

4. **视力视野评估及护理要点**　视力下降及视野缺损是该患者就诊前的主要症状，也是颅咽管瘤诊断和治疗过程的重要环节，是颅咽管瘤的常见症状。评估主要是以患者主诉结合视力测试及视野测试结果辅助监测。视力测试可用视力表或自动验光仪等设备进行测试，了解患者视力情况，记录裸眼视力及矫正视力，进行术前术后视力情况的比较，视野测试有动态视野测试、静态视野测试及粗略测试3种方法，条件允许可借助视野计等专业设备准确测量视野范围，评估视神经的受损情况。

5. **激素替代治疗护理要点**　患者术后接受激素替代治疗，方案为：甲泼尼龙琥珀酸钠静脉滴注，12h1次，每次160mg，醋酸泼尼松片口服，每日3次，每次5mg；左甲状腺素钠片口服，每日1次，每次50μg；醋酸去氨加压素片口服，8h 1次，每次0.1mg。

根据激素指标监测结果，将患者的激素替代治疗方案调整为：甲泼尼龙琥珀酸钠静脉滴注，12h1次，每次80mg，左甲状腺素钠片口服，每日1次，每次50μg；醋酸去氨加压素片口服，8h1次，每次0.1mg。根据患者激素指标复查结果、24h尿量和精神状况，将其激素替代治疗方案进一步调整为：甲泼尼龙琥珀酸钠静脉滴注，12h1次，每次40mg；左甲状腺素钠片口服，每日1次，每次75μg；醋酸去氨加压素片口服，每日8：00 0.05mg、12：00 0.1mg、17：00 0.1mg；垂体后叶注射液皮下注射，12h1次，每次6U。阶段治疗后，患者24h尿量逐渐正常，精神状况逐渐好转，皮质醇等部分激素指标值较前明显改善。

6.中枢系统感染观察要点　术后应密切观察患者有无高热、头痛、呕吐等中枢系统感染症状，一旦发现感染迹象，立即抗感染治疗。

7.肺部感染观察要点　肺部感染是术后患者最常见的并发症之一，主要症状为咳嗽、咳痰、呼吸困难、胸闷、发热等，定期翻身、拍背、促进痰液排出，保持病室环境清洁，减少交叉感染可能性，指导患者深呼吸训练及主动咳嗽排痰。

8.血糖监测要点　该患者术后血糖控制欠佳，予以定时监测血糖，对症用药，指导糖尿病饮食，指导患者按时按量服药，观察药物疗效及不良反应，观察血糖、糖化血红蛋白等了解药物疗效，对于口服磺脲类药物需观察有无低血糖反应。

二、案例相关理论知识

（一）颅咽管瘤

1.颅咽管瘤的定义和临床表现　颅咽管瘤（craniopharyngioma，CP）指由外胚叶形成的颅咽管残余的上皮细胞起源的胚胎残余组织肿瘤，是一种在临床上较为常见的先天性颅内良性肿瘤，亦是一种罕见的良性脑肿瘤恶性临床表现的鞍区肿瘤，位于鞍区和鞍上区，靠近视交叉、垂体和下丘脑等重要组织结构。颅咽管瘤多在相关症状出现数年后才被确诊，症状以颅内压增高和肿瘤占位引起的内分泌功能障碍和视力障碍为主，出现相关症状应进行进一步的神经影像学检查，以早期发现颅咽管瘤。在颅咽管瘤确诊时，40%～87%的患者至少存在1种内分泌障碍；由甲状腺功能减退或生长激素缺乏引起的生长发育迟缓是儿童最常见的表现；性功能障碍是成人最常见的内分泌功能障碍表现，90%的男性存在勃起功能障碍，大多数女性会发生闭经。部分患者并发下丘脑功能障碍，主要表现为肥胖、疲劳、精神行为异常、昼夜节律改变、渴感减退或消失、尿崩等。

2.颅咽管瘤的治疗　手术是颅咽管瘤的最主要治疗手段，根据颅咽管瘤外科学分型（Qi-Songtao classification，QST分型），T型颅咽管瘤与下丘脑之间均有一层软膜或胶质增生带相隔，几乎所有的患者都可以通过全切除彻底治愈颅咽管瘤。次全切或部分切除的手术方法可降低患者在短期内肥胖和尿崩症的发生率。该病对放疗不敏感，但放疗可延缓肿瘤复发，不能治愈，远期疗效欠佳。手术入路主要有3类：颅外入路（经蝶入路），脑外入路（额下、翼点、前纵裂入路等）；脑实质入路（经侧脑室、经胼胝体等入路）。

（二）尿崩症

1.基本概念与诊断依据　尿崩症（diabetes insipidus，DI）是一种罕见的内分泌疾病，是由于抗利尿激素（antidiuretichonnone，ADH）分泌不足或肾脏对血管升压素反应缺陷导致的尿液异常浓缩功能障碍，患者表现出多尿、烦渴、低比重尿等症状。诊断尿崩症的关键指标包括24h尿量超过4000ml，尿比重低于1.005，以及血钠水平通常正常或轻度升高。

2.临床表现与分型　尿崩症患者通常起病较急，症状明显，可能出现极度口渴、频繁排尿、脱水、疲劳等表现。根据发病速度，尿崩症可分为急性和慢性两种类型，其中急性尿崩症通常与颅脑损伤、肿瘤、感染等病因相关，而慢性尿崩症则可能由遗传因素、自身免疫病或其他全身性疾病引起。亦可分为原发性烦渴、肾性尿崩症（nephrogenic diabetes insipidus，NDI）和中枢性尿崩症（central diabetes insipidus，CDI）等。

（1）中枢性尿崩症的诊断标准：①排除术后过度补液、高糖、脱水利尿剂，糖尿病及肾功能障碍等引起的多尿；②临床表现为烦渴多饮；③尿量大于液体入量，尿量＞250ml/h，且连续2h以上，或尿量＞4000ml/24h；④尿比重＜1.005或尿渗透尿＜300mmol/L，血浆渗透压＞300mmol/L；⑤禁水-加压素试验无效。

（2）中枢性尿崩症分期分级诊断标准：为了更好地区分术后不同性质的尿崩症，我们根据患者术后出现尿崩的时间点将其分为急性尿崩和迟发性尿崩；根据尿崩持续的时间，将尿崩症分为一过性、永久性、三相性。根据24h尿量将尿崩严重程度分为轻度（≤5000ml/24h）、中度（5000～6000ml/24h）、重度（＞6000ml/24h）。

3.尿崩症的治疗　治疗尿崩症主要采取替代疗法、病因治疗及对症治疗。替代疗法旨在补充外源性抗利尿激素（arginine vasopressin，AVP）类似物，恢复尿液正常浓缩功能；病因治疗则针对原发病因进行干预。同时，维持水、电解质平衡，避免脱水与电解质紊乱至关重要。日常生活中，患者应规律作息，充足睡眠，避免过度劳累与压力过大，饮食宜低盐、低脂、高蛋白，并控制水分摄入。激素替代治疗患者应定期监测激素水平，确保安全。生活方式调整方面，患者应避免剧烈运动后大量饮水，可适度进行散步、瑜伽等温和运动。家属与朋友的关爱同样重要，通过陪伴与交流减轻患者的心理压力。长期管理策略包括定期复查、遵医嘱调整治疗方案及生活方式。通过积极参与自我健康管理，患者可减轻心理负担，提高生活质量，减少疾病对生活的影响。社会层面亦需关注尿崩症患者。家庭、工作单位及社会大众应给予患者理解与接纳，共同创造一个包容、支持的生活环境，助力患者战胜病魔，享受正常生活。治疗尿崩症需患者、医师及社会的共同努力，让我们携手为患者带去希望与力量。

知 识 拓 展

精密集尿器

精密集尿器是一种医疗器械，主要用于收集和计量尿液，特别适用于需要精确计量尿液的患者。这种设备通常具有防尿液回流的设计，以避免尿液逆流感染，确保使用的安全性和卫生性。精密集尿器采用国外先进技术，经过自主创新后开发，具有时尚的外观和多元化的功能。其关键特点如下。

尿液回流设计：精密集尿器具备三重保护，防止尿液回流，确保使用的安全性和卫生性。

精确计量：中间精密计量盒能够分段计量尿液的数量，提供准确的尿液量数据。

方便的操作：设备配备有方便简洁的挂钩设计和尿液排放口，使得医务护理人员的操作更加简便。

先进的技术：头部采用先进技术防止软管折断，导尿管连接处有无针取样口，方便采样。

精密集尿器是国内目前先进的封闭式尿液排放系统，适用于各种需要精确计量尿液的临床情况，如尿流量监测、术后引流等。使用精密集尿器可以大大减少医务人员的工作量，同时提高患者护理的质量和效率。

第九节 电解质紊乱

一、1例鞍区肿瘤患者术后并发水、电解质紊乱患者的案例实践

（一）病例介绍

患者女性，60岁。因"头晕，头痛伴视物模糊2个月"入院。入院诊断：垂体腺瘤。入院第2天，患者剧烈呛咳后突发意识障碍。查体：双瞳散大，直径4mm，对光反射消失，血压168/95mmHg，呼吸12次/分，心率60次/分，血氧饱和度98%。立即予以甘露醇、呋塞米对症处理，行急诊颅脑CT：颅内水肿加重、中线结构移位明显，垂体窝区见囊实性团块影，大小约为4.5cm×3.5cm×5.0cm，边界欠清，周围少许脑水肿。急诊行"颅脑肿瘤切除"。术后查体：双瞳等大，直径约2mm，对光反射消失，GCS评分3分。予以甘露醇减轻脑水肿、预防癫痫、抗感染、输血等治疗，查血提示：血钠157.5mmol/L，血钾2.98mmol/L，予以静脉补钾、补液降钠，术后第2天，患者意识有所恢复，刺痛躲避，不能按吩咐动作，GCS评分6分，全天尿量6000ml，查血：血钠165mmol/L，血钾2.78mmol/L。考虑存在尿崩，予以醋酸去氨加压素控制尿量、管喂温开水、补钾、限制钠盐摄入。经积极控制，患者尿崩得到控制，电解质逐渐恢复正常。由ICU转回普通病房。

（二）临床诊断

①垂体腺瘤卒中；②脑疝；③颅内压增高；④腹泻；⑤尿崩症；⑥电解质紊乱。

（三）主要治疗

①垂体瘤切除；②甘露醇、甘油果糖减轻脑水肿；③预防癫痫；④抗感染；⑤控制尿崩；⑥纠正电解质紊乱；⑦营养支持治疗。

（四）护理评估及监测要点

1.水、电解质紊乱护理监测及护理要点　鞍区肿瘤术后水、电解质紊乱是常见的并发症之一。鞍区肿瘤手术可能损伤下丘脑、神经垂体及垂体柄，造成抗利尿激素分泌不足、释放及转运障碍，引起中枢性尿崩，易并发电解质紊乱。该患者同时因突发瘤卒中导致脑疝需使用甘露醇等渗透性脱水剂来降低颅内压，所以两种因素共同导致患者术后出现尿崩现象，并出现持续性高钠血症和低钾血症。该患者术后出现尿崩症，全天尿量波动于5000～6500ml，血钠142～165mmol/L，血钾2.5～2.78mmol/L，乳酸5.2～5.9mmol/L。

（1）密切监测病情变化：严密观察患者意识、皮肤弹性、黏膜色泽等症状，连续3d每12小时监测电解质，每6小时监测血气分析，每4小时监测中心静脉压。正常后改为24h检查1次电解质，并根据尿量动态调节。

（2）采用精密记尿器动态观察记录每小时尿量：准确记录24h出入量，密切监测尿渗透压、尿比重，观察尿液颜色。该患者出现尿崩，遵医嘱予以管喂醋酸去氨加压素0.1g，每日3次，静脉泵入垂体后叶素18U，每日2次，并根据尿量调整用药剂量。根据患者尿量，量入为出，积极补充流失的液体量，同时监测乳酸值，及时调整补液速度，采用容量泵控制每小时输液速度，保持患者24h出入量平衡。

（3）低钾及高钠处理：①该患者持续血钾严重降低，补钾量大，故选择经中心静脉导管静脉泵入氯化钾注射液，微量泵严格控制补钾速度。血钠高，限制钠盐摄入尽量采用5%葡萄糖注射液为各种治疗药物的溶剂。②胃肠道补液是最安全有效的方法，经胃肠道补充水分，可降低高渗状态，又能为细胞提供需要的游离水，避免因输液出现较多肺、脑水肿等不良后果。遵医嘱管喂38～42℃温开水300ml，每日3次，以稀释血钠，使用肠内营养泵连续输注，控制管喂速度，补液速度不宜过快。③需密切监测患者电解质情况，血钠降低速度以不超过每小时2mmol/L，避免造成低渗脑肿胀，全天血钠变化速度不超过12mmol/L，避免引起脱髓鞘病变。

（4）血糖监测：该患者无糖尿病史，但术后应激状态及大量体液丢失，导致患者血液浓缩，出现应激性高血糖反应，每4小时监测1次血糖，当血糖升高时及时予以胰岛素对症处理，控制血糖稳定在7.8～10.0mmol/L。

2.胃肠功能评估及护理监测要点　术后第5天，患者解便每天5次，量约690ml，血钾3.04mmol/L。采用Hart腹泻计分法来进行腹泻评估。该患者24h内Hart评分＞12分，判断发生腹泻。长时间腹泻也易导致电解质紊乱，所以做好患者胃肠道评估及监测至关重要。

（1）严密观察患者：排便次数、量、粪便性状、气味，及时报告医师，并做好记录，遵医嘱正确留取粪便标本并送检，查找病因，对症处理。营养液输注期间注意"六度"管理，使用肠内营养泵连续输注，控制管喂速度，保持管道的通畅，预防管内食物残渣变质加重腹泻。使用加温器控制营养液温度38～40℃。管喂期间床头抬高30°～45°，防止反流、误吸、腹胀等并发症。

（2）超声评估胃残余量：具体监测方法详见第2章第二节。

（3）合理规范使用药物：大剂量应用抗生素易破坏胃肠道屏障，引起肠道功能紊乱，大便培养提示球杆比为1∶4，提示肠道菌群失调。遵医嘱规范使用抗生素，运用双歧杆菌调节肠道菌群，及时运用蒙脱石散止泻，密切观察大便性状。

3.呼吸功能评估及护理监测要点　脑疝导致患者昏迷，术后短时间内意识未恢复，故予以早期气管切开。严密观察患者呼吸状态、血氧饱和度、氧合指数等情况。保持床头抬高＞30°，及时清理口腔分泌物，减少误吸的可能，及时调整气管切开处系带松紧度，以能伸入1指为宜，防止压迫颈内静脉影响大脑血液回流。维持该患者气囊压力在22cmH₂O，每4小时监测1次，按需吸痰。患者气管切开术后，血性分泌物流入气道，易形成痰痂和血痂，加强气道湿化管理，保持室内湿度55%～65%。给予乙酰半胱氨酸＋特布他林行雾化吸入，每日4次，气管切开口给予生理盐水浸湿后的双层湿纱布覆盖。

4.体温评估及护理监测要点　患者术后第5天出现高热，最高体温39.0℃，采用冰毯控制体温，取痰培养、血培养送检，肺泡灌洗液查见嗜麦芽窄食单胞菌、屎肠球菌，根据培养结果及药敏合理使用抗菌药物，控制肺部感染。严格执行手卫生、接触隔离。

5.躯体康复训练及护理监测要点　术后第5天，该患者呼叫睁眼，刺痛躲避，左侧肢肌力正常，躁动，右侧肢体肌力1级。为预防非计划拔管，左侧肢体行保护性约束，约束用具松紧度以能容纳1～2横指为宜，同时每2小时检查患者局部皮肤颜色、温度、感觉、局部血供等情况。患者右侧肢体肌力差，将患者右侧肢体置于功能位，穿戴丁字鞋预防足下垂，丁字鞋内予棉垫保护，每2小时检查患者局部皮肤，预防器械相关性压力性损伤的发生。每日辅助患者右侧肢体行被动活动，包括内收、外展、旋转、屈伸每日2次，每次20～30min，每2小时翻身1次。

二、案例相关理论知识

（一）神经外科常见水、电解质紊乱原因及处理

水和电解质是维持生命基本物质的组成部分，水、电解质平衡是细胞正常代谢所必需的条件，是维持人体生命、维持各脏器生理功能所必需的条件。水、电解质代谢紊乱是指任何原因引起人体体液内水与电解质的量、组成或分布的异常，进而导致的生理功能紊乱。如果不能及时纠正，可使全身各器官系统特别是心血管系统、神经系统的生理功能和机体的物质代谢发生相应障碍，严重时导致死亡。神经外科患者术后早期易出现尿崩、电解质紊乱等并发症，电解质急剧的变化常给临床医师带来苦恼。

1.中枢性尿崩症　由于手术损伤垂体后叶、垂体柄及下丘脑，造成ADH合成、分泌减少，使肾脏对水的重吸收减少。尿崩症可以为暂时性或长期性，临床特征为：患者口渴明显，饮水增多：尿量明显增多（每日可达数升以上），尿比重低（＜1.005），尿渗透压低（＜150mOsm/L）：血电解质检查，血钠可在正常范围内或稍高。

治疗原则：①适当给予ADH，如垂体后叶素、去氨加压素等，持续尿崩者需长期替代治疗；②补充水分，维持体液平衡。

2.抗利尿激素分泌不当综合征（syndrome of inappropriate antidiuretic hormone secretion，SIADH）　手术刺激下丘脑渗透压感受器、垂体后叶，ADH分泌增加，造成肾脏对水重吸收增加，导致体内水潴留。SIADH亦可见于颅脑外伤、蛛网膜下腔出血等情况。临床特征为：血容量增加，血压正常或增高；低血钠（＜130mmol/L），低血渗透

压（＜270mOsm/L）；肾功能正常，尿钠排除量增加（＞80mmol/d），尿渗透压增高（＞300mOsm/L）。

治疗原则：①限制液体入量（＜1000ml/d），使用利尿剂以纠正稀释性低钠血症；②对于严重低钠血症（＜120mmol/L），应在利尿同时补充高渗盐水。

3.脑性盐耗综合征（cerebral salt wasting syndrome，CSWS）　发病机制尚不明确，可能与利尿钠因子的分泌失衡有关，临床特征有：血容量减少，血压降低，呈脱水状态；尿量增加，尿钠高，尿比重正常；血钠降低。

治疗原则：补充容量，纠正低钠血症，严重低钠者可使用高渗盐水。

4.脑性潴盐综合征　亦称神经源性高钠血症，主要由于下丘脑渗透压感受器、渴中枢受损有关。亦见于颅脑外伤、前交通动脉瘤、中枢性感染等情况。临床特征为：血容量减少，低血压；高血钠（＞150mmo/L），且限盐后仍不降低；肾功能正常，低尿钠。

治疗原则：①治疗原发病，补充水分以恢复血容量；②限制钠盐摄入；③在血钠高且血容量充足的情况下可使用利尿剂，以促进钠的排出。

（二）神经外科患者常见电解质紊乱

1.高钠血症

（1）高钠血症即血清钠浓度超过正常范围（通常＞145mmol/L）：是神经外科患者常见的并发症之一，其病死率高达73.0%～82.4%，且患者的血钠水平越高，提示其预后越差。高钠血症的分级：轻度增高，145～160mmol/L；中度增高，161～170mmol/L；重度增高，＞170mmol/L。

（2）临床表现：常见症状有口渴、乏力、尿少、唇舌干燥、皮肤失去弹性、眼窝下陷、烦躁不安、肌张力增高、腱反射亢进；严重时可出现心动过速，体温上升，血压下降、躁狂、幻觉、错乱、谵妄、抽搐、昏迷甚至死亡。

（3）神经外科患者易高钠血症发生原因：①医源性因素。大剂量反复应用高渗性脱水剂、利尿剂及糖皮质激素；治疗时应用过多的含钠药物。②摄水减少。鞍区肿瘤手术引起的口渴感丧失，导致摄水减少。③中枢性因素。下丘脑损伤后抗利尿激素（ADH）分泌减少和血中糖皮质激素的增高，肾脏排水增多使细胞外钠增高，导致中枢性尿崩。

（4）常见的治疗和护理：①对于高钠血症应严格限制钠的摄入，必要时禁钠。②积极补液。补充丢失水分，补水为主，补钠为辅。可经鼻管喂温开水补水，静脉补液应优先选择低渗溶液，如5%葡萄糖溶液。为了避免脑水肿，应以每天不超过10mEq/L（10mmol/L）的速度纠正高钠血症。可以通过以下公式估计补水量：补水量＝总体水分［0.6×体重（kg）］×［血清钠/140（或目标血清钠）–1］。严重高钠者纠正时不宜过快，以每小时下降0.5～1mmol/L为宜。过快易导致脑水肿或神经脱髓鞘病变。③治疗原发病，去除病因，必要时停用脱水剂。中枢性尿崩症引起的多尿可使用去氨加压素、垂体后叶素治疗，噻嗪类利尿剂增加近曲小管的钠和水重吸收，可用于减少肾性尿崩症的尿量。

2.低钾血症

（1）低钾血症即指血清钾浓度低于正常范围（通常＜3.5mmol/L）。这可能与手术创伤、药物使用及患者自身的代谢异常等多种因素有关。

（2）临床表现：全身虚弱、疲劳、肌痛、意识模糊和反射减弱。还有胃肠道的反应如肠道蠕动减慢、便秘、胃无力甚至麻痹性肠梗阻。典型的心电图改变是T波平坦、ST段降低和心律不齐，对洋地黄的敏感性升高。

（3）神经外科低钾血症发生原因：①长期禁食、昏迷、神经性厌食等导致钾摄入不足。②频繁的呕吐和反复脱水治疗导致钾丢失过多：明显的颅内压增高会导致患者发生剧烈的喷射性呕吐，而频繁呕吐导致钾的大量丢失。为防止这种情况发生，对于出现明显颅内压增高的患者，临床上一般应用甘露醇或利尿剂进行脱水治疗，以减轻患者的症状，防止脑疝的发生。但脱水治疗后尿量增高，大量的钾随尿液排出。因此也容易造成低钾血症的发生。

（4）常见的治疗和护理：①轻度低钾血症者以口服氯化钾为佳，静脉补钾量根据血钾浓度而定，每天40～80mmol。补钾原则：静脉输液中钾浓度不宜超过3‰，静脉补钾速度不超过40ml/h，见尿（40ml/h）补钾。②准确记录尿量，观察肾功能。尿少或肾功能不全者，不能高浓度补钾。

知识拓展

渗透性脱髓鞘综合征

渗透性脱髓鞘综合征（osmotic demyelination syndrome，ODS）或中央脑桥髓鞘溶解（central pontile myelinolysis，CPM）是一种严重的神经系统疾病，主要表现为脑桥中央髓鞘溶解症和脑桥外髓鞘溶解症。其发病原因及具体机制尚不清楚。1976年Tomlinson首次发现治疗严重低钠血症时，快速纠正血钠水平可能出现严重并发症ODS。此后又有证据表明，长期饮酒、营养不良、长期使用抗利尿药、肝衰竭、烧伤等也可以成为ODS的危险因素。临床表现为在低钠纠正后，脑病表现暂时缓解，但一段时间后，神经症状进一步恶化，如假性延髓麻痹和痉挛性麻痹后出现一过性脑病行为改变甚至昏迷。神经胶质细胞凋亡是ODS发生最根本原因。

第十节　肠内营养不耐受

一、1例脑占位性病变术后肠内营养并发腹泻呕吐患者的案例实践

（一）病例介绍

患者女性，68岁，主因"头晕1个月余，影像学检查发现颅内占位5d"入院。行颅脑增强MRI示：左侧小脑半球见团块影，大小约49mm×38mm，考虑小脑肿瘤性病变，小脑转移性肿瘤可能大；幕上脑室梗阻性脑积水伴周围间质性水肿。入院后完善检查，排除手术禁忌后，在全身麻醉下行"肿瘤切除＋脑皮质切除＋颅骨修补术"，术后入ICU予以有创呼吸机治疗，以甘露醇脱水降颅内压，抗感染，控制血压，控制血糖，维持水、电解质平衡等治疗。患者开颅术后暂未拔除气管插管，不能经口进食，需要营养支持，经评估后优先启动肠内营养支持治疗。术后第2天，首先经胃管管喂温开水，

患者无不适，逐渐管喂短肽型营养液。患者胃肠道不耐受，出现呛咳、反流、呕吐、腹泻，予以甲氧氯普胺止吐，蒙脱石散止泻，并调整管喂营养液速度，患者病情逐渐好转，并顺利停机拔管；在术后第7天复查CT后，顺利转回普通病房继续治疗，并顺利好转出院。

（二）临床诊断

①脑占位性病变；②肺部感染；③高血压；④糖尿病。

（三）主要治疗

①抗感染治疗；②脱水控制颅内压；③营养支持治疗；④控制血压、血糖；⑤维持水、电解质紊乱。

（四）护理评估及监测要点

1.营养治疗 通过中国急诊危重症肠内营养治疗的专家共识指出，在患者胃肠道正常完整情况下，早期营养支持的启动时间不宜超过48h。肠内营养有助于维持肠道完整性、能调节应激和全身免疫反应、减轻疾病严重程度及改善预后。术后再次对该患者进行营养风险筛查，NRS2002评分为6分，PG-SGA评分为8分，存在中度营养不良，在多学科团队联合讨论之后，进行急性胃肠功能损伤评估，营养治疗前，使用床旁超声评估，胃窦运动可，肠蠕动可，选择的短肽型预消化型肠内营养液作为该患者首选剂型，该患者术后1d启动肠内营养，根据肠内营养的目标能量25～30g/（kg·d）来确定静息目标能量，计算出该患者的目标能量为1400～1680g。蛋白质需求量预计在1.2～2.0g/（kg·d），该患者的蛋白质预计量在67.2～112g/d。术后第2天，再次对该患者实施胃肠耐受性评估，动态调整营养液总量为1000ml，管喂的起始速度30ml/h，逐渐调整至80ml/h，密切观察患者有无腹胀、腹泻、呕吐、误吸等并发症。术后第3天，营养液总量调整为1500ml，管喂起始速度为80ml/h，逐渐调整至100ml/h，患者自解黄色水样便2190ml，患者腹泻。主管医师动态调整了营养液的总量，从1500ml/d调整为1000ml/d，管喂速度从80ml/h降至30ml/h，该患者腹泻症状明显好转。

2.腹泻时的处理要点 术后第3天，患者解便每天5次，量约2190ml，采用Hart腹泻计分法来进行腹泻评估，该患者24h内Hart评分＞12分，判断该患者发生腹泻。

（1）严密观察患者排便次数、量、粪便性状、气味，并做好记录，正确留取粪便标本并送检，查找病因，以便对症处理。

（2）肠内营养"六度"管理：营养液输注期间注意"六度"管理，即速度、浓度、温度、角度、清洁度、舒适度。使用肠内营养泵连续输注，控制管喂速度，逐步增减管喂速度，提高肠内营养耐受性，保持管道的通畅，预防管内食物残渣变质加重腹泻。营养液温度保持在22～25℃的室温环境中，同时使用加温器控制营养液温度38～40℃。营养液在有效期内，现启现用，24h内输完，避免污染。输注管道每24小时更换，输注完毕，鼻胃肠管末端用纱布包裹避免污染。管喂期间床头抬高30°～45°，防止反流、误吸、腹胀等并发症，每4小时进行胃肠耐受性评估一次。

（3）合理规范使用药物：运用双歧杆菌调节肠道菌群，用药过程中注意不能与抗菌药物同服，需与抗菌药间隔2h以上，40℃温水管喂，不与抗酸剂合用。及时运用蒙脱石散止泻，密切观察大便性状。

3.肛周失禁性皮炎的预防　神经外科重症患者腹泻后由于皮肤长期暴露在粪便中，极易导致皮肤出现潮湿浸润损伤，从而诱发失禁性皮炎。对该患者由于腹泻，肛周皮肤发红，如何进行肛周皮肤护理尤为重要。①制订皮肤护理方案，即"一洗，二润，三保护，四隔离"。选择pH温和的，接近正常皮肤的冲洗液或含清洗液的湿巾，避免使用肥皂液清洁皮肤，清洗皮肤动作轻柔，避免用力摩擦，使用一次性棉球进行冲洗。患者便后均用温水进行冲洗。使用紫草油涂抹肛周皮肤，减少对皮肤的摩擦，并联合6～8L/min氧气疗法吹臀。该患者腹泻期间，肛周皮肤完整，轻度发红、为轻度失禁性皮炎，采用造口粉联合皮肤保护膜的"三明治"式保护法，即"粉—膜—粉—膜—粉—膜"的多层相叠，使保护膜牢固，达到严密隔离的效果，避免肛周皮肤再次发生损伤。②有效大便收集可避免失禁性皮炎的发生。当腹泻大便呈水样且量多，选择安置气管插管代替肛管进行引流，向气囊注入20～30ml，固定肛管不易脱出，并密切观察肛管气囊压力，大便性状、量、及时挤压，避免大便呈糊状后堵管。当患者腹泻逐渐好转，大便呈糊状，肛管不易引出，予以拔除肛管，选择一件式造口袋进行大便收集。经过精心的护理干预，该患者肛周皮肤好转。

4.呕吐时的处理要点　在处理神经外科手术患者呕吐时，重要的是综合考虑患者的整体状况，根据具体情况制订个性化的护理方案，确保患者尽快康复和减轻不适。①评估原因：首先要评估呕吐的原因。手术后呕吐可能由许多因素引起，包括麻醉药物、手术刺激、胃肠道问题。该患者一方面可能是因为脑外术后，脑水肿严重、颅内压增高导致呕吐；另一方面可能是因为管喂营养液，胃肠不耐受而引起的呕吐。②监测液体摄入：鉴于手术后液体摄入可能受限，监测患者的水分摄入很重要，及时补充电解质溶液。③药物治疗：该患者给予枸橼酸莫沙必利5mg一日3次管喂促进胃肠蠕动，呕吐严重的时候给予甲氧氯普胺肌内注射；由于该患者反复呕吐，误吸风险高，根据指南推荐，首选鼻肠管进行喂养，可以将营养液输送到空肠，有助于减少胃肠道不良反应。遂予床旁盲视下成功安置鼻空肠营养管后，呕吐次数明显有所减少。鼻肠管的设计可以将营养液输送到空肠，有助于减少胃肠道不良反应。

5.高热时的处理要点　该患者术后第1天，体温38.6℃，遵医嘱抽取血培养及血送检，发热期间患者的心率波动在88～106次/分，同时及时补充水分、营养及电解质。予以物理降温后30min复测。及时擦干汗液，保持皮肤清洁，严密观察体温及生命体征的变化；使用了降压药及降糖药，使两者处于在稳定状态。

二、案例相关理论知识

（一）肠内营养不耐受的定义及临床表现

肠内营养耐受不良（enteral nutrition intolerance，ENI），或称喂养耐受不良（feeding intolerance，FI），是指肠内营养过程中发生的一系列相关症状体征，如腹痛、腹胀、恶心呕吐、腹泻、胃残留量增加和肠鸣音消失等，是肠内营养的常见并发症。

（二）腹泻及呕吐的分类

1.腹泻的分类

（1）急性腹泻：持续时间短暂，通常在1～2周自行消失。

（2）慢性腹泻：持续时间较长，可能持续数周甚至数月。

（3）渗透性腹泻：由于某些物质在肠道内吸收不良导致肠液增加引起的腹泻。

（4）分泌性腹泻：由于某些物质在肠道内大量分泌引起的腹泻。

（5）病原体性腹泻：由细菌、病毒或寄生虫感染引起的腹泻。

（6）药物性或毒素性腹泻：由于某些药物或毒素引起的腹泻。

2.呕吐的分类

（1）轻度呕吐：少量的呕吐，可以自行缓解。

（2）中度呕吐：较多次数的呕吐，可能需要一些治疗干预。

（3）重度呕吐：频繁或大量呕吐，可能导致脱水和其他严重并发症。

（4）循环性呕吐综合征：一种稀有的疾病，患者会出现周期性呕吐。

（5）大脑性呕吐：由于中枢神经系统问题引起的呕吐，如脑部损伤或疾病。

（6）运动性呕吐：由于晕船、车厢摇晃等运动引起的呕吐。

（7）感染性呕吐：由于感染或食物中毒引起的呕吐。

（三）腹泻的评估及分级

1. Hart腹泻评分（表3-7） 若患者24h内腹泻评分累积值≥12分，则判断为腹泻。

表3-7 Hartt腹泻评分表

形态	估计容量（ml）		
	＜200	200～250	＞250
成形	1	2	3
半固体	3	6	9
液体状	5	10	15

2.腹泻耐受性分级及处理措施 如表3-8。

表3-8 腹泻耐受性分级

症状分级	Ⅰ度	Ⅱ度	Ⅲ度	Ⅳ度
症状表现	大便次数＜4次/日，轻微湿软	大便次数4～6次/日，量500～1000ml，大便较湿且不成形	大便次数≥7次/日，量＞1000ml稀便或水样便	腹泻伴血流动力学改变，危及生命
处理措施	保持或增加输注速度	保持输注速度，6h复查	管喂速度减半，通过喂养管给予止泻药物，并转为短肽类配方喂养	药物治疗，24h复查，停止输注EN

⚪知⚪识⚪拓⚪展⚪

胃窦横截面积评估

　　超声评估胃肠道，不仅可指导肠内营养的安全实施，同时有研究显示还可预测肠内营养耐受性。胃窦横截面积可预测肠内营养耐受性，邹同娟等研究显示，胃窦横截面积可预测耐受性，最佳截断值为 $7.092cm^2$，预测敏感度为72.7%，特异度为75.5%。胃窦超声回声强度预测耐受性，国外研究显示，胃窦超声回声强度可预测耐受性，开辟了超声评估胃肠道功能的一个新的方向。肠道超声预测耐受性，使用肠道超声评估肠道直径、厚度、蠕动情况建立了急性胃肠道损伤超声（acute gastrointestinal injuryultrasonography，AGIUS）评分，当AGIUS评分≥2.0时，可以预测肠内营养不耐受的发生。

第十一节　血流相关性感染

一、1例右侧顶叶占位术后导管相关性血流感染患者的案例实践

（一）病例介绍

　　患者男性，58岁。因"头痛2个月，双上肢抽搐3d"入院。入院诊断：右侧顶枕叶占位。入院后积极完善检查，拟择期行肿瘤切除术。6月16日14：20护士床旁巡视发现患者呼之不应，双侧瞳孔散大固定，直径4mm，对光反射消失。立即安置心电监护示：血压168/95mmHg，呼吸12次/分，心率60次/分，SpO_2 98%。予以甘露醇50g快速静脉输注，呋塞米20mg静脉注射，急诊行颅脑CT示颅内水肿加重、中线结构移位明显。遂急诊行"右幕上深部病变切除＋脑皮质切除＋开颅颅内减压术"，术后转入ICU对症监护治疗，并经左锁骨下静脉置入双腔中心静脉导管。术后第3天患者出现高热，体温最高达39.5℃，伴有寒战。留取外周及导管血培养。术后第4天10：30外周血培养提示无细菌生长，导管血提示感染屎肠球菌，拔除中心静脉导管（central venous catheter，CVC），并留取导管尖端培养，加用万古霉素抗感染治疗。3d后患者体温正常，未再发热，复查血常规，提示结果正常，患者于术后第9天转出ICU。

（二）临床诊断

　　①右侧顶枕叶占位；②颅内高压；③导管相关血流感染。

（三）主要治疗

　　①颅内占位切除术；②脱水、预防癫痫；③抗感染治疗；④抑酸祛痰；⑤营养支持，维持水、电解质平衡等治疗。

（四）护理评估及预防措施

1.护理评估

（1）患者评估：了解患者的基础疾病、免疫状态、营养状况等，这些因素都可能影响CVC导管感染的风险。因患者需要使用高渗药物及大量补液，经外周静脉输液容易发生静脉炎且补液速度慢。所以需要留置中心静脉导管。

（2）导管的选择：在满足输液治疗需要前提下应选择穿刺次数少，留置时间长，对患者损伤小，尽量选择细、短的导管。同时考虑患者年龄、静脉局部条件、输液目的及治疗时长。

2.导管相关感染的预防措施

（1）置管前预防措施：①置管前30min开启空气消毒机，并且关闭门窗，减少人员流动。置管环境符合Ⅱ类环境要求，空气≤200cfu/m³，物表≤5cfu/m³，医护人员手卫生≤5cfu/m³。②医务人员应具备相应操作资质，最好是有经验的医师或经过专业培训且考核合格的护士进行操作，以确保穿刺的准确及安全性。③对患者置管部位及全身状况进行评估：选择能够满足病情及诊疗需要的管腔最少，管径最小的导管；选择合适的留置部位，中心静脉置管成人建议首选锁骨下静脉，其次选颈内静脉，不建议选择股静脉；连续肾脏替代治疗时建议首选颈内静脉；同时考虑患者年龄、静脉局部条件、输液目的及治疗时长。④置管使用的医疗器械、器具、各种敷料等医疗用品应当符合医疗器械管理相关规定的要求必须无菌。⑤患疖肿、湿疹等皮肤病或呼吸道疾病（如感冒、流感等）的医务人员，在未治愈前不应进行置管操作。⑥如为血管条件较差的患者进行中心静脉置管或经外周静脉置入中心静脉导管（peripherally inserted central venous catheters，PICC）有困难时，有条件的医院可使用超声引导穿刺。

（2）置管中预防措施：①严格执行无菌技术操作规程。置入中心静脉导管、PICC、中线导管、置入全植入式血管通路（输液港）时，必须遵守最大无菌屏障要求，戴工作圆帽、医用外科口罩，按《医务人员手卫生规范》有关要求执行手卫生并戴无菌手套、穿无菌手术衣或无菌隔离衣、铺覆盖患者全身的大无菌单。置管过程中手套污染或破损时应立即更换。置管操作辅助人员应戴工作圆帽、医用外科口罩、执行手卫生。完全植入式导管（输液港）的植入与取出应在手术室进行。②置管中应严格无菌技术操作规则，采用含洗必泰醇浓度＞0.5%的消毒液进行皮肤消毒。以穿刺点为中心，擦拭消毒穿刺点及周围皮肤，直径≥20cm，消毒至少2遍。③操作人员经过相应技术培训，熟练相关操作规则，避免不当操作引起的反复穿刺。中心静脉导管置管后应当记录置管日期、时间、部位、置管长度，导管名称及类型、尖端位置等，并签名。

（3）置管后预防措施：①应当尽量使用无菌透明、透气性好的敷料覆盖穿刺点，对高热、出汗、穿刺点出血、渗出的患者可使用无菌纱布覆盖。②应当定期更换置管穿刺点覆盖的敷料。更换间隔时间为：无菌纱布至少1次/2日，无菌敷料至少1次/周。③医务人员接触置管穿刺点或更换敷料前，应当严格执行手卫生。④中心静脉导管及PICC，尽量减少三通等附加装置的使用。⑤应当告知置管患者在沐浴或擦身时注意保护导管，避免导管淋湿或浸入水中。⑥输液1d或停止输液后，应当及时更换输液管路，输血时，应在完成每袋血输注或每隔4h更换给药装置及过滤器。单独输注静脉内脂肪剂

（intravenous fat emulsion，IVFE）时，应每隔12h更换输液装置。⑦严格保证输注液体的无菌。⑧紧急状态下的置管，若不能保证有效的无菌原则，应当在2d内尽快拔除导管，病情需要时更换穿刺部位重新置管。⑨应当每天观察患者导管穿刺点及全身有无感染征象。⑩医务人员应当每天对保留导管的必要性进行评估，不需要时应当尽早拔除导管。⑪若无感染征象时，血管导管不宜常规更换，不应当为预防感染而定期更换中心静脉导管、肺动脉导管和脐带血管导管。

3.导管通畅性　定期检查导管通畅性，避免血栓形成或导管堵塞。使用适当的冲管、夹闭及断开连接顺序，确保导管内无残留物。

4.及时评估患者的症状及体征　包括发热（＞38℃）、寒战、低血压、穿刺点疼痛或红肿等，这些都是导管相关血行感染（catheter related blood stream infection，CRBSI）的常见表现。一旦出现相应症状需考虑出现导管相关感染。该患者置管后2d，体温波动在38.5～39.5℃，患者此时发热，可能与导管感染有关，高热时留取血培养，以及导管尖端细菌培养，以明确是否发生CRBSI并确定致病菌类型。同时监测白细胞、PCT、CRP等感染指标。

5.患者的体温管理　采取积极的体温管理措施，具体如下。

（1）寒战时，注意保暖，室温调整到26～28℃，并在高热寒战时留取血培养送检，进行细菌培养及药敏试验等相关检查。血培养采集方法：采血前检查标本瓶是否完好，是否过期。75%乙醇消毒血培养瓶橡皮塞子60s，自然待干。注血顺序及注意事项：充分采血，先注入厌氧瓶，后注入需氧瓶。然后轻轻颠倒混匀标本，以免血液凝集。采集后2h内送检，切勿冷藏或冷冻。

（2）根据体温变化，使用药物或非药物进行降温处理，严格4h测体温1次。体温大于38.5℃给予物理降温，大动脉搏动处冰敷。超过39.5℃给予睡冰毯，持续肛温检测，及时补充水和电解质。

（3）降温处理30min后复测体温，经过有效的体温管理及针对性抗生素治疗，该患者体温逐渐下降至正常范围。

6.抗生素合理使用　该患者出现高热后，经验性给予舒普深抗感染治疗，待导管血培养提示屎肠球菌感染后，据药敏结果针对性加用万古霉素，经过抗感染及对症支持治疗后体温降至正常，未再发热，且未再留置深静脉导管。

二、案例相关理论知识

导管相关性血流感染

1.定义　导管相关性血流感染（CRBSI）是指血管内留置导管，或者拔出导管48h内患者出现菌血症或真菌血症，并伴有发热（体温＞38℃）寒战或者低血压等感染症状表现，除血管导管没有其他明确的感染源。

2.症状及实验室检查　患者出现发热，体温≥38℃，寒战及低血压等，实验室检查（外周静脉血培养细菌或真菌阳性，或从导管尖端及外周血培养出现同种类、相同药敏结果的致病菌）。

3.发生原因　导管相关性血流感染的发生是多种原因导致，可能与以下因素有关：

①细菌从皮肤沿着导管通路定植于导管尖端；②通过手污染、污染的液体或设备接触，直接污染了导管或导管接头；③细菌从其他感染灶经血到导管；④输注污染液体导致；⑤消毒时使用已开封棉签，置管时未做到最大化无菌屏障，无针接头消毒不彻底，空气消毒时间不足，彩超机消毒不到位等；⑥患者肺部感染，肠道菌失调。因此，高危人群推荐选择抗感染导管，操作者及助理人员佩戴帽子，穿隔离衣，严格执行手卫生。

4.常见感染病原菌

（1）葡萄球菌：烧伤、皮肤感染等侵入，引发迁徙性损害，易并发心内膜炎。

（2）肠球菌：因腹腔、泌尿道生殖道感染等进入人体，引发的感染。

（3）念珠菌：可通过血行传播，对肺、肝、心脏造成影响，严重可引发感染性休克。

（4）肺炎克雷伯菌、嗜麦芽窄食单细胞等病原菌也可能会出现血流相关感染。

知 识 拓 展

导管相关性血栓

　　导管相关性血栓（catheter related thrombosis，CRT）是患者静脉内置管后常见的并发症之一。据相关研究报道，导管相关性血栓的发生率为16%～41%，导管相关性血栓的形成可能会导致肢体肿胀和疼痛等不适体验，甚至引发肺栓塞，从而危及患者的生命。CRT形成原因主要有导管异物、血管内膜受损、血流缓慢长期留置中心静脉导管会增加血流缓慢的风险，从而诱发血栓。患者可能没有明显症状，可也能出现局部肿胀、疼痛。皮肤颜色改变等症状。严重时可引起肢体远端缺血，进而引发坏死。

　　治疗措施：使用低分子肝素钠注射液、华法林等抗凝药物，预防血液凝固，防止血栓形成或扩大。对于已经形成的血栓，可使用阿替普酶注射液、瑞替普酶注射液等溶栓药物进行溶解，恢复血液循环。对于较大或复杂的血栓，可考虑介入治疗或支架置入等；预防措施：避免长时间留置静脉导管，确保穿刺技术正确及无菌操作。正确穿戴压力袜，适当活动肢体，预防性抗凝治疗等措施，可促进血液循环，降低血栓风险。定期评估患者血液循环状况，早期发现异常情况，及时处理。

第十二节　高　　热

一、1例右侧基底节区占位性病变术后高热患者的案例实践

（一）病例介绍

　　患者男性，68岁。因"记忆力减退3周余，倦怠、反应迟钝、头痛1周余"入院。颅脑MRI增强扫描：右侧基底节区占位性病灶。在全身麻醉下行"幕上深部病变切除"。术后第2天出现高热39.1℃，伴血象明显升高。患者意识清楚，胸部CT提示双肺散在炎性斑片条索及实变影，应用哌拉西林他唑巴坦抗感染治疗。患者仍反复高热，术后

第5天因意识障碍伴高热，急诊转入ICU继续治疗，体温39.3℃，心率108次/分，呼吸22次/分，血压150/71mmHg，GCS评分11分，四肢肌力2～3级，双侧瞳孔等大形圆，直径3mm，对光反射均迟钝。行腰椎穿刺取脑脊液并送检，结果示脑脊液蛋白、有核细胞明显增高，血糖降低，考虑颅内感染，改用美罗培南抗感染治疗；颈内静脉导管血培养及外周血培养检测：革兰阳性球菌，予拔除导管并送检尖端培养；加用万古霉素联合美罗培南抗感染；并予以冰帽＋冰毯控制体温，同时予以脱水药减轻脑水肿、左乙拉西坦片＋丙戊酸钠抗癫痫治疗、抑酸祛痰、肠内营养支持、维持水和电解质平衡等治疗。后痰培养查见铜绿假单胞菌，美罗培南敏感。经积极治疗患者体温、意识逐渐恢复正常，术后第14天转出ICU，并好转出院。

（二）临床诊断

①右侧基底节区弥漫大B细胞淋巴瘤；②中枢神经系统感染；③细菌性肺炎（铜绿假单胞菌）；④菌血症；⑤症状性癫痫；⑥颅内压增高；⑦电解质代谢紊乱；⑧肠道菌群失调；⑨营养风险；⑩低蛋白血症；⑪高血压。

（三）主要治疗

①抗感染治疗；②控制体温；③脱水治疗；④抗癫痫治疗；⑤营养支持；⑥纠正电解质紊乱。

（四）护理评估及监测要点

1.高热的监测及护理　颅脑术后患者高热，积极排查高热的原因。优先考虑存在感染可能，使用抗生素前完善血培养、痰培养、脑脊液培养等病原学检查，并经验性使用易通过血脑屏障的广谱抗生素，后续根据病原学结果及药敏及时调整抗生素方案。持续高热时需及时控制体温，降低代谢率，减少氧耗，尤其是脑细胞的氧耗，避免脑组织缺氧降低高热对脑组织的损伤，可以选择冰帽联合冰毯进行降温治疗。该患者的体温控制目标为36～37℃，在实施过程中应控制降温速度，降温速度宜在1.0～1.5℃/h，切忌降温过快。降到预定温度后及时调整冰毯温度，使患者温度恒定在36～37℃，注意避免低温引起的冻伤、寒战。每小时测1次生命体征，观察患者的瞳孔、血压、体温和意识变化，监测患者心肺功能情况。在患者病情好转开始逐渐撤离降温措施，复温速度不宜过快，复温过快易出现反跳性高热致颅内压增高及酸中毒等并发症。在给予冰毯机治疗的过程中应将冰毯放置于床单下，每间隔1h帮助患者更换1次体位，并对局部肌肤进行按摩，促进血液循环。

2.意识状态评估及监测要点　患者术后高热合并意识障碍的情况，需加强对患者意识状态的评估，动态观察患者神志、语言、瞳孔大小、对光反射、吞咽反射、四肢肌力等。避免和积极处理引起颅内压增高的因素，如激动、用力、发热、癫痫、咳嗽、便秘等。使用药物降低并维持颅内压，预防脑疝发生。同时注意维持患者血压稳定，保证足够的脑灌注，密切观察引流液的颜色及量，必要时复查头部CT。

3.感染评估及监测要点　中枢神经系统感染是颅脑手术的严重并发症。该患者病变部位与脑室相通，术后脑室处于开放状态，血-脑屏障破坏，且患者年龄较大、手术时间长、抵抗力下降等是发生中枢神经系统感染的危险因素。一旦怀疑患者发生中枢神经系统感染，需行腰椎穿刺取脑脊液，进行脑脊液常规、生化检测及细菌培养。

4. 呼吸功能评估及监测要点　患者意识障碍、长期卧床，且无人工气道、排痰差，极易发生肺部感染。患者术前及住院期间胸部CT均提示双肺渗出及条索影，故在护理工作中采取集束化管理措施，如加强体位引流及雾化吸入治疗，必要时行支气管吸痰；严格落实翻身之前及翻身之后拍背，每次叩背5～10min，并注意拍打手势、拍打方法、力度、促进痰液排出。意识障碍患者容易发生误吸，故及时有效的口腔护理能清除患者口腔分泌物并保持口腔清洁、湿润，增加患者的舒适度，从而改善护理质量的同时预防肺部感染加重。

5. 早期活动指导　下肢深静脉血栓（deep vein thrombosis，DVT）是手术后严重的并发症之一，一旦发生不仅严重影响患者的肢体功能，甚至会发生致命的肺栓塞（pulmonary embolism，PE）。该患者因肌力下降及长时间卧床等因素，更容易发生血栓，术后早期给予机械预防，并协助患者主动及被动活动，行血栓操锻炼：握拳、旋腕、肘部屈伸、肩部旋转运动、患肢抬高、平放锻炼、泵踝运动，最大限度屈、旋转踝关节。最大位置停5～10s，活动时加强患者生命体征的监测，根据患者自身耐受能力，每日锻炼3～5次，每次进行4个8拍。该患者在院治疗期间，无相关深静脉血栓发生。

二、案例相关理论知识

（一）神经外科术后发热

1. 高热发生的原因

（1）颅内感染：颅脑手术因解剖位置暴露困难，手术时间一般长。

（2）中枢性高热：中枢性高热是由于对丘脑下部的刺激作用而引起的损伤，体温调节中枢功能紊乱引起。

（3）脱水热：发生原因多为颅脑肿瘤患者术后常应用脱水药物，导致体液浓缩、体内热量散发减少引起高热。

（4）肺部感染：颅脑术后可能会出现后脑神经损伤，表现为声音嘶哑、饮水呛咳、吞咽困难，导致吸入性肺炎；或术后头部相对制动，长期卧床，使痰液及呼吸道分泌物无法顺利排出，从而引起了坠积性肺炎。

（5）无菌性炎症：无菌性脑膜炎是指具有发热、脑膜刺激征，脑脊液中细胞数升高、蛋白增高，而脑脊液中细菌培养阴性的一种临床综合征。

2. 神经重者患者目标体温管理　目标体温管理（targeted temperature management，TTM）是指通过物理和化学（药物）方法降低患者的核心体温，使其达到某一温度，以恢复或减轻因低灌注引起的组织损伤。

实目标体温管理（TTM）过程中的注意事项如下。

（1）对于急性缺血性脑卒中、脑出血和蛛网膜下腔出血的患者，出现中枢性发热时，建议使用TTM维持目标体温为36.5～37.5℃。对于重型颅脑外伤（GCS≤8分）的患者，建议使用TTM，目标温度为32～35℃，至少维持48h，以改善神经功能转归及降低病死率。

（2）对于心搏骤停复苏患者，建议优先进行紧急血管重建后再启动TTM；对于有明确颅内出血的患者，需由神经内科和神经外科医师评估病情后再启动。

（3）基于无创、易操作和接近脑温的优势，推荐首选食管温度作为核心体温监测，其次为膀胱或直肠温度。

（4）确保及时输入镇痛镇静和血管活性药物，建议建立有效的中心静脉通路。TTM治疗时，受镇静镇痛、利尿剂等药物影响，患者易出现血压波动，且需要进行动态实验室检查和动脉血气分析，建议建立有效的动脉通路行有创血压和各实验室指标监测。

（5）对于目标温度低于36℃的重症患者，推荐进行镇痛镇静治疗。对于维持正常体温的重症患者，是否需要使用镇痛镇静药物可视情况而定。

（6）将患者的血压控制在合理范围保证血流动力学稳定，平均动脉压目标值应大于65mmHg，以确保脑组织灌注。

（7）在TTM早期，对于血流动力学稳定患者，尽早启动低剂量肠内营养，根据胃肠情况，调整喂养速率，动态监测胃肠功能；对于休克尚未控制、血流动力学不稳定及组织灌注目标未达标的患者，在TTM期间禁用早期肠内营养。

（二）亚低温治疗仪

亚低温治疗仪，又称为降温毯、冰毯冰帽或控温毯，是一种通过物理方法将患者体温降低至亚低温（28～35℃）状态的医疗设备。其工作原理一般由主机和外设附件两部分组成，主机包含制冷系统、温度控制系统和水循环控制系统，通过水循环系统将冷水输送到与患者身体接触的水毯中，利用温差控制患者的体温，从而达到治疗目的。

1.使用流程

（1）核对：医嘱、患者、明确操作目的、根据治疗目的设定水温与患者的预期体温。

（2）告知：目的、操作过程，可能出现的不适、并发症及注意事项。

（3）准备：冰毯机（注入灭菌水到水位线）、冰毯、温度传感器、冰袋。检查各机件是否牢固、各接口是否脱落、各导线是否松脱，确认性能完好，处于备用状态。

（4）实施：平铺冰毯于患者背下，使之与患者背部最大限度地接触，头部置于冰帽中。置温度传感器于患者腋窝中心或肛周插入4～6cm。将冰毯与冰毯机连接，打开电源开关。设置水温，根据患者的实际体温调节。设置体温报警下限值，体温报警下限设置值比机温设定值低1～2℃。观察患者的体温并调节水温。在使用过程中应观察温度传感器放置位置，脱落或位置不当应及时纠正。

（5）当患者降到预定温度后，按下体温控制开关，关机。

2.使用注意事项

（1）使用前检查水箱是否漏水，水箱内水量适宜，水箱内水应现用现加，检查冰毯是否漏水。正确连接电源、导水管及传感器，导水管外用不导电的塑胶管包裹，以保护安全。

（2）使用时冰毯铺于患者肩部到臀部，不要触及颈部，以免因副交感神经兴奋而引起心跳过缓。毯上不铺任何隔热用物，以免影响效果，可用单层吸水性强的床单，及时吸除因温差存在产生的水分，床单一旦浸湿，要及时更换，以免引起患者的不适。及时擦干冰毯周围凝聚的水珠，以免影响机器的正常运转，防止漏电发生。

（3）密切观察患者情况，如发生寒战、呼吸脉搏血压变化时应立即停止使用。患者出现寒战时可加用冬眠药物，防止肌肉收缩影响降温效果，清醒患者不宜将温度调的过低。使用后要及时放出水箱内的水，以免形成水垢或变质，影响机器性能。

（4）每30分钟检查1次所测腋温或肛温，按照体温下降的速度及效果机体反应，调节毯温。

（5）皮肤的观察护理：冰毯控温时，背部尤其骶尾部皮肤因用冰毯而发红，当皮肤发生青紫时，显示局部血液循环受阻，应暂停机。由于温差大，大量冷凝水产生，引起床单衣物潮湿时应及时更换，每1小时检查1次局部皮肤并翻身，翻身时枕头应置于冰毯下，以免减少控温毯接触皮肤面积而影响控温效果。极度消瘦，头部制动患者极易发生压疮，应及时处理。

（6）使用期间维护机器正常运转，体温波动明显时，应检查肛温探头位置是否正常。当降温效果不良时，应检查管道是否松脱，水槽水量是否足够。

（7）当患者不需持续降温时，应及时撤去冰毯，防止患者皮肤受损。

知识拓展

亚低温治疗中的血管内降温法

静脉输液法：30min内静脉输注4℃晶体液（等渗林格液，30ml/kg）；对于心功能较差或容量负荷过重的患者需谨慎使用。

体外循环法：建立体表血管通路（股动静脉建立循环），经体外循环机变温器或体外膜肺氧合（extracorporeal membrane oxygenation，ECMO）进行降温，该方法效果最显著，但创伤较大，需全身肝素化；对于脑出血患者不建议使用，其可增加出血面积及出血量。

血管内热交换法（将闭合的冷盐水循环管路置入静脉系统内进行降温）：与体表降温、复温相比，血管内降温、复温更加迅速、均匀，温差小，对血流动力学影响小。

第十三节　脑　梗　死

一、1例右颊鳞癌术后并发脑梗死患者的案例实践

（一）病例介绍

患者女性，68岁。因"口腔肿物"入院，既往有高血压、糖尿病史。入院后完善术前检查，在全身麻醉下行"右颊鳞癌扩大切除"。术后3d，患者出现意识障碍，急诊转入ICU继续治疗。患者呈嗜睡状，呼之能应，无法对答，体温37℃，心率96次/分，呼吸26次/分，血压121/68mmHg，双上肢及左下肢肌力0级，右下肢肌力2级，患者GCS评分10分，双侧瞳孔等大形圆，对光反射迟钝。行颅脑CT平扫提示：右额叶顶部脑梗

死。NIHSS评分（national institutes of health stroke scale，NIHSS）20分，提示中重度卒中，有血管再通治疗的指征；但确定患者发病时间为7h前，已超过静脉溶栓或血管内治疗的时间窗，故予氯吡格雷抗血小板治疗，减少再发脑梗死风险，并予尼莫地平扩张脑血管、阿托伐他汀调节脂代谢。同时因皮瓣需要予以低分子肝素钠抗凝治疗。密切观察患者的生命体征，加强血压监测，当收缩压＜160mmHg时一般不予处理，因为血压升高可以保证脑组织稳定的血流量，血糖控制在7.8～10.1mmol/L，监测患者水、电解质、肾功能及意识、瞳孔、肌力变化，增强营养，加强肢体功能锻炼；术后10d，患者神志清楚，左上肢肌力2级，右上肢肌力3级，左下肢肌力2级，右下肢肌力3级，双下肢远端轻微水肿，转出ICU。经过21d的康复治疗后，患者顺利出院。

（二）临床诊断

①右口颊鳞状细胞癌伴右侧颈淋巴结转移（T4aN2bM0）；②急性脑梗死；③细菌性肺炎；④呼吸衰竭；⑤高血压；⑥糖尿病；⑦低蛋白血症；⑧中度贫血；⑨重度蛋白质-能量营养不良；⑩电解质代谢紊乱；⑪肝功能不全。

（三）主要治疗

①有创呼吸机治疗；②抗血小板治疗；③调节脂代谢；④抗感染；⑤抗凝；⑥控制血压、血糖；⑦营养支持治疗；⑧功能康复治疗；⑨维持水、电解质平衡。

（四）护理评估及监测要点

1.意识状态、神经系统专科评估及监测要点　患者右颊鳞癌术后新发脑梗死，且有高血压病史，肿瘤患者存在免疫功能低下、血液高凝状态等内在因素，加上放、化疗带来的不良反应，恶性肿瘤相关性脑梗死的发病机制、临床表现和治疗手段与传统脑血管病不同，因此需密切观察患者神经系统症状，如头痛、恶心、眩晕、呕吐、肌力或感觉障碍等，动态评估患者的语言、吞咽、认知等功能，及时发现异常并报告医师。患者右颊鳞癌术后3d，患者出现意识障碍，呈嗜睡状，呼之能应，无法对答，双上肢及左下肢肌力0级，右下肢肌力2级，患者GCS评分10分，双侧瞳孔等大形圆，对光反射迟钝。考虑出现脑血管意外，立即行头颅CT检查，CT提示：右额叶顶部脑梗死，但患者术后3d，出血风险大，且确定已发病超过7h，遂未进行静脉溶栓治疗及血管内机械取栓治疗，仅予抗血小板治疗及调脂治疗，同时因皮瓣需要予以低分子肝素钠抗凝治疗。

2.呼吸功能评估及监测要点　患者因疾病清理呼吸道无效，无法自行咳嗽，容易发生肺部感染，延长患者的住院时间和住院费用，因此护理人员应做好呼吸道集束化管理，术前行呼吸功能锻炼，指导患者正确咳嗽咳痰。患者转入ICU时意识障碍，口咽术区水肿明显，无法咳出痰液，给予气管插管呼吸机辅助呼吸，加强人工气道湿化，经气管内吸痰帮助患者排出痰液。吸痰时动作轻柔，避免过度刺激诱发颅内压增高。维持氧饱和度在95%以上，保证脑供氧量。拔管后指导患者有效地咳嗽咳痰，及时排出气管分泌物，痰液黏稠不易咳出时，可协助患者拍背，加用雾化祛痰药对症处理，利于痰液排出，防止肺部感染加重。

3.循环功能评估及监测要点　为患者安置心电监护，密切观察生命体征的变化。给予甘露醇25g q6h静脉快速输注，减轻脑水肿。因患者术后吞咽功能受损，无法经口进食，存在营养风险，NRS2002 6分，请营养科会诊后予安置胃管，行肠内营养补充。选择短肽型营养液500ml管喂，每日3次，管喂营养液时应抬高床头30°～45°，防止营养液反流及误吸，管喂时应注意控制管喂速度，防止患者上腹胀痛、饱胀感、恶心、呕吐、腹泻等，由超声科护士使用胃肠超声来评估患者胃肠动力，若患者胃肠动力不足，应给予促进胃肠动力的药物，防止患者胃潴留。保持每日出入量平衡，避免出现水、电解质紊乱。

4.体温监测要点　加强体温监测，患者体温升高时应积极寻找发热原因，该患者体温波动在36.5～39.2℃，当体温高于39℃时，先予以一般物理降温，结合CT检查和痰培养药敏结果，加用头孢哌酮舒巴坦钠抗感染治疗。体温降至正常后，应连续3d，每天监测体温6次。

5.血压　因患者有高血压史，又需维持移植的皮瓣血供，使用了间羟胺等药物将患者的收缩压严格控制在120～150mmHg，为动态观察患者血压变化情况，保证脑组织稳定的血流量，行动脉穿刺置管，连接动脉压力装置，持续动脉内压力监测。当患者血压出现波动时，注意是否发生了出血、烦躁、疼痛、焦虑、恶心呕吐等情况，应及时处理，防止患者出现低血压，影响皮瓣处血供。

6.抗血小板及抗凝治疗　氯吡格雷作为常见的抗血小板凝集药物，可以有效抑制血小板聚集，通过与血小板表面的ADP（adenosine diphosphate）受体结合，使纤维蛋白原无法与糖蛋白结合，改善缺血性脑卒中患者脑局部供血情况、减少再次脑卒中的发生风险。

7.康复训练　由于该患者肢体偏瘫，肌力下降，为患者制订了个性化康复训练计划。双手佩戴软式康复机器人手套（soft robot rehabilitation gloves，SRG），促进上肢功能恢复。左下肢取瓣部位予以抬高15°～20°，加以主动及被动活动，促进血液回流，减轻水肿症状，预防下肢深静脉血栓形成。右下肢采用脚踏式电动自行车，辅助功能锻炼，以恢复肢体感觉运动功能。每日使用2～3次，每次15min，循序渐进，以患者耐受为佳。

二、案例相关理论知识

1.如何早期识别脑梗死患者　脑梗又称缺血性脑卒中，是一种常见的脑血管疾病，其发病突然且进展迅速，对患者的生活质量带来极大的影响。由于脑梗死患者病情重，症状多且病情变化快，往往有不同程度的意识、瞳孔、认知功能改变，因此早期识别、及时诊断并给予积极、及时而有效的治疗措施，对于提高抢救成功率，改善预后有极其重要的临床意义。①发病后即有意识的改变，即意识障碍为一过性，也可提示发生病变的血管粗大且靠近主干，从而导致脑组织在短时间内血流快速减少，超过了脑组织的代谢应激能力，而突然出现的面瘫、肢体麻木或无力，是由于脑部缺血导致的感觉异常，常出现在身体的某一侧。突然发生的吐字不清或理解困难，极易影响患者的正常沟通，包括说或者听觉障碍，视物模糊或突然出现的重影，这是由于视网膜的供血受到影响，可能导致视物不清或重影现象。②发病后短时间内或48h病情进展迅速、则提示血管管壁病变明显，可能有狭窄存在，应早期干预并治疗。③多数患者还可伴有头痛、喷射状呕吐，为颅内压增高的表现。④早期若发生眼球凝视，也是大面积脑梗死的表现之一。⑤心房颤动发生的脑梗死多为大面积脑梗死。⑥24h内即可出现影像学改变。

2.如何预防脑梗死的发生

（1）定期体检：及时发现并治疗高血压、高血脂、糖尿病等慢性病，保持血压、血糖、血脂稳定。

（2）保持良好的生活习惯：如戒烟限酒、合理饮食、适当运动等。

（3）注意气候变化和季节变化：避免在寒冷或炎热的天气下过度劳累或剧烈运动。

3.脑梗死后复发及二级预防　若脑梗死出现复发，患者的神经功能损伤程度可随复发次数增加而增加，从而导致患者致残率和病死率也更高，所以临床需重视脑卒中的病因筛查及防治工作，做好二级预防。长期规范地服用抗血小板药物对降低脑梗死复发风险有重要的意义，使用抗血小板药物需规避相关风险因素，确保药物的安全性，加强对患者的健康教育，对年龄较大，合并冠心病及受教育程度较低的患者，建立频繁随访机制，定期对患者予以病情评估及二级预防教育，降低脑梗死复发风险。

4.脑梗死患者的护理

（1）体位管理：合适的体位可以预防肢体畸形、挛缩、足下垂、肌肉萎缩、压疮、坠积性肺炎等并发症，所以要经常给脑梗死患者变化体位，并保持肌体处于功能位。

（2）皮肤护理：保持皮肤清洁干燥，避免拖、拉、拽，可以应用气垫床、翻身床、凝胶垫等用物来防止压力性损伤的发生，对于瘦骨嶙峋的患者，还可使用水胶体或泡沫敷贴保护患者骨突处，并且有效改善营养状况。

（3）大小便管理：因患者长期卧床，肠动力减弱，要保持患者大便通畅，若患者便秘，因适当给予促进肠动力的药物，如西甲硅油、乳果糖、开塞露等，避免因用力排便而导致的血压骤升而加重病情，若患者大便失禁或腹泻，可使用大便收集器或安置肛管，来保持肛周皮肤清洁干燥；小便失禁者应保持会阴部的清洁、干燥，及时更换护理垫或纸尿裤，或短期使用导尿管，留置导尿管的患者应执行常规导尿管护理，保持会阴部清洁，并观察尿液的颜色、性状、量，避免发生导尿管相关性感染，定期监测尿常规，若患者尿液有沉淀，应嘱患者多饮水，保持导尿管通畅。

（4）呼吸道管理：意识障碍、吞咽困难的患者由于吞咽、咳嗽反应减弱或消失，呼吸中枢受到抑制，呼吸运动减弱，易造成误吸从而导致发生吸入性肺炎。定时给予翻身拍背，协助患者排痰，保持呼吸道通畅。

（5）营养管理：管饲是脑卒中后吞咽障碍患者营养支持的重要手段之一，但留置胃管会对患者的胃肠肌造成损伤，导致患者吞咽反射减弱，胃管的重量又易造成鼻咽部黏膜溃疡和压疮，促进口咽部有害细菌定植，易引起吸入性肺炎，影响了患者吞咽功能的恢复。因此，对使用管饲的患者临床中多使用洼田饮水试验来评估患者的吞咽功能，并且进行吞咽康复训练，帮助患者尽早拔除胃管。

5.脑梗死患者的康复护理

（1）健康宣教：向患者及其家属详细说明脑梗死的发病机制、临床症状、治疗及预防方法，以及可能出现的并发症、护理要点、脑梗死后的意识或认知改变及重要事项，重点强调护理工作的重要性，可以有效改善患者的预后，提高患者及其家属的依从性和配合度，确保护理效果。

（2）心理护理：在患者发病期，考虑到患者可能存在焦虑、恐惧等不良心理状态，应向患者提供有效的心理干预，做好评估。通过和患者的有效交流，解除患者的疑虑，消除负面情绪，及时提供关怀和有温度的护理，促使患者恢复信心，配合医务人员完成康复训练，改善预后。

（3）在患者病情稳定、心理状态良好时，及早进行瘫痪肢体的主、被动功能锻炼以降低致残率。吞咽障碍可导致患者营养不良、吸入性肺炎，故应给予重视，进行早期护理干预，住院期间使用康复治疗仪、吞咽治疗仪、手法康复、针灸等，进行关节活动、肢体训练、体位转移、日常生活活动训练、吞咽训练，并鼓励患者积极参与，出院后定期随访，做到连续护理。

（4）并发症的护理：医务人员密切观察肺功能情况，心电图指标及呼吸、心率的变化，预防术后发生并发症，并提前做好配合医师及时处理的准备。

知识拓展

软式康复机器人手套（soft robot rehabilitation gloves，SRG）：是一种可灵活移动的紧凑型、类似手套的柔性可穿戴设备，综合了人机交互、生物反馈、强制性运动、运动想象疗法等技术原理，可以通过仿生气动人工肌肉驱动手部单个或多个关节进行被动和主动的活动，增强患手的肌肉力量，提高关节间的协调性，促进抓握、释放、操作等精细动作能力恢复。该装置省时节力、循序渐进、趣味性强，患者训练的依从性高，被认为是可以辅助增强常规康复效果的干预手段。根据患者自身实际情况，选择合适的训练次数、训练方式；每天使用2～3次，每次15min。若训练后第2天手部出现酸痛感，则需减少每天训练次数。

第十四节　脑　脓　肿

一、1例左侧额顶叶脑脓肿患者的案例实践

（一）病例介绍

患者男性，46岁。高血压，糖尿病史，外院行颅脓肿穿刺引流术后第15天。1h前患者突发剧烈头痛，伴恶心呕吐，最高体温40℃，意识模糊，血压低，就诊于我院急诊科，以"脑脓肿伴感染性休克"收入ICU。查体：体温38.8℃，脉搏120次/分，呼吸28次/分，血压86/45mmHg，GCS评分12分。双侧瞳孔不等大，左侧2mm，右侧3mm，对光反射灵敏，四肢肌力2～3级，Babinski征阳性。CT结果示：颅内多个出血灶，部分位于脑室内，右侧额顶枕部硬膜下及硬膜外积血，均较前新增，脑实质肿胀较前明显。急诊在全身麻醉下行"右侧幕上下多发硬膜外血肿清除术"，术毕送入ICU治疗。给予甘露醇减轻脑水肿、丙戊酸钠预防癫痫尼莫地平预防脑血管痉挛等治疗，并给予抗感染、呼吸机支持、抑酸祛痰、肠内营养支持、控制血糖及血压、维持电解质平衡等治疗。术后第2天，患者完全清醒并拔除气管插管，拔除气管插管后患者咳嗽差。

术后第3天，患者意识加深，GCS评分8分。行气管切开术，治疗期间患者体温波动在38.0～39.6℃，给予冰毯、冰帽等控制体温后，患者体温逐渐降至37.5℃。治疗期间患者口腔出现白斑及数个溃疡，给予对症处理，术后第15天患者生命体征平稳，由ICU转回病房治疗。

（二）临床诊断

①左侧额顶枕叶多发脑脓肿；②感染性休克；③高热；④左侧额顶叶脑脓肿穿刺引流术后；⑤脑真菌感染（隐球菌）；⑥糖尿病；⑦营养风险。

（三）主要治疗

①抗感染治疗；②脱水降颅压，预防癫痫；③控制体温；④控制血压、血糖；⑤纠正电解质紊乱治疗；⑥营养支持治疗。

（四）护理评估及监测要点

1.意识状态及神经系统专科评估监测要点　患者术前意识模糊，GCS评分12分，双侧瞳孔不等大，左侧2mm，右侧3mm，对光反射灵敏，四肢肌力2～3级。术后2～6h患者未清醒需区分是麻醉药还是颅内病变导致。该患者术后2h意识状况：呼叫不睁眼，双侧瞳孔不等大形圆，左侧直径1.5mm，右侧直径2mm，对光反射迟钝，四肢肌力暂未恢复。继续动态评估及观察意识状态，实时唤醒。术后4h，患者意识状况：呼叫睁眼，双侧瞳孔等大形圆，直径均为2mm，对光反射灵敏，四肢肌力3～4级。通过动态评估考虑术后患者意识未恢复为麻醉药物暂未代谢完毕导致。如术后6h评估患者意识仍未恢复，或出现双侧瞳孔不等大，对光反射消失或者迟钝，四肢肌力未恢复等情况，须及时通知医师进行进一步评估，必要时行头颅CT检查。该患者停机拔管后自主咳嗽力量差，排痰困难，在术后第3天再次意识加深，表现为刺痛睁眼，双侧瞳孔等大形圆直径2mm，对光反射迟钝，四肢肌力2～3级，GCS评分8分，为保证气道通畅及痰液引流遂行气管切开术。

2.体温及监测要点　患者住院期间体温为弛张热，体温最高可达40℃，患者有脑肿胀病史，血压低，考虑为感染导致发热为主，但不排除中枢性发热可能。随着体温升高，血压及心率也会波动变化，高热可以使脑水肿加重，同时使颅内压升高，因此体温需控制在36～37℃。该患者持续高热时，采用了戴冰帽、睡冰毯等方式进行积极降温治疗。在进行物理降温（大动脉冰敷）时应严密观察患者皮肤有无冻伤，及时更换冰块位置。在使用冰毯的过程中保持皮肤清洁干燥，检查设备完整运转，及时评估皮肤情况有无冻伤、压力性损伤的发生。

3.抗感染治疗　患者入院期间体温波动在38.9～40℃，遵医嘱使用万古霉素1000mg q12h联合美罗培南1000mg q8h静脉输注，患者体温波动在37.5～38.0℃，脓液培养结果：真菌感染，隐球菌可能，停用万古霉素及美罗培南，改用头孢哌酮钠舒巴坦钠q8h联合氟康唑首次加倍800mg qd静脉输注，此后氟康唑400mg qd静脉输注抗感染治疗。患者黄色稀薄痰液由中量变为少量，痰培养未查见细菌及真菌感染。血压也慢慢恢复正常。使用抗生素期间，严格按照时间输注，首次输注时严密观察有无过敏反应。

4.口腔黏膜病损处理　患者大量激素及抗生素使用，口腔内有白斑、溃疡，溃疡疼痛难忍，安抚好患者情绪，严格落实口腔护理，给予制霉菌素联合碳酸氢钠溶液、利多卡因稀释液每日3次漱口，康复新液每日3次口服促进口腔及黏膜恢复，人表皮生长因子外用溶液每日4次喷涂口腔黏膜及溃疡面，加速创面肉芽组织生成和上皮细胞增殖。经过上述联合治疗，患者口腔内皮肤3d内未见新溃疡生长，原口腔溃疡表面创面恢复未见红肿。

5.循环功能及呼吸功能监测要点　给予该患者24h心电监护，密切关注心率、脉搏、血氧饱和度及血压，外周动脉穿刺置管持续动脉内压力（invasive blood pressure IBP）监测，血压波动大时及时对症处理，避免因血压增高导致颅内出血或血压降低导致脑缺血的情况发生。术后病情允许情况下床头常规抬高30°，预防呼吸机相关性肺炎（ventilator associated pneumonia，VAP），保证人工气道通畅，呼吸机运转正常，严密观察患者呼吸状态及血氧饱和度监测情况，遵医嘱落实血气分析的监测并及时报告医师血气分析结果，积极锻炼患者的呼吸功能。

6.脑脓肿引流及监测要点　患者行硬膜外血肿清除术，需妥善固定引流管并保持引流通畅，术后第1天引流量110ml，术后第2天引流量60ml，术后第3天引流量30ml，引流液均为淡血性液，未见脓液引流出来。术后第5天引流液小于10ml，颜色为淡黄色清亮，未见脓液引出。密切关注引流液的颜色、性状和量。术后第7天引流液3ml，主管医师拔除硬膜外血浆引流管。遵医嘱及时使用抗感染药物，如果患者有意识及病情变化时备齐抢救药品及物品配合医师外出CT检查。

二、案例相关理论知识

（一）脑脓肿定义

脑脓肿是一种中枢神经系统化脓性感染疾病，可在脑实质中形成一个包膜包裹的脓腔。脑脓肿可单发或多发，幕上多见，颞叶脑脓肿占幕上脓肿的40%，也可见于额、顶、枕叶，小脑脓肿少见，偶见于垂体。

（二）流行病学及病原菌

脑脓肿主要为细菌经血液循环，或邻近感染灶扩散至脑内所致，病原体多因感染途径不同而不同，以葡萄球菌、链球菌等化脓性细菌多见，少部分为真菌及原虫感染。

（三）感染途径

1.邻近感染灶扩散（60%～70%）　中耳炎、乳突炎、鼻窦炎、颅骨骨髓炎及颅内静脉窦炎等化脓性感染病灶可直接向脑内蔓延，形成脑脓肿。耳源性脑脓肿最多见，约占2/3，常发生在颞叶。鼻源性脑脓肿，发生于额叶前部或底部。

2.血源性脑脓肿（约25%）　身体其他部位的感染灶经血管转移到颅内。面部三角区的感染灶由静脉回流至颅内也可能形成颅内感染。多位于大脑中动脉供血区，可为多发性小脓肿。

3.外伤、手术后脑脓肿（约10%）　继发于开放性脑损伤。清创不彻底、不及时，有异物或碎骨片存留于脑内，可形成脓肿。

4.隐源性脑脓肿　病因不明，临床上无法确定其感染源。（黄娜等的研究中纳入96例脑脓肿患者，其中隐源性感染来源占总病例的74%，口腔致病菌也可以是隐性感染源）。

（四）病理分期

1.急性脑炎期　脑组织水肿、炎性细胞浸润，局部脑组织软化、坏死，出现多而小的液化区。

2.脓肿形成期　液化区扩大，相互沟通汇合成脓腔，邻近脑组织严重水肿及胶质细胞增生。

3.包膜形成期　肉芽组织、血管周围结缔组织、神经胶质细胞增生逐渐形成脑脓肿的包膜，一般感染后7～14d初步形成，而完全形成需要4～8周。

（五）临床表现

1.急性感染症状：发热、头痛、呕吐、白细胞升高典型的临床表现是头痛、发热及局灶性症状三联征，但三联征的出现率仅20%。最常见的临床表现不是发热而是头痛。

2.脓肿形成期：颅内压增高症状，头痛、视乳头水肿。

3.局灶性症状：与部位有关，如偏盲、失语等。局灶性症状，病灶所在部位不同，症状也不同，如颞叶病灶引起感觉性失语、对侧偏盲及偏瘫，额叶病灶引起性格改变，顶叶病灶引起深浅感觉障碍，小脑病灶引起水平性眼球震颤、共济失调等。

4.不典型表现：有些患者全身感染症状不明显，仅表现为脑局部定位征和（或）颅内压增高症状，易误诊为脑瘤等。

5.常伴有局部的浆液性脑膜炎或蛛网膜炎，也可合并化脓性脑膜炎、硬膜下及硬膜外脓肿。当脓肿病灶靠近脑室或脑表面时，由不恰当穿刺而引起脓肿突然破溃，造成急性化脓性脑膜炎或脑炎。

（六）临床治疗方法的选择

1.药物治疗　脑脓肿是一种非常严重的颅内感染性疾病，一旦确诊脑脓肿，应立即使用抗生素治疗。单纯药物治疗适用于脓肿早期，或脓肿较小（直径＜2.5cm）、颅内压无明显增高或占位效应不明显的多发性脑脓肿。对于早期及多发性脑脓肿，由于脓肿小，位于脑功能区或脑深部区域，一般情况差，不适宜手术治疗，及时规范的抗生素治疗安全、有效。对不能手术的患者或脑脓肿早期，抗生素静脉应用6～8周，原则上体温正常后继续使用2周；然后复查MRI平扫＋增强，了解脓肿病灶，病灶未消失则加做DWI，DWI信号不接近脑脊液信号，即使体温正常，但抗生素不能停用，继续静脉应用。

2.手术治疗　脑脓肿保守治疗无效（抗生素应用2周临床症状和影像学检查均无改善），当脓肿的直径＞2.5cm、出现脑疝及脑室周围脓肿、经药物治疗临床症状及影像学表现无明显改善等情况为外科手术适应证。脑脓肿的外科治疗包括开颅全切除、超声引导或立体定向抽吸。开颅脓肿病灶切除术一般在包膜形成后才能进行，包膜未形成时行病灶切除术，易导致感染扩散。脓肿位于表浅位置，非功能区则可以选择开颅手术治疗，经开颅切除手术具有其自身优点：①解除颅内占位，缓解颅内高压；②获得足量样本进行微生物检查，进而指导抗菌药物治疗；③脓肿清除彻底，无脓肿壁残留，复发风险较低。有研究表示对于浅表非言语区存在包膜的脑脓肿，切除术可以改善患者预后，并缩短平均住院日和术后抗生素使用时间。立体定向穿刺抽吸对位于基底节区、脑干和功能区的脓肿非常有效，使用立体定向抽吸术可以减少手术创伤，更易到达深部位置，达到诊断治疗目的，同时脑室内脓肿应用立体定向穿刺引流也可以获得较好的预后。但脓肿抽吸也存在可能导致脓液漏出和化脓性物质不完全清除，导致脑膜炎、脑室破裂或复发的缺点，尤其是在多次、反复穿刺的情况下。

知 识 拓 展

口腔溃疡抗感染治疗

口腔黏膜破损可造成细菌定植、继发真菌感染的概率增加，当密切关注患者口腔是否发生感染。应当根据患者感染症状、病原学检测结果进行局部或全身抗真菌、病毒或细菌治疗。如细菌感染可使用庆大霉素，伴真菌感染，可使用制菌霉素或氟康唑；伴病毒感染，可使用阿昔洛韦。相关指南不建议使用PTA（多黏菌素、妥布霉素和两性霉素B）、BCoG（杆菌肽、克霉唑和庆大霉素）、抗菌软糖、PTA糊剂、Iseganan抗菌漱口液用于预防口腔溃疡。口腔溃疡分级：参照WHO抗癌药急性及亚急性毒性反应分度标准将口腔溃疡依轻重反应程度和口腔溃疡面积大小分为5级。0级：无症状；Ⅰ级：有轻度疼痛感，黏膜散在点状红斑，但不影响进食；Ⅱ级：口腔疼痛明显，黏膜有红斑及散在溃疡，只能进食半流质饮食；Ⅲ级：口腔疼痛明显加重，黏膜出现溃疡，只能进食流质饮食；Ⅳ级：口腔疼痛剧烈，黏膜有片状溃疡，局部伴有坏死，患者无法进食。

第十五节　脑功能区受损

一、1例脑胶质母细胞瘤术后并发失语症患者的案例实践

（一）病例介绍

患者男性，50岁。6年前患者因"左额叶占位"行开颅手术治疗，术后病理示胶质母细胞瘤，术后完成放化疗治疗。10d前患者无明显诱因出现右面部及上肢抽搐，持续2～3min可自行缓解，伴吐词不清，言语不畅，遂于当地医院就诊，体温36.8℃，心率98次/分，呼吸20次/分，外周血压136/76mmHg。患者GCS评分14分，四肢肌力正常。头部MRI示中线结构向右偏移，左侧脑室受压变窄，考虑大脑镰下疝形成。左侧额颞顶叶、胼胝体膝部及右侧额叶，考虑肿瘤复发可能。入院后予以甘露醇脱水降颅内压及解痉治疗后，排除手术禁忌在全身麻醉下行"左额颞叶病变占位切除＋脑皮质切除＋开颅颅内减压术"，术后予以预防感染、脱水降颅内压、减轻脑水肿、预防癫痫、营养神经、抑酸、祛痰、补液、维持电解质平衡等对症支持治疗。停用呼吸机及拔除气管插管后发

现患者出现运动性失语，经过强化语言行动疗法及多模式失语症治疗，患者失语症状改善，术后癫痫得到有效控制，于手术后第10天顺利转回病房。

（二）临床诊断

①脑胶质母细胞瘤术后复发；②症状性癫痫；③Wernicke失语症；④颅内压增高。

（三）主要治疗

①左额颞叶病变占位切除术；②预防癫痫、营养神经及营养支持治疗；③脱水降低颅内压；④预防感染、抑酸、祛痰；⑤补液、维持电解质平衡。

（四）护理评估及监测要点

1.语言　患者术后失语，可用手势、文字、图画等非语言方式进行交流，理解患者意图，改善其定向障碍、结构性失语、知觉障碍，以及思维障碍。配合康复医师制订个体化语言康复训练。

（1）传统治疗方法

1）强化语言行动疗法（intensive language action thempy，ILAT）：通过禁止非言语交流模式，增强刺激的渐进难度、反应逐渐形成更复杂的话语进行治疗。

2）多模式失语症治疗（multimodalicv aphasia therapv，M-MAT）：M-MAT是一种高强度的，涉及患者可使用的所有语言和非语言策略，以提高患者与环境沟通的有效性的多模式联合治疗。M-MAT主要用于治疗重度运动性失语症和经皮质感觉失语症的患者。

3）音乐疗法：音乐疗法是一门集音乐学、医学和心理学为一体的新兴的交叉学科。该疗法利用音乐元素改善患者的神经功能和情绪状态，具有无痛、无须接受创伤型手术治疗等显著优势。

4）针灸疗法：针灸具有副作用少、并发症少、运用灵活及疗效显著等优点。针灸作用的机制可能与语言相关大脑区域的激活和功能连接有关，例如左颞下回的Broca区和Wernike区周围的大脑区、边缘上回、额中回和额下回。

（2）新疗法

1）非侵入性脑刺激（noninvasive brain stimulation，NIBS）技术：NIBS技术治疗通过恢复大脑半球互相抑制的平衡状态、改善大脑双侧血供的分布情况、调节脑内神经递质等的含量与分布，以修复受损伤的脑组织，有效提高神经的可塑性，最大程度地促进患者的恢复。

2）远程康复：远程康复是一种使用电子通信将医疗信息从一个位置交换到另一个位置，以实现远距离康复医疗保健的创新疗法。

3）虚拟现实（virtualreah，VR）：VR训练的多感官刺激可促进神经系统疾病患者功能沟通、记忆注意功能、视觉认知和行为能力的恢复。

4）高压氧治疗：高压氧治疗对改善机体脑代谢、恢复脑功能有重要作用。

5）光生物调节（photobiomodulation therapy，PBMT）：PBMT采用红光或近红外光，通过刺激愈合大脑细胞，增加线粒体功能，改善血液流动和组织氧合，促进脑能量和血流动力学代谢，帮助大脑自我修复。PBMT对患者的认知功能、学习能力和记忆能力有积极影响。PBMT能够有效治疗脑部疾病，近红外光子可以影响表面大脑皮质区域，提高患者的命名能力，明显改善患者的言语能力、肢体运动能力和视力。

2.意识状态　密切监测患者生命体征、肌力、意识状态，观察瞳孔形状、大小、对光反射情况，监测颅内压变化，维持正常血压和正常血容量。注意有无出血及脑危象发生。

3.呼吸循环功能　保持呼吸道通畅，行血气分析每日2次，监测氧分压及二氧化碳分压，避免缺氧的发生，加强氧供，促进脑组织恢复。密切关注患者心率、血压、氧饱和度的变化，同时记录尿量，监测循环及肾功能。

4.癫痫　患者术前曾有间断性癫痫发作，需要预防并监测有无癫痫发生，该患者术后初始予以持续静脉泵入丙戊酸钠稀释液预防癫痫发作，并逐渐重叠过渡到口服左乙拉西坦控制癫痫，避免药物浓度不足导致癫痫发作。一旦癫痫发作时，需及时对症控制，首选地西泮注射液静脉注射，并注意防止舌咬伤，保持呼吸道通畅。

5.感染　治疗时严格无菌操作，保持引流管的密闭状态，床头抬高15°～30°，预防逆行感染，动态观察引流液的颜色、性状、量，遵医嘱给予哌拉西林抗感染治疗，注意用药后的不良反应等。

二、案例相关理论知识

（一）失语症

失语症是指在神志清楚、意识正常、发音和构音没有障碍的情况下，由于神经中枢病损、大脑皮质语言功能区病变，导致的言语交流能力障碍，包括语言表达或理解障碍。失语症表现为抽象信号思维障碍，而丧失口语、文字的表达和领悟能力。不同的大脑语言功能区受损，可有不同的临床表现。

1.病因　引起失语症的病因很多，但其临床表现主要取决于病变部位。病因包括任何损伤言语中枢的疾病；各种原因引起的代谢性脑病等；脑部占位；神经系统变性疾病。

2.流行病学　失语症的发病率较高，约1/3脑卒中患者都合并有失语症。传导性失语并不少见，占住院失语患者的5%～10%。

3.好发人群　脑外伤患者；各种脑血管疾病患者；阿尔茨海默病患者。

4.诱发因素　不良生活方式，如作息不规律、熬夜、过度劳累、不控制饮食、情绪不稳定、精神压力大、吸烟、酗酒、不锻炼等。

（二）癫痫

癫痫（EP）是大脑神经元突发性异常放电，导致短暂的中枢神经系统功能失常为特征的一种慢性脑部疾病。表现为运动、感觉、意识、自主神经、精神等不同障碍，临床上以突然意识丧失、突然跌卧、四肢抽搐，口吐白沫或口中怪叫、醒后如常人为主要表现，具有突然、反复发作的特点。癫痫通常可控但是难以治愈，即使应用现有最好的治疗方案包括对一些难治性癫痫的手术治疗，仍有超30%癫痫患者会出现不同程度的自发性再发作。

1.药物治疗　抗癫痫药护理要点：按时服用抗癫痫药，不能随意漏服、少服。术后患者用药一定要准时、准剂量给予抗癫痫药物，如丙戊酸钠、苯巴比妥、左乙拉西坦片，防止术后的早期癫痫发作。可使用脑电监测技术，及时检测癫痫发作，确认患者的行为是否是真正的癫痫发作，起到预防和积极治疗的作用。

2.脑电监测技术　脑电监测能准确识别和记录癫痫发作，护士在观察到脑电图有异常时，立即报告医师，提前进行干预和处理。

3.外科手术治疗　20% ～ 30%的癫痫患者是药物难治性癫痫，这部分难治性癫痫患者可选择手术治疗。目前手术方式有多种，包括新皮质切除术、颞叶切除术、胼胝体切除术、多处软脑膜下横切术、立体定向术、迷走神经刺激术及慢性小脑刺激术等，具体手术治疗方案因人而异。

4.饮食及其他非侵入性治疗手段　生酮饮食、电刺激及其他非侵入性手段也正积极探索应用于癫痫治疗。特别是对一些严重程度高、目前医疗手段无法控制的儿童患者，一些生酮饮食配方显示出独特的抗癫痫效果。随着立体定向技术的发展，电刺激直接作用于预定靶位或靶点成为可能，目前用于抗癫痫的电刺激主要包括迷走神经刺激（vaglls nerve stimulator，VNS）、反应神经刺激系统（responsive neumstimulation system，RNS）和深部电刺激（deep brajn stimulation，DBS）。VNS设备通过植入心脏起搏器与颈部迷走神经相连，通过预置的时间间隔和强度刺激迷走神经，其抗癫痫效果与病灶的位置有明显相关性。

知 识 拓 展

脑危象（脑卒中 + 脑损伤）

1.脑卒中　是一种严重的脑危象，通常由脑血管堵塞或破裂引起。主要分为两种类型：缺血性脑卒中和出血性脑卒中。

（1）缺血性脑卒中：这种类型的脑卒中是由于脑部的血流减少或完全阻塞，通常由血栓或动脉狭窄引起。最常见的病因之一是高血压，其他可能的原因包括高脂血症、糖尿病和吸烟。

（2）出血性脑卒中：这种类型的脑卒中是由于脑内的血管破裂导致的出血。最常见的原因是脑动脉瘤或高血压。

2.脑损伤　脑损伤是指外力作用于头部，导致脑组织受损的情况。

第十六节　精神症状

一、1例脑脓肿术后谵妄患者的案例实践

（一）病例介绍

患者男性，69岁。因"头痛伴嗜睡、乏力1周，恶心、呕吐2d"入院，颅脑CT示

右侧额叶占位性病变。全身麻醉下行"额叶病损切除术"，术后诊断为"脑脓肿"。给予美罗培南联合万古霉素抗感染、甘露醇减轻脑水肿、丙戊酸钠预防癫痫、尼莫地平预防血管痉挛、纠正低蛋白血症、维持内环境稳定等治疗。术后第3天患者开始出现精神恍惚、注意力不集中，焦虑、烦躁症状。术后第4天出现时间、地点定向障碍，思维迟钝、混乱，昼夜节律混乱，对声光敏感等病症。谵妄筛查量表（intensive care delirium screening checklist，ICDSC）进行谵妄评估：8分，确诊为谵妄。在瑞芬太尼充分镇痛的基础上予以右美托咪定镇静，并加用维生素B_{12}营养神经及奥氮平辅助控制精神症状。术后第6天精神症状消失，ICSDC量表再次进行谵妄评估：0分，神志清楚、定向力好，转出ICU继续治疗。

（二）临床诊断

①脑脓肿；②谵妄；③高血压。

（三）主要治疗

①镇静镇痛治疗；②抗感染；③减轻脑水肿；④预防癫痫；⑤预防血管痉挛；⑥营养神经及维持水、电解质平衡等对症支持治疗。

（四）护理评估及监测要点

1.如何确诊谵妄　该患者术后第4天出现烦躁不安、易激惹、突发攻击、幻听、幻视、定向力下降、语言凌乱无逻辑等症状，有昼轻夜重的现象，采用ICSDC量表进行谵妄评估为8分，诊断为谵妄。

2.谵妄护理及监测

（1）镇痛镇静：采用目标导向性镇痛镇静治疗，根据重症监护室疼痛观察工具（critical-care pain observation tool，CPOT）和Richmond躁动-镇静评分表（richmond agitation sedation scale，RASS）设定具体镇痛目标为CPOT≤2分，RASS：-2～0分，实施最大化镇痛，最小化镇静。该患者采用瑞芬太尼镇痛联合右美托咪定镇静的治疗方案。右美托咪定在给予负荷剂量后（10min以内保持1μg/kg的剂量静脉注入），以0.2～1.4μg/（kg·h）的剂量持续静脉泵入。同时给予瑞芬太尼维持泵入，泵入速率为2～15μg/（kg·h）。根据CPOT及RASS评估表每小时对患者进行1次评估，维持镇痛镇静目标CPOT评分0～2分，RASS评分白天0～1分，夜间保证患者睡眠，控制在-2～-1分；每日7:00停止泵入镇静药，评估患者意识状态等。该患者镇静第2～3天，从定向力障碍逐渐转变为意识清晰，能够准确识别环境、时间、地点和人物。躁动等情绪不稳定的表现逐渐消失，趋于稳定。行为表现逐渐正常化，可自主表达疼痛，采用数字评定量表（numeric rating scale，NRS）评分进行疼痛评估，控制患者NRS评分<3分，并用ICSDC量表进行谵妄评估，总分为0分，不存在谵妄。①镇痛镇静期间应专人护理，监测患者意识、呼吸状况、生命体征等。如有无出现剧烈头痛、频繁呕吐、精神症状加重的意识改变，必要时做CT检查，排除脑水肿和颅内出血的可能。并注意保持呼吸道通畅，防止缺氧；加强痰液引流、避免误吸等，预防肺部感染。床旁常规配备吸引器、吸痰管、口咽通气管、简易呼吸皮囊等抢救物品。②双上肢给予适当约

束，并加床栏以防患者坠床，避免躁动时拔除身上各种引流管，确保患者安全。

（2）睡眠和环境：建立日常生活规律，以防止干扰睡眠—觉醒周期，如有可能尽量避免在夜间服用药物或测量生命体征，并调整治疗程序以确保睡眠不受干扰。使用低剂量的右美托咪定进行镇静，同时使用生理剂量的褪黑素（0.5mg/d）可以重置患者的睡眠—觉醒周期。术后第6天患者睡眠—觉醒周期恢复正常，睡眠质量提升。

（3）精神类药物护理：采用剂量为2.5mg的奥氮平片口服，每日1次。奥氮平联合右美托咪定使用无联合应用配伍禁忌。因此，两种药物联合应用，其目的是希望达到目标镇静的同时，又能减少单一使用右美托咪定镇静时导致患者循环波动过大的不良反应，可以明显减少镇静药物用量，从而减少发生低血压及心动过缓情况的发生。该患者使用奥氮平1～2d后谵妄状态明显改善。

（4）辅助用药护理：联合维生素B_{12}静脉输注，维生素B_{12}是B族水溶性维生素之一，以辅酶的形式参与各种代谢过程，促进甲基的形成和转移，参与某些化合物的异构化，促进DNA和蛋白质的合成，维持神经组织的正常功能。

（5）基础护理：每日用生理盐水行口腔护理2次，保持口腔清洁，防止感染。每日行温水擦浴2次，尤为腋下、颈下、腹股沟、会阴部，擦洗时应注意关门窗，防止着凉，并及时更换被污染的衣服、床单，保证患者舒适。

（6）早期活动，指导患者活动，根据患者病情，进行主动和被动渐进功能锻炼：①遵医嘱使用气压泵，协助患者在床上进行下肢功能锻炼，可促使整个机体的功能恢复，促进血液循环，防止血栓形成；②在患者能初步配合后，协助患者下床活动及进行功能训练；③鼓励家属参与，向患者亲属宣教谵妄相关知识，指导其在探视期间与患者积极互动，通过让患者反复确认时间、地点、人物等，强化其认知。该患者在发生谵妄用药处理的第3天神志清楚，配合。

二、案例相关理论知识

（一）神经外科重症患者谵妄危险因素

神经外科重症患者术后谵妄发生率较高，多发生在术后1周或出院前，有文献报道可达24%。其危险因素包括年龄、性别、焦虑或抑郁、肿瘤直径、肿瘤性质、高血压史、术前脑缺血、术后双额积气、低蛋白血症、低血氧饱和度、发热、睡眠障碍、额下入路术式、使用苯二氮䓬类药物及身体约束等。

（二）谵妄的分型

目前谵妄可分5个临床亚型。

1.活动亢进型　患者表现高度警觉、烦躁不安、易激惹、可有幻觉和妄想、有攻击性精神行为异常，是最容易被发现的一种类型。

2.活动抑制型　表现为睡眠增多，表情淡漠、语速及动作缓慢，因症状不易被察觉，常漏诊。

3.混合型谵妄　表现为上述两种谵妄类型交替出现，反复波动。

4.亚综合征型　表现为部分谵妄症状，只符合部分谵妄诊断标准，常被忽视。

5.迁延型或持续型谵妄　相对较少，多见于既往存在认知功能障碍的患者，或谵妄继发于颅内新发病变者。

（三）神经外科重症患者谵妄综合干预方案

1.镇静　尽早对谵妄患者进行镇静、镇痛治疗，神经外科患者在ICU中的镇静是一个重要且复杂的治疗环节，旨在减轻患者的疼痛、焦虑、躁动等不适感，同时减少应激反应，保护器官功能，促进康复。

2.镇痛　通过缓解患者的疼痛感，可以减少疼痛对大脑的不良刺激，有助于稳定患者的情绪和精神状态，从而降低谵妄的发生风险或减轻谵妄的症状。

3.睡眠　患者睡眠剥夺是导致谵妄的重要因素之一，医务人员应对患者进行全面评估，以科学、系统的方案帮助患者进行睡眠管理，以降低ICU患者的谵妄发生率，改善患者的临床结局。

（1）评估睡眠情况：责任护士于每日采用理查兹-坎贝尔睡眠量表评价患者睡眠，了解患者睡眠情况。

（2）采用多种措施促进睡眠：清醒患者宜安置在单间病房或按区域安置。

（3）白天打开窗帘或打开灯光，提供足够光照，为有需要的患者提供收音机或可播放视频的装置，尽量减少其白天睡眠。

（4）护理操作应集中，将擦浴、给药、口腔护理、常规检查、采血等护理工作尽量调整至5:00～21:00；尽量减少夜间护理评估等措施，以减少对患者睡眠的干扰。

（5）夜间降低声光水平，责任护士每日21:00为有需要的患者提供音乐或白噪声促进睡眠。

（6）为清醒或RASS评分＞-2分的患者提供眼罩和（或）耳塞。

（7）褪黑素和褪黑素受体激动剂：褪黑素是松果体分泌的激素，参与昼夜睡眠节律的调节，具有催眠、延长睡眠时间及提高睡眠质量的作用。多项研究显示睡眠障碍增加谵妄风险。术后褪黑素血浆浓度降低也伴随谵妄风险增加。因此，有研究将褪黑素及褪黑素受体激动剂用于改善睡眠、减少谵妄发生。

4.保护性约束　神经外科患者由于脑部受损或病变，常会出现意识紊乱、躁动不安等情况。有资料显示，有27.68%～46.33%的急性颅脑损伤患者会出现躁动症状，从而导致意外事件［如非计划性拔管（unplanned extubation，UEX）］发生，给患者带来安全隐患。因此，临床上医护人员采取"保护性约束"保证患者的治疗及安全。

（1）评估：①评估患者的意识状态；②了解患者具体诊断、治疗计划和预期预后，不同疾病和治疗方案；③观察患者是否有躁动、自伤、伤人等高风险行为，这些行为可能由疼痛、焦虑、意识障碍等多种因素引起；④检查患者的肢体活动能力、肌力、肌张力等，以评估其自我约束能力；⑤评估患者的皮肤状况，包括是否有破损、压疮等。皮肤破损可能增加约束过程中的感染风险。

（2）告知：在评估完成后，医师开具约束医嘱，根据病情对患者实施约束，如有创通气、各类插管、引流管等，对有精神、意识障碍，治疗不配合者要向家属说明目的和必要性，共同填写"约束带使用告知书"，并在告知单上签字为证，同时，应告知家属有权拒绝约束，并告知拒绝约束可能带来的后果。在取得患者或家属的理解和同意后，方可实施约束措施。

（3）保护性约束措施的选择：根据患者的具体情况和需求，选择合适的约束措施，常见的约束措施包括：①约束手套。用于防止患者手部乱抓乱挠，避免拔管等行为。②四肢约束带。用于固定手腕和踝部，限制患者的活动范围。③肩部约束带。用于限制患者坐起，防止上半身重要管路的脱落。④膝部约束带。用于固定膝部，限制下肢活动。⑤此外，还有床栏、约束衣等辅助约束工具可供选择。

（4）保护性约束措施的实施：①准备好所需的约束工具，如约束带、衬垫等，并确保其干净、无损坏。同时，检查患者身上是否有可能造成皮肤损伤的物品，并予以摘除。②约束时应避免过度牵拉患者的肢体以免造成损伤；特别是对于骨折、关节脱位等患者更应小心谨慎。③固定点应牢固可靠以防止脱落。

（5）保护性约束期间的护理：①每2小时应松解约束带一次并观察约束部位的皮肤情况，如颜色、温度、感觉等有无异常；②预防压疮：对于高风险患者可使用压疮预防产品如气垫床等；③检查患者全身及四肢皮肤，评估躁动有无改善及护理措施是否有效，及时评估患者的各项生理需求（如饮水、吐痰等），缓解不适感，协助做好基础护理及生活护理，并注意保护患者隐私；④推荐球拍约束手套能够保护手部，减少抓、挠动作，同时具有腕部约束作用，手套与约束带的双重约束更轻便、实用；⑤约束带使用患者翻身时，严禁同时松开全部约束带，先松一侧由护士用手固定，应避免患者的手触及导管，确保翻身时安全，翻身后重新固定约束带；⑥值得注意的是，约束医嘱的有效期为24h，在确保患者有效约束的同时，需掌握约束解除指征，在病情允许情况下，与医师沟通后及时解除约束从而提高患者及其家属对约束的认可，减少约束的不良影响，避免护患纠纷的发生。

（6）记录与报告：①约束前评估记录。对约束前评估的过程和结果进行详细记录，包括患者状况、约束必要性、患者及其家属沟通情况等。②约束实施记录。记录约束措施的实施时间、方法、部位以及约束过程中的监测结果和患者反应等。③异常情况报告。如发现患者异常情况或约束效果不佳时，应及时向医师报告并采取相应的处理措施。④总结与反馈。定期对约束措施进行总结和反馈，分析存在的问题和不足并提出改进措施。

5.采用多元、个体化干预措施预防谵妄

（1）帮助患者定向：每日1次与患者沟通，解释什么时间、在哪里、你是谁及你的角色，提供时钟、日历、可看到户外的窗户等帮助患者重新定向。

（2）认知刺激：每日1次帮助患者回忆工作、生活，与患者家属进行视频通话或播放家属录音，进行认知刺激。

（3）缓解感知觉受损：为需要的患者提供眼镜或助听器。

（4）制订早期活动方案，开展早期活动：动态评估患者意识、四肢肌力及RASS评分，按照被动活动、主动活动、床旁活动循序渐进地对重症患者实施康复活动方案。

6.环境方面

（1）培训医务人员营造适宜环境：病区内张贴保持安静的标语，ICU内进行分时段噪声控制，于6:00～21:00保持病区噪声水平不超过35分贝，21:00～6:00保持病区噪声水平不超过30分贝，如降低监护仪报警声，打印机声、电话声及谈话声。

（2）分时段进行灯光控制：于21：00后调暗病区光照强度，将光照强度调为18lux，23：00～6：00保持病房光照强度不超过（11±9）lux水平。

（3）维持神经外科ICU室内温度在（24.0±1.5）℃，相对湿度为50%～60%。

（4）可用屏风为清醒患者遮挡，以保护其隐私，避免相关刺激。

知 识 拓 展

神经系统唤醒试验

神经系统唤醒试验（neurological wake-up test, NWT）是一项在神经重症监护病房（neuro intensive care unit, NICU）中至关重要的临床评估流程。该试验的核心目的是通过调整或暂时中断患者的镇静治疗方案，使原本处于镇静状态下的脑损伤患者达到一定的意识觉醒水平，进而能够对其神经系统功能进行全面而细致的评估。进行NWT时，医疗团队会谨慎地减少或停止镇静剂的使用，并密切监测患者的生命体征、意识状态及神经系统反应。一旦患者达到足够的觉醒程度，医师将立即进行一系列神经系统检查，包括但不限于意识清晰度、瞳孔对光反射、眼球运动、肢体肌力及肌张力、语言及认知功能等。这些评估结果将为医师提供宝贵的信息，帮助判断患者的神经功能状态，并据此调整治疗方案。NWT应在专业医师的指导下进行，确保患者的安全。在试验过程中应密切监测患者的生命体征和病情变化，及时采取相应措施。已存在的颅内高压、巴比妥酸盐治疗、癫痫持续状态和高热等是NWT的禁忌证。此外，血流动力学不稳定、初级颅内压控制使用镇静剂及严重躁动或呼吸窘迫使用镇静药也被认为是重要的安全问题。NWT应结合其他多模式监测手段进行，如脑内微透析取样技术、脑组织氧检测等，以提供更全面的神经功能评估信息。

第十七节 凝血功能异常

一、1例桥小脑角区占位术后凝血功能异常患者的案例实践

（一）病例介绍

患者女性，73岁。因"走路不稳20d"入院。头颅CT检查示：左侧桥小脑角区占位病变。完善相关检查后，于全身麻醉下行"左侧桥小脑区病损切除术"。术后第4天，患者嗜睡，氧饱和度89%～92%，行急诊CT检查示：肺部感染较前明显加重，颅内小脑术区局部低信号伴推挤四脑室，梗阻性脑积水明显加重，立即行急诊手术："右侧侧脑室额角钻孔引流术"。术毕全身麻醉未醒带转运呼吸机入ICU，血压153/87mmHg，体温37.8℃，给予美罗培南抗感染、溴己新祛痰、艾司奥美拉唑抑酸、尼莫地平及乌拉地尔控制血压、甘露醇减轻脑水肿、补液、维持电解质平衡等对症支持治疗；实验室检查示：纤维蛋白原0.89g/L，白蛋白25.3g/L，钾离子2.98mmol/L，给予输注冷沉淀凝血因子、人血白蛋白、补钾等处理。术后第13天转回病房继续治疗。

（二）主要诊断

①左桥小脑脑占位；②高血压；③梗阻性脑积水；④肺部感染（鲍曼不动杆菌、肺炎链球菌）；⑤凝血功能异常；⑥电解质代谢紊乱；⑦低蛋白血症；⑧营养风险。

（三）主要治疗

①左侧桥小脑角区占位切除；②右侧侧脑室额角钻孔引流术；③抗感染治疗；④脱水治疗；⑤纠正水、电解质紊乱；⑥降压治疗；⑦止咳平喘化痰治疗；⑧营养支持治疗；⑨输血治疗。

（四）围手术期护理评估及监测要点

凝血异常出血的观察及护理

（1）护理评估：颅内出血是术后短期内二次手术的首要原因，术前评估患者抗血小板药物、抗凝药物具体使用时间及停药时间、肝功能、血小板、凝血功能等，根据患者情况制订个体化治疗方案；术中减少出血、充分止血；术后检查手术切口是否干燥、清洁，有无渗血、渗液或红肿等感染迹象；每日检测PT（prothrombin time）、APTT（activated partial thromboplastin time）、PLT（platelet）、FIB（fibrinogen）等凝血功能指标，了解凝血状态的变化，根据凝血功能检测结果，及时调整治疗方案。

（2）护理措施：在搬运或移动患者时，应确保头部稳定，避免剧烈振动或摇晃，以减少颅内出血的风险。保持患者头部抬高15°～30°，以利于静脉回流和减轻脑水肿；对于高血压患者，应遵医嘱使用降压药物，将血压控制在安全范围内，避免血压过高导致颅内出血。对于凝血功能异常的患者，应及时给予止血治疗或抗凝治疗，以改善凝血功能。

（3）临床表现：可能出现意识模糊、嗜睡甚至昏迷等意识障碍。瞳孔可能出现散大或不等大，对光反射减弱或消失。可出现头痛、呕吐、视盘水肿等颅内压增高的症状。亦可出现偏瘫、失语、感觉障碍等症状，与出血部位相关。

（4）处理措施：紧急复查颅脑CT或MRI，明确出血部位和程度。维持生命体征稳定，包括呼吸、循环和体温的管理。补充凝血因子和血小板，纠正凝血功能异常。根据患者个体情况使用止血药物，在使用阿司匹林或氯吡格雷等抗血小板治疗的患者，一般术前停5～10d，复查血小板聚集率，术中血小板功能低下最有效的逆转策略是补充血小板。静脉注射去氨加压素可促进释放血管性血友病因子，改善血小板活性，减少颅内出血，可在补充血小板的同时联合使用去氨加压素减少出血。口服华法林抗凝的患者，可单次静脉给予维生素K10mg拮抗，如维生素K快速拮抗效果差，首选联合凝血酶原浓缩物复合物（prothrombin complex concentrate，PCCs），次选新鲜冷冻血浆，以减少出血风险。根据出血量和部位，选择手术清除血肿或进行其他外科干预。密切观察病情变化，及时调整治疗方案。

（5）术后如何选择抗凝治疗：神经外科肿瘤患者术后需根据出血及VTE风险决定是否行抗凝治疗。2016年，国际血栓形成和癌症创议（International Initiative on Thrombosis and Cancer-Continuous Medical Education，ITAC-CME）的指南中指出，脑肿瘤不是VTE抗凝治疗的禁忌证，目前药物预防VTE首选低分子肝素，次选利伐沙班抗凝治疗，联合使用间歇充气加压装置及梯度压力弹力袜可进一步降低下肢静脉血栓的风险。NOACs（non-vitamin K antagonist oral anticoagulants）具有半衰期更短，且无须常规监测凝血功能等优点，在恶性肿瘤术后化疗的高危人群中应用日渐增多。在应用抗凝治疗患者中，应充分评估VTE的发生率、大出血的发生率，抗凝治疗在脑肿瘤手术患者中应用需均衡利弊。

二、案例相关理论知识

（一）影响术后凝血机制变化的因素

1.肿瘤自身因素　脑肿瘤细胞本身生长、浸润、侵袭对凝血功能的影响，不同的肿瘤类型术后并发症的发生率也存在显著性差异，脑膜瘤和胶质瘤患者风险较高，术后颅内出血发生率和VTE发生率也不同。脑瘤细胞通过分泌组织因子（tissue factor，TF）等，直接激活凝血级联反应，导致高凝状态。

2.手术及创伤影响　手术期间及术后早期，凝血功能变化较为激烈。术中创伤、血脑屏障损伤、TF释放等因素均对VTE有促进作用。自体血液回输技术可回收丢失的红细胞，但无法解决凝血因子、血小板计数、纤维蛋白原浓度下降的问题，因此，术后监测显得尤为重要。

3.治疗因素　放疗、化疗、抗血管生成药物等治疗方案可能对凝血功能产生直接影响，如抗血管生成药物可能通过抑制血管生成来影响凝血功能。术中血小板及新鲜冷冻血浆的输注可以维持较好的凝血功能利于止血，但不必要的输血却可能增加潜在的并发症。

4.继发性纤溶亢进　凝血途径产生的凝血酶能激活纤溶系统，导致继发性纤溶亢进，进一步损害凝血功能，可能引发弥散性血管内凝血（disseminated intravascular coagulation，DIC）。

（二）桥小脑角

桥小脑角（cerebellopontine angle，CPA）是位于颅后窝前外侧的重要解剖区域，由前内侧的脑桥外缘、前外侧的岩骨内缘及后下方的小脑半球前外侧缘共同构成一个锥形窄小的空间。位于人体的颅后窝前外侧端，是小脑、脑桥与延髓之间的间隙，集中了多条重要的神经结构，包括听神经、面神经、三叉神经及小脑前上动脉等，这些结构交织成网，共同维持着该区域的正常生理功能。脑桥小脑角综合征（cerebellopontine angle syndrome），由桥小脑角区病变引起的综合征。

1.临床表现

（1）听力减退和耳鸣：听神经受损是常见症状，患者可能出现病侧进行性持久性耳鸣，随后出现耳聋。

（2）头晕和平衡障碍：前庭神经受压会导致眩晕、平衡障碍和眼震等症状。

（3）面部感觉和运动障碍：三叉神经受累会引起病变同侧面部感觉障碍和咀嚼肌瘫痪，表现为面部疼痛、感觉缺失和张口时下颌偏向病侧。

（4）面瘫和味觉缺失：面神经受累会导致病侧周围性面瘫，表现为额纹变浅或消失、眼裂增大、鼻唇沟变浅或消失等症状，同时可能伴有舌前2/3部位味觉缺失。

（5）眼球运动障碍：展神经受累会引起病侧眼球外展活动受限，出现复视和内斜视。

（6）吞咽和发音困难：延髓脑神经受累会导致吞咽困难、呛咳、声音嘶哑等症状。

（7）共济失调和偏瘫：脑桥和小脑受损会引起小脑功能失调和肢体躯干共济失调，表现为步态不稳、指鼻试验和跟膝胫试验不准等症状；脑桥受损还可能导致对侧肢体偏瘫和感觉障碍。

2.治疗

（1）药物治疗：①氢氯噻嗪。用于降低颅内压，缓解患者的头痛症状，不可长期应用，需监测电解质水平。②卡马西平。既改善癫痫发作的症状，又有外周镇痛的作用，需监测电解质水平，避免发生低钠血症。③甲钴胺。采用营养神经（B族维生素）等药物治疗，改善局部血液循环、促进功能恢复。

（2）手术治疗：对于由肿瘤引起的脑桥小脑角综合征，手术切除是首选的治疗方法，手术通常采用单侧枕下入路，必要时可切除小脑外1/3，以达到完全切除、彻底治愈的目的。

（3）预防：有家族史的人群应及早行基因检测，以便于优生优育。适度进行体育锻炼，增强身体抵抗力；远离不良环境，避免长期处于辐射及有毒物质的环境中；戒烟、戒酒，劳逸结合，保持心情愉悦。

知 识 拓 展

抗凝血酶

抗凝血酶（antithrombin，AT）是一种由肝产生的糖蛋白，由432个氨基酸组成，包含3个二硫键和4种可能的糖基化位点。α-凝血酶是血浆中的主要形式，其4个糖基化位点各由一个低聚糖所占据。而β-凝血酶则保有一个未被占据的糖基化位点，约占10%。其作用为抑制凝血酶活性和预防心血管疾病。临床应用主要有：①诊断。抗凝血酶水平测定是血栓形成性疾病重要的筛查试验之一，常用于遗传性或获得性易栓症、高凝状态疾病的诊断。②治疗。当抗凝血酶缺乏时，可能导致凝血功能异常，引起出血倾向。此时，可通过补充抗凝血酶（如使用肝素类药物、维生素K拮抗剂等）进行治疗。在使用抗凝血酶相关药物时，应严格遵医嘱，避免盲目滥用。定期进行血液凝固功能检查，以评估用药的安全性和有效性。

综上所述，抗凝血酶在人体中发挥着重要的抗凝作用，对于维持凝血与抗凝平衡、预防心血管疾病具有重要意义。在临床应用中，应根据患者的具体情况制订合理的诊断和治疗方案。

参考文献

阿布来提·胡达白地. 脑脓肿的诊断和治疗进展 [J]. 中国临床神经外科杂志, 2018, 23 (1): 53-55.

白璐, 王彤彤, 曹垒, 等. 基于容积-黏度吞咽测试配制的辣椒素食团在桥小脑角区肿瘤术后吞咽功能障碍患者中的应用 [J]. 临床与病理杂志, 2022, 42 (10): 2385-2390.

毕轩懿, 闫妍, 王莹, 等. 肢体功能障碍患者应用下肢康复机器人体验的质性研究 [J]. 军事护理, 2023, 40 (11): 1-4.

别鹏飞, 杜安东, 李敏, 等. 迟发性张力性气颅1例 [J]. 中国微侵袭神经外科杂志, 2020, 25 (7): 328-329.

蔡青, 白姣姣, 唐军.《综合医院谵妄诊治中国专家共识 (2021)》老年谵妄非药物护理部分解读 [J]. 实用老年医学, 2023, 37 (3): 321-324.

陈坚, 王园, 崔艳丽, 等. 缺血性脑卒中后吞咽障碍患者经口摄食功能发展轨迹及影响因素分析 [J]. 护理学报, 2023, 30 (24): 1-6.

陈立泽, 张秋实, 李仕铎, 等. 脑脓肿诊疗现状及研究进展 [J]. 临床神经外科杂志, 2024, 21 (3): 332-336.

陈丽玲, 康月明, 严胜男, 等. 神经外科患者术后谵妄发生率及危险因素的Meta分析 [J]. 中国护理管理, 2024, 24 (6): 892-897

陈茂君, 蒋艳, 游潮. 神经外科护理手册 [M]. 北京: 科学出版社, 2015.

陈素萍, 张娜, 田凤美. 神经外科重症患者应激性高血糖优化管理方案的制订与实施 [J]. 护理学杂志, 2021, 36 (12): 43-45, 51.

陈燕伟, 王向宇, 谢成金. 定量脑电图对重型颅脑创伤长期意识障碍患者的清醒评估 [J]. 中华神经外科杂志, 2011 (1): 56-58.

陈毅, 姜呈, 王泽宁, 等. 连续脑电图监测在创伤性脑损伤中的应用 [J]. 中国神经精神疾病杂志, 2021, 47 (5): 314-317.

崔雪岩, 张金华, 周小琰, 等. 老年脑梗死患者康复护理方案的构建及应用 [J]. 中华护理杂志, 2023, 58 (3): 268-275.

董慧慧, 耿智隆. 围术期突发性尿崩症的影响因素研究进展 [J]. 实用临床医药杂志, 2022, 26 (14): 130-134.

董漪, 叶婷, 董强, 等. 卒中后呼吸系统感染气道管理专家指导意见 [J]. 中国卒中杂志, 2021, 16 (6): 602-610.

窦祖林, 戴勇. ICU经历综合征的吞咽障碍与呼吸康复 [J]. 中华医学杂志, 2023, 103 (26): 1975-1979.

窦祖林. 吞咽障碍评估与治疗 [M]. 2版. 北京: 人民卫生出版, 2017.

杜春海, 赵灿, 孙谦. 恶性肿瘤并发口腔溃疡现代研究进展 [J]. 河北医药, 2024, 46 (11): 1721-1725.

杜阳洒, 黄凯玲, 肖波. 眼动追踪技术在神经系统疾病患者认知功能评估中的应用和研究进展 [J]. 中华神经医学杂志, 2023, 22 (7): 729-734.

方碧晴，张纪蔚. 遗传性静脉血栓栓塞症的研究进展［J］. 中国血管外科杂志（电子版），2020（1）：12-15.

付小雪，赵蕊，陆朋玮，等. 神经内镜经鼻入路颅咽管瘤术后电解质变化趋势及危险因素分析［J］. 护士进修杂志，2023，38（9）：843-846.

盖恬恬，李紫梦，崔钰，等. ICU脑损伤患者目标体温管理的最佳证据总结［J］. 中华护理杂志，2023，58（21）：2653-2661.

葛胜男，王勇丽，尹敏敏，等. 脑性瘫痪并发言语障碍的诊断、评估与康复：基于WHO-FICs研究［J］. 中国康复理论与实践，2022，28（6）：637-645.

郭桂华，许小明，王海靓，等. 脑卒中呼吸系统感染患者气道管理的最佳证据总结［J］. 中华护理杂志，2023，58（1）：31-38.

郭红梅. 神经外科身体约束患者自我拔管预防的循证护理［J］. 护理实践与研究，2021，18（4）：557-559.

郭迎雪，李俊峰，高艺航，等. 中枢性尿崩症合并高渗高血糖综合征病例分析［J］. 武警后勤学院学报（医学版），2021，30（4）：66-68.

国家神经系统疾病医疗质量控制中心神经重症亚专业工作组，中国病理生理学会危重病医学专业委员会，《神经重症患者镇痛镇静治疗中国专家共识》工作组. 神经重症患者镇痛镇静治疗中国专家共识（2023）［J］. 中华危重病急救医学，2023，35（9）：897-918.

国家卫生健康委员会脑损伤质控评价中心，中华医学会神经病学分会神经重症协作组，中国医师协会神经内科医师分会神经重症专业委员会，等. 中国成人脑死亡判定标准与操作规范（第2版）［J］. 中华医学杂志，2019，99（17）：5.

韩华. 一例伴有复杂疾病的脑脓肿患者护理案例经验总结［J］. 基础医学与临床，2020，40（6）：835-837.

郝伟，陆林. 精神病学［M］. 8版. 北京：人民卫生出版社，2018.

何静婷，喻姣花，杨晓霞，等.《成人患者经皮内镜胃造瘘及空肠造瘘护理管理的临床实践指南》解读［J］. 中国实用护理杂志，2019，35（24）：1841-1845.

何君梅，李思宇，唐志红. 外科ICU谵妄评估及治疗研究进展［J］. 陕西医学杂志，2024，53（2）：277-281.

侯荣枝. 优质护理干预对脑梗死患者神经功能及肢体运动功能的影响［J］. 中国实用神经疾病杂志，2020，23（8）：720-723.

胡云华，李淑艳，陈林芳，等. 急诊开颅手术患者颅内感染的影响因素［J］. 中华医院感染学杂志，2022，32（2）：203-206.

黄寒冰，夏楠，周志忠，等. 标准化体位变换联合前庭刺激对严重意识障碍的促醒作用［J］. 中国康复，2018，33（5）：473-476.

黄龙贤，左燕，陈丽梅，等. 近20年吞咽障碍患者误吸研究动态的可视化分析［J］. 中国康复理论与实践，2024，30（3）：292-302.

黄娜，周翠，曹建明，等. 脑脓肿的临床、微生物学特征及其预后相关因素分析［J］. 浙江临床医学，2023，25（2）：190-192.

黄笑英，郭洁欣，朱小冬，等. 改进急救护理干预措施对重型颅脑损伤伴脑疝患者并发症和临床预后的影响［J］. 中国中西医结合急救杂志，2019（2）：223-226.

黄奕敏，黄丽君，翁丹婷，等. 脑卒中肢体功能障碍患者恢复期中医康复护理的最佳证据总结［J］. 中华护理杂志，2024，59（7）：812-819.

纪媛媛，王军，欧梦仙，等. 神经外科重症患者谵妄综合干预方案的构建［J］. 中国护理管理，2023，23（10）：1569-1574.

贾建平，陈生弟. 神经病学［M］. 8 版. 北京：人民卫生出版社，2018.

江涛，屈延，曹勇. 中国神经外科术后加速康复外科（ERAS）专家共识（2020）［J］. 中华神经外科杂志，2020，36（10）：973-983.

康文迪，付红江. 鼻部术后 20 年迟发性张力性气颅 1 例［J］. 中国神经精神疾病杂志，2021，47（10）：624-625.

李苗苗，代永静. Barthel 指数评分量表在康复护理中的应用进展［J］. 护士进修杂志，2018，33（6）：508-510.

李士林，孙伟铭，赵娜，等. 门德尔松吞咽法改善吞咽障碍的研究现状［J］. 中国康复理论与实践，2019，25（7）：774-777.

李秀婷，史莎，雷敏，等. 个体化营养支持对急性颈髓损伤合并颅脑外伤患者围术期并发症的效果研究［J］. 河北医科大学学报，2020，41（1）：117-120.

李秀云，孟玲. 吞咽障碍康复护理专家共识［J］. 护理学杂志，2021，36（15）：1-4.

李长栋，蔡志标，周杰，等. 反常性脑疝 3 例报道及文献复习［J］. 中国临床神经外科杂志，2022，27（5）：384-387.

梁冰，徐斌，张平，等. 氯吡格雷联合低分子肝素治疗孤立性脑桥梗死的有效性及安全性［J］. 实用心脑肺血管病杂志，2024，32（4）：56-60.

梁锦平. 国际抗癫痫联盟 2017 年版癫痫分类特点及其解读［J］. 中国实用儿科杂志，2020，35（1）：47-54.

廖敏，Cynthia K. Thompson.《中国失语症语言评估量表》的设计原理［J］. 中国听力语言康复科学杂志，2022，15（5）：336-341.

林苗远，卢琼娜，肖乐尧，等. 脑卒中患者隐性误吸风险管理研究进展［J］. 护理学杂志，2024，39（3）：22-27.

刘方，负国俊，黄美欢，等. 本体感觉评估在脑瘫儿童中的应用［J］. 中国儿童保健杂志，2024，32（5）：534-537，565.

刘加美，刘红. 恶性肿瘤相关静脉血栓形成因素及预防研究［J］. 肿瘤预防与治疗，2021，23（4）：350-352.

刘静娅，黄富表，张通. 功能性近红外光谱技术在脑梗死后患者躯体感觉评估中的应用［J］. 中国康复，2022，37（6）：355-358.

刘敏，王素梅，王丽雯，等. 危重症肠内营养患者再喂养综合征早期干预的最佳证据总结［J］. 肠外与肠内营养，2023，30（3）：171-178.

刘晓，朱郭婷，蔡雲，等. 脑卒中患者肢体功能锻炼的证据总结［J］. 中国护理管理，2020，20（11）：1689-1694.

刘岩松，孙青峰，李红玲. 康复机器手在脑卒中后手功能康复中的研究进展［J］. 中国康复，2022，37（7）：430-434.

刘云霞，牛瑜，时天鹭，等. 以中枢性尿崩症为首发症状的颅咽管瘤一例［J］. 海南医学，2023，34（10）：1474-1477.

龙小康，张颖佩. 临床药师参与 1 例放线菌性脑脓肿抗感染治疗分析［J］. 中国药师，2022，25（4）：672-675.

卢楠，冯凤，刘福乐，等. 头颈癌患者吞咽障碍管理的研究进展［J］. 护理研究，2024，38（13）：2355-2359.

罗秀，傅昌芳. 1 例化疗后重度血小板减少合并下肢静脉血栓患者的药学服务［J］. 中国现代应用药学，2020，37（10）：1229-1232.

马廉亭. 颅内压增高危象——脑疝综合征（四）［J］. 中国临床神经外科杂志，2007，12（6）：379-

382.

马源培，郝佳，杨志仙，等. 新生儿惊厥视频脑电图特点及其与临床表现和预后关系的研究［J］. 中华新生儿科杂志，2021，36（1）：3-7.

孟鑫，孙龙凤，张晓春，等. 中华护理学会《老年人误吸的预防》团体标准解读［J］. 中国护理管理，2023，23（11）：1642-1646.

米元元，黄海燕，尚游，等. 中国危重症患者肠内营养治疗常见并发症预防管理专家共识（2021版）［J］. 中华危重病急救医学，2021，33（8）：903-918.

慕文静，樊落，朱伟，等. 我国目标体温管理研究热点的共词聚类分析［J］. 护士进修杂志，2023，38（5）：466-469.

彭德清，司菲，吕梅叶，等. 防治医院获得性静脉血栓栓塞症信息化系统的建立与实践［J］. 中华护理杂志，2023，58（14）：1719-1725.

彭娜，周佳，华莎. 神经重症患者脑疝发生前的预判及护理干预［J］. 中国临床神经外科杂志，2023，28（3）：201-202.

齐洪武，曾维俊，郭淑均，等. 腰大池外引流治疗创伤性脑损伤所致颅内高压的研究进展［J］. 国际神经病学神经外科学杂志，2023，50（5）：80-83.

钱金明，郭志强，汪彤彤. 去骨瓣减压术中脑膜分次开窗剪开治疗重型颅脑损伤脑疝的疗效观察［J］. 海军医学杂志，2020，41（3）：345-347.

秦静静，孙丽凯，王玫，等.《老年人吞咽障碍5Ws和1H管理的最佳实践建议》（2022年）解读［J］. 护理研究，2024，38（2）：194-198.

青岛市护理学会管路护理专业委员会，青岛市护理学会静脉血栓栓塞专业委员会，山东省护理学会疼痛护理专业委员会. 成人ICU患者外周动脉导管管理专家共识［J］. 中华现代护理杂志，2024，30（11）：1401-1406.

邱昌翠，于晓丽，冯亚婷，等. ICU营养支持患者再喂养综合征风险评估及预防干预研究［J］. 护理学报，2022，29（7）：57-62.

邱雪，薛素芳，宋海庆. 急性缺血性卒中合并非瓣膜性心房颤动患者出院时口服抗凝药使用情况及其影响因素分析［J］. 中国脑血管病杂志，2021，18（11）：753-764.

石力涛，杨荣，李中宾，等. 中重度颅脑损伤患者治疗中结合有创动态颅内压监测的机制和临床价值［J］. 脑与神经疾病杂志，2021，29（7）：427-430.

台瑞，方芳，况莉. ICU患者气管插管拔管后吞咽障碍筛查的研究进展［J］. 护理研究，2023，37（13）：2391-2394.

谈善军，严明月，王俊杰，等. 营养不良诊断GLIM标准在国内外的应用现状与展望［J］. 中华临床营养杂志，2022，30（1）：53-60.

唐亚兰，石旋捷，唐翠玲. 间歇性鼻饲联合冰刺激训练对脑卒中吞咽障碍患者的影响［J］. 护理实践与研究，2023，20（5）：706-709.

田静，王莹，方艳艳，等. 颅脑创伤患者肢体功能锻炼的最佳证据总结［J］. 军事护理，2022，39（12）：75-78.

田丽华，曾玉萍. 老年脑梗死后1年内复发的高危因素及二级预防干预措施［J］. 中国实用神经疾病杂志，2024，27（6）：732-736.

汪乐生，杨邦坤. 垂体腺瘤经鼻蝶入路神经内镜切除术后脑脊液鼻漏的危险因素［J］. 中国临床神经外科杂志，2022，27（7）：541-543.

王多浩，姚群，于淼，等. 急性小脑梗死患者认知功能评估及其与大脑结构网络的关系研究［J］. 中华神经医学杂志，2021，20（4）：356-363.

王欢，李圣娟，李晨，等. 康复期脑卒中失语症患者疾病体验及需求的Meta整合［J］. 中华护理杂志，2024，59（7）：873-881.

王惠芳，连天宇，荆志成. 先天性易栓症与慢性血栓栓塞性肺高血压的关系［J］. 血栓与止血学，2023，29（2）：67-71.

王康，张琰，赵慧，等. 脊髓小脑性共济失调的发病机制及治疗靶点研究进展［J］. 中华神经医学杂志，2024，23（5）：526-533.

王诺金，张楠，邓大同，等. 以尿崩症为首发表现的垂体转移性肿瘤临床特征分析［J］. 中国全科医学，2018，21（18）：2231-2237，2241.

王诗涵，朱惠娟，段炼，等. 尿崩症患者血尿酸水平及影响因素分析［J］. 中国医学科学院学报，2023，45（1）：44-49.

王学峰. 癫痫研究新进展［J］. 中国现代神经疾病杂志，2022，22（7）：543-548.

王艳，胡娟，邹宗颖，等. 追踪方法学在神经外科肠内营养相关性腹泻护理中的应用［J］. 护理学杂志，2019，34（21）：83-85，95.

隗麒轩，何思佳，黄雨青，等. 下肢康复机器人的发展及其应用进展［J］. 中西医结合心脑血管病杂志，2021，19（12）：2035-2037.

魏华，赵庆华，梁潇. 不同健康教育模式对PICC患者自护能力影响的Meta分析［J］. 中国实用护理杂志，2019，30（13）：5-9.

吴佳骞，苏丹，邵腾皓，等. 咪达唑仑与右美托咪定/丙泊酚对机械通气危重症患者镇静治疗有效性和安全性的Meta分析［J］. 中国药房，2024，35（3）：353-360.

吴琼，王新荣，刘亚丽，等. 视频脑电图在癫痫患儿中的研究进展［J］. 癫痫与神经电生理学杂志，2022，31（4）：239-242.

武庆彪，赵惠，仲济法，等. 针刺联合疗法治疗周围性面瘫的研究进展［J］. 中国中医急症，2024，33（1）：181-185.

肖倩，温绣蔺，胡晓红，等. 脑卒中偏瘫患者良肢位摆放的最佳证据总结［J］. 实用心脑肺血管病杂志，2023，31（10）：85-90.

徐晓，高利华，梁陶媛. 重型颅脑损伤术后感染相关因素及针对性护理的效果观察［J］. 中国临床神经外科杂志，2020，25（11）：791-793.

徐修鹏，刘宁. 桥小脑角脑膜瘤的显微外科治疗及疗效影响因素分析［J］. 中国肿瘤外科杂志，2024，16（2）：122-125.

杨庆云，吴佳梦，胡兴硕，等. 呼吸危重症患者机械通气模式及参数选择［J］. 中华结核和呼吸杂志，2023，46（9）：941-945.

杨伟，刘恒鑫，陈邦绮，等. 小脑性缄默综合征言语语言障碍研究进展［J］. 中国听力语言康复科学杂志，2024，22（1）：42-45，78.

叶衍涓，张欢，孙翔，等. 脑积水分流术后分流泵调压频次与临床疗效的关系研究［J］. 中华神经医学杂志，2020，19（10）：1030-1034.

余婷婷，沈宇薇，万国盟，等. 软式康复机器人手套对脑卒中患者上肢及手功能影响Meta分析［J］. 康复学报，2024，34（2）：167-175.

余小燕，厉春林，张雅芝，等. 脑室外引流管理的证据总结［J］. 中国护理管理，2023，23（11）：1733-1737.

余宙. 重型颅脑损伤后高钠血症及预后的分析［J］. 中国药物临床，2022，22（4）：326-329.

苑梓楠，李思奇，陈心雅，等. 卒中后运动性失语症患者的语言损伤特点分析［J］. 中国卒中杂志，2023，18（11）：1238-1247.

张海平，付婧，肖军，等. 自编简易临床失语量表对卒中后失语症的评估、诊断及分类的临床应用研究［J］. 实用医院临床杂志，2021，18（3）：64-67.

张洪博. 脑室腹腔分流术治疗颅脑损伤后脑积水预后的影响因素 [J]. 临床医学, 2022, 42 (3): 7-9.

张锐, 袁双虎, 赵芬. 肿瘤患者肺梗死的诊断与鉴别诊断 [J]. 中华肿瘤防治杂志, 2022, 29 (8): 537-543.

张雯舒, 刘小平, 陈飞宇, 等. 眼针联合言语康复对缺血性脑卒中患者身体机能及语言障碍的疗效分析 [J]. 中国药物与临床, 2020, 20 (2): 246-248.

张晓静, 孙佶英, 肖卫忠, 等. 5种认知功能筛查量表在老年人中的应用效果分析 [J]. 护理研究, 2024, 38 (7): 1162-1167.

张泽勇, 查梦培, 石倩. 辣椒素联合不同黏稠度食团在桥小脑角肿瘤术后吞咽功能障碍患者中应用的效果研究 [J]. 护理研究, 2022, 36 (6): 1117-1121.

张志愿. 口腔颌面外科学 [M]. 8版. 北京: 人民卫生出版社, 2020: 248-251.

赵丽敏, 张亚洲, 闻丽芬, 等. 早期分阶段营养支持在老年卒中合并吞咽障碍的应用及对免疫-炎症、胃肠耐受性的影响 [J]. 河北医科大学学报, 2024, 45 (3): 355-360.

中国残疾人康复协会, 中国康复医学会, 中国康复研究中心. 慢性意识障碍康复中国专家共识 (2023) [J]. 中国康复理论与实践, 2023, 29 (2): 125-139.

中国康复医学会吞咽障碍康复专业委员会. 中国吞咽障碍康复管理指南 (2023版) [J]. 中华物理医学与康复杂志, 2023, 45 (12): 1057-1072.

中国抗癌协会肿瘤护理专业委员会. 中国癌症症状管理实践指南——口腔黏膜炎 [J]. 护士进修杂志, 2020, 35 (20): 1871-1878.

中国抗癫痫协会. 临床诊疗指南: 癫痫病分册 (2023修订版) [M]. 北京: 人民卫生出版社, 2023.

中国医师协会神经外科医师分会神经电生理监测学组, 中国研究型医院学会临床神经电生理专委会, 中国人体健康科技促进会重症脑损伤专业委员会. 神经重症患者的神经电生理监测与评估专家共识 (2024版) [J]. 中华医学杂志, 2024, 104 (23): 2113-2122.

中国医师协会神经外科医师分会神经重症专家委员会, 北京医学会神经外科学分会神经外科危重症学组. 神经外科中枢神经系统感染诊治中国专家共识 (2021版) [J]. 中华神经外科杂志, 2021, 37 (1): 2-15.

中国医师协会神经外科医师分会神经重症专家委员会. 颅脑创伤急性期凝血功能障碍诊治专家共识 (2024版) [J]. 中华创伤杂志, 2024, 40 (4): 310-322.

中国医学装备协会呼吸病学装备专业委员会, 中国残疾人康复协会肺康复专业委员会中青年肺康复专业学组, 中国康复医学会危重症康复学组. 气管切开患者的管理和康复治疗推荐意见 [J]. 中华结核和呼吸杂志, 2023, 46 (10): 965-976.

中国卒中学会重症脑血管病分会, 中华医学会神经病学分会神经重症协作组. 中国神经重症临床研究优先发展方向科学声明 [J]. 中华医学杂志, 2022, 102 (3): 166-174.

中华耳鼻咽喉头颈外科杂志编辑委员会咽喉组, 中华医学会耳鼻咽喉头颈外科学分会咽喉学组, 中华医学会耳鼻咽喉头颈外科学分会嗓音学组. 声带麻痹诊断及治疗专家共识 [J]. 中华耳鼻咽喉头颈外科杂志, 2021, 56 (3): 198-209.

中华医学会放射肿瘤治疗学分会. 放射性口腔黏膜炎防治策略专家共识 (2019) [J]. 中华放射肿瘤学杂志, 2019, 28 (9): 641-647.

中华医学会呼吸病学分会, 中国老年保健医学研究会呼吸病学分会, 中国呼吸医师分会呼吸职业发展委员会呼吸治疗师工作组, 等. 机械气道廓清技术临床应用专家共识 [J]. 中华结核和呼吸杂志, 2023, 46 (9): 866-879.

中华医学会内分泌学分会. 尿崩症患者新型冠状病毒感染临床应对指南 [J]. 内科理论与实践, 2023, 18 (1): 25-27.

中华医学会神经病学分会，中华医学会神经病学分会脑血管病学组. 中国重症卒中管理指南2024 [J]. 中华神经科杂志，2024，57（7）：698-714.

中华医学会神经病学分会神经遗传学组. 中国遗传性共济失调诊治专家共识2024 [J]. 中华神经科杂志，2024，57（4）：315-325.

中华医学会神经外科分会，中国神经外科重症管理协作组. 中国神经外科重症患者营养治疗专家共识（2022版）[J]. 中华医学杂志，2022，102（29）：2236-2255.

中华医学会神经外科分会小儿神经外科学组. 颅咽管瘤诊治中国专家共识（2024）[J]. 中华医学杂志，2024，104（4）：251-261.

中华医学会神经外科学分会，中国神经外科重症管理协作组. 中国神经外科重症管理专家共识（2020版）[J]. 中华医学杂志，2020，100（19）：1443-1458.

中华医学会神经外科学分会，中国神经外科重症管理协作组. 中国神经外科重症患者气道管理专家共识（2016）[J]. 中华医学杂志，2016，96（21）：1639-1642.

中华医学会血液学分会血栓与止血学组. 易栓症诊断与防治中国指南（2021年版）[J]. 中华血液学杂志，2021，42（11）：881-888.

钟丽娟，林枫. 失语症第三方残疾：基于ICF框架的应用分析 [J]. 中国康复，2020，35（2）：82-86.

周奋，潘德岳，肖仕和，等. 经颅修补术治疗脑脊液鼻漏并反复气颅 [J]. 中华神经创伤外科电子杂志，2019，5（2）：126-128.

周衡，张星虎. 脑脓肿诊断及治疗新进展 [J]. 中国神经免疫学和神经病学杂志，2022，29（2）：161-164.

周俊贞，范永会，段玲，等. 强化细节管理对ICU患者环境压力源及负性情绪的影响 [J]. 国际精神病学杂志，2024，51（1）：303-305.

周良辅. 现代神经外科学 [M]. 上海：复旦大学出版社有限公司，2021.

周新艺，安然逊，孙建华，等. 中心静脉导管相关性血栓风险预测模型研究进展 [J]. 中国护理管理，2023，23（10）：1592-1595.

周银瑞，年士艳，冯磊，等. 乳酸、白蛋白及其比值在ICU高致死率疾病中的应用进展 [J]. 分子诊断与治疗杂志，2024，16（4）：783-786.

Antes S, Stadie A, Müller S, et al. Intracranial pressure-guided shunt valve adjustments with the Mi thicket Sensor Reservoir [J]. World Neuroses, 2018, 109: e642-e650.

Balaton S, Boccaccio C, Ant Angelo A, et al. EEG predictors of outcome in patients with disorders of consciousness admitted for intensive rehabilitation [J]. Cain Neurophysiology, 2015, 126（5）: 959-966.

Dijkland SA, Helmrich IRAR, Nieboer D, et al. Outcome prediction after moderate and severe traumatic brain injury: external validation of two established prognostic models in 1742 european patients [J]. J Neurotrauma, 2021, 38（10）: 1377-1388.

Iglesias-Deus A, Pérez-Muñuzuri A, López-Suárez O, et al. Tension pneumocephalus induced by high-flow nasal cannula ventilation in a neonate [J]. Arch Dis Child Fetal Neonatal Ed, 2017, 102（2）: F173-F175.

Jacob JD, Holmes D, Rioux D, et al. Convergence and divergence: An analysis of mechanical restraints [J]. Nurs Ethics, 2019, 26（4）: 1009-1026.

Khan MN, Shallwani H, Khan MU, et al. Noninvasive monitoring intracranial pressure-A review of available modalities [J]. Surg Neurol Int, 2017, 8: 51.

Kollmar R, De Georgia M. Milestones in the history of neurocritical care [J]. Neurol Res Pract, 2023, 5（1）:

43.

Logan V，Drought X，Paralytics S，et al．Sleep in the unresponsive wakefulness syndrome and minimally conscious state［J］．J Neurotically，2013，30（5）：339-346.

Martineau S，Gascon L，Saltychev M，et al．Frenchtranslation and validation of the Synkinesis Assessment Questionnaire［J］．Can J Neurol Sci，2021，48（3）：425-429.

Michelle F．Reducing risk of air embolism associated with central venous access devices［J］．Pa Patient Saf Advis，2020，9（2）：58-64.

Nag DS，Sahu S，Swain A，et al．Intracranial pressure monitoring：Gold standard and recent innovations［J］．World J Clin Cases，2019，7（13）：1535-1553.

Rincon F，Mayer SA．Neurocritical care：a distinct discipline？［J］．Curr Opin Crit Care，2007，13（2）：115-121.

Robinson MW，Baiungo J．Facial rehabilitation：evalua-tion and treatment strategies for the patient with facialpalsy［J］．Otolaryngol Clin North Am，2018，51（6））：1151-1167.

Su YY，Teng JF，Tian F，et al．The development of neurocritical care in China from the perspective of evaluation and treatment of critical neurological diseases［J］．Front Neurol，2023，14：1114204.

Wu SM，Wu B，Liu M，et al．Stroke in China：advances and challenges in epidemiology，prevention，and management［J］．Lancet Neurol，2019，18（4）：394-405.

Wu XH，Zhang JY，Cui ZX，et al．White matter deficits underlying the impaired consciousness level in patients with disorders of consciousness［J］．Neurosci Bull，2018，34（4）：668-678.

Zhang X，Medow JE，Iskandar BJ，et al．Invasive and noninvasive means of measuring intracranial pressure：a review［J］．Physiol Meas，2017，38（8）：R143-R182.